浙派

中医名家

临证医案辑要

主　编◎黄　琦

陈　健

U0307570

全国百佳图书出版单位

中国中医药出版社

·北京·

图书在版编目（CIP）数据

浙派中医名家临证医案辑要 / 黄琦，陈健主编 . —
北京：中国中医药出版社，2021.1
ISBN 978-7-5132-6510-2

Ⅰ . ①浙… Ⅱ . ①黄… ②陈… Ⅲ . ①医案—汇编—
中国—现代 Ⅳ . ① R249.7

中国版本图书馆 CIP 数据核字（2020）第 216042 号

中国中医药出版社出版

北京经济技术开发区科创十三街 31 号院二区 8 号楼
邮政编码 100176
传真 010-64405721
三河市同力彩印有限公司印刷
各地新华书店经销

开本 880×1230 1/32 印张 10 字数 215 千字
2021 年 1 月第 1 版 2021 年 1 月第 1 次印刷
书号 ISBN 978-7-5132-6510-2

定价 42.00 元
网址 www.cptcm.com

社 长 热 线 010-64405720
购 书 热 线 010-89535836
维 权 打 假 010-64405753

微信服务号 zgzyycbs
微商城网址 https://kdt.im/LIdUGr
官方微博 http://e.weibo.com/cptcm
天猫旗舰店网址 https://zgzyycbs.tmall.com

如有印装质量问题请与本社出版部联系（010-64405510）

序

　　浙江中医药文化历史悠久，源远流长，历代名医辈出，流派纷呈，在中医药发展史上具有重要的地位和作用，因此传承和发展浙江中医药是当代浙江中医人的重要责任。1995年，本人牵头编写《浙江名医诊疗特色》一书，首次聚焦临床，系统地介绍了从宋朝到清代浙江中医临床各科代表性名医25位，以及他（她）们的临床经验和诊疗特色。2009年，在浙江中医药大学建校50周年之时，我又牵头编写《浙江中医学术流派》一书，将浙江中医药学术流派概括为十大流派。分别是：丹溪学派、永嘉学派、绍派伤寒、钱塘学派、医经学派、伤寒学派、温病学派、本草学派、针灸学派及温补学派。2015年到2017年，为了提炼一个能代表浙江中医药学术流派的综合称谓，在浙江省中医药学会的支持之下，通过查阅文献资料、专家咨询等，本人提炼出"浙派中医"之名称，得到了同行的认可和浙江省中医药学会的批准。同时，本人又把"浙派中医"丰富的学术内涵归纳为八大特色，分别是源远流长、学派纷呈、守正出新、时病诊治、学堂论医、本草增辉、善文载道、厚德仁术。

　　传承浙派中医最重要的是人才。我校第一临床医学院在中医学专业课堂教学中，把浙派中医的学术思想、诊疗经验，有机地融入课堂教学之中，在学生临床见习、实习时，又加入流派师承模式，突出浙派中医的地方特色，在这些方面做了大量卓有成效的工作。在此基础上，第一临床医学院的黄琦书记、陈健副院长牵头编写了《浙派中医名家临证医案辑要》，收集了浙江省24位名医175个医案，分别按内科病症篇、外科病症篇、妇科病症篇、儿科病症篇、骨伤科病症篇、耳鼻咽喉科病症篇、眼科病症篇编排，每个医案下分疾病简介、病案、按语三个部分，详细描述诊治过程，并对病机与方药做了提纲挈领的分析。医案中既有享誉国内的杨继荪、魏长春等名医，也有近年来涌现出的医坛新秀。这些医案的诊断和治疗，体现了浙派中医重视经典的辨治思维，也反映了用药清灵的地方特色，既方便教学，也有益于青年医生的学习与提高。相信通过这本书的学习会更好地掌握浙派中医的辨治思维和诊疗特色，为今后的临床工作打好基础。

2019年是我国中医药发展史上具有里程碑意义的一年。本书付梓之际，适值岁末年初，第一临床医学院邀我作序。余浏览书稿，颇多感慨！冀浙派中医在钱江后浪推前浪中，蓬勃向前，发扬光大，是为序。

范永升

2020年4月于浙江中医药大学

前　言

　　浙江中医药文化历史源远流长，历代名医辈出，在国家级名中医、浙江中医药大学教授范永升所著的《浙江中医学术流派》一书记载了浙江十大中医流派。2017年7月1日，浙江省中医药学会发布浙江省中医学术流派总称为"浙派中医"。中医泰斗裘沛然先生曾经说过："中医学术流派是医学理论产生的土壤和发展动力，也是医学理论传播及人才培养的摇篮。"浙江中医药大学第一临床医学院在对中医学专业学生进行中医学基础和临床课程教学时，将浙派中医的学术渊源、学术思想、诊疗经验以及现代研究成果等融入课堂教学之中；在临床见习、实习等教学环节时，融入流派师承模式，突出中医的地方特色，构建相对完整的浙派中医的特色课程体系，是中医教学的传承与创新。

　　医案即病案，是医生治疗疾病时辨证、立法、处方用药的连续记录。中医医案浓缩、涵盖了中医基础理论和临床各方面的知识，其既有丰富的医学理论，又有大量的医疗经验，既有辨证方法，又有处方用药，既有成功的经验，又有失败的教训。学习和研究医案，不仅能丰富和深化理论知识，而且可以提高临床诊疗水平，开阔视野，启迪思路。为此，为了在中医学专业学生中更好地传承浙派中医的学术思想，因此，将浙派中医部分名家的临证医案收集整理，专门编写了《浙派中医名家临证医案辑要》一书，可供院校教学，主要用于中医学专业本科学生的临床课教学，也可供研究生学习使用，亦可作为中医工作者、中医爱好者的参考用书。

本书选用了浙江中医药大学第一临床医学院教学实践基地（浙江省中医院、宁波市中医院、温州市中医院、嘉兴市中医院、金华市中医院、绍兴市中医院、诸暨市中医院、杭州市富阳中医骨伤医院）的 24 位名医 175 个医案，分内科病症篇、外科病症篇、妇科病症篇、儿科病症篇、骨伤科病症篇、耳鼻咽喉科病症篇、眼科病症篇等 7 个篇目。每个医案分疾病简介、病案、按语三个部分，详细描述诊治过程，并对诊疗情况做了全面的分析，学生通过学习能掌握浙派中医的辨证论治思路，为临床思维能力的培养打下扎实的基础。

本书在编写过程中得到浙江中医药大学教务处和中国中医药出版社领导和编辑的大力支持和帮助，在此一并表示衷心的感谢！

书稿中若有不足之处或疏漏之处，诚望广大读者提出宝贵意见，以便今后进一步修订。

《浙派中医名家临证医案辑要》编委会

2020 年 4 月 9 日

目　录

外科病症篇 63

妇科病症篇 *105*

儿科病症篇 *149*

骨科病症篇

耳鼻喉科病症篇　　　　　　　　　239

眼科病症篇

内科病症篇

杨继荪医案

　　杨继荪（1916—1999），浙江杭州人，主任中医师，全国首批名老中医。曾任浙江省中医院院长、内科主任，浙江中医学院中医学院副院长、中华全国中医学会浙江分会（现浙江省中医药学会）副会长、浙江省科学技术协会副主席等职。幼年从师习中医，悉心攻读《黄帝内经》《难经》《伤寒论》《金匮要略》等经典著作，并广阅金元明清诸家论著，主编《叶熙春医案》。擅长诊治脾胃湿热、胸痹、肺心病等疾病。根据其处方配制的治疗气管炎、糖尿病的"复方淡竹沥""养阴降糖片"等中成药，疗效显著。

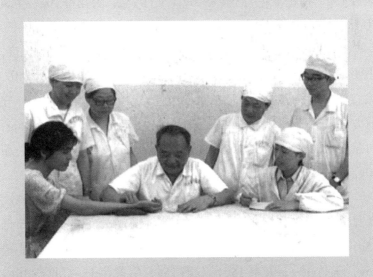

1. 消渴

消渴病是由于先天禀赋不足，复因情志失调、饮食不节等原因所导致的以阴虚燥热为基本病机，以多尿、多饮、多食、乏力、消瘦，或尿有甜味为典型临床表现的一种疾病。相当于西医学的"糖尿病"。

病案

乌某，男，44岁。渴而多饮，饮而无度，尿多浑浊，已近两月。经某医院诊断为糖尿病，曾用过胰岛素治疗，停药复发。烦渴多饮，小便频数，口干舌红，脉细而数。辨证：胃热蕴灼，肺胃津伤，肺津输布不足，欲饮水自救；肺失治节，致水液直趋于下，故小便频数量多，此属燥热伤阴之消渴证。以甘寒生津、养阴润燥法图治。药用石斛15g，知母15g，麦冬20g，白茅根20g，生地黄15g，枸杞15g，巴戟天10g，玉竹15g，天花粉10g，生黄芪15g，竹茹10g。5剂。

二诊：药后心烦稍安，口干稍减，但仍渴而多饮，饮水无度，小便频数而量多。舌边红、苔薄黄，脉细数。燥热伤阴，肺胃津伤，除心烦口干外，主症未见转机。治宜养阴润燥、生津止渴，守前方加减。药用天花粉15g，知母15g，麦冬20g，生地黄20g，白茅根15g，玉竹15g，玄参15g，石斛16g，生黄芪15g，竹茹10g。4剂。

三诊：口渴多饮和小便量多有所改善，苔薄，脉仍细数。既见转机，守法继进，拟前方加味。药用天花粉15g，知母15g，麦冬20g，生地黄20g，枸杞15g，葛根15g，白茅根15g，玉竹15g，玄参15g，石斛15g，生黄芪15g，竹茹10g。4剂。

四诊：药后渴、饮量大减，余症悉平，但小便仍频数。乃肾阴不足，肾气不固，封藏失职。当以滋肾养阴、生津止渴施治。药用玉竹 15g，枸杞 15g，巴戟天 15g，石斛 15g，生地黄 15g，麦冬 15g，桑螵蛸 10g，知母 15g，东洋参（日本产人参）15g，芦根 10g。4 剂。

五诊：服药 4 剂后，渴饮已愈，小溲趋向正常。肺津得以输布，肾气封藏职守，舌正脉缓。守前方继进药 3 剂，以善其后。

[**按语**]

杨老认为消渴之因，多由情志郁结，郁而化火，酿成燥热，燥热继而弥漫三焦。三焦者乃脏腑间脂膜联网，和胰腺相连。三焦燥热，上下相传，传于上则肺燥津干，口渴多饮，饮而无度，传于下则肾阴被耗，摄纳不固，尿多而浊。其病机主要是阴虚、燥热两个方面，虽分为上、中、下三消，实际上"三多"症状往往同时存在，仅在表现程度上有所偏重。本例治法，因无消谷善饥症状，故不以清胃之品施治，而以甘寒生津、养阴润燥综合治疗，随症加减。善后着重滋肾养阴，使肾气封藏职守，约束有权，而消渴自愈。

2. 心悸

心悸是因外感或内伤，致气血阴阳亏虚，心失所养；或痰饮瘀血阻滞，心脉不畅，引起以心中急剧跳动，惊慌不安，甚则不能自主为主要临床表现的一种病症。多见于冠心病等疾病中。

病案

吴某，男，57 岁，患者 1 年前曾发现房颤，当时无明显症状，自行好转，亦未再发，偶因疲劳感胸闷、气憋。心电图示房颤。用地高辛后转窦性心律。此后反复发作，均用洋地黄类药物控制。

近两个月房颤发作频繁，未得控制，舌质淡红，苔薄白，脉结、促交替。证属心阴心阳两虚，气血运行失畅，治拟益气养阴、活血通阳。药用太子参30g，黄芪30g，炙甘草6g，麦冬15g，丹参30g，川桂枝6g，五味子6g，益智仁9g，青皮、陈皮各9g。5剂。

二诊：患者胸闷、气憋好转，房颤未控制，舌淡苔白，脉结代。益气通阳、活血宁神继之。药用太子参30g，黄芪30g，炙甘草6g，淡附片^{先煎}6g，桂枝6g，丹参30g，麦冬15g，五味子6g，川芎12g，青皮、陈皮各9g，制黄精18g，石菖蒲9g，泽泻30g。5剂。嘱自服别直参6g，另炖服。

三诊：房颤控制，尚有早搏（房性），上方淡附片、桂枝均改为9g，续进7剂。

四诊：服前药20剂，期间未服地高辛，西药均停服，房颤未发作，偶有早搏，无胸闷不适，苔白，脉结。再拟活血益气通阳治之。药用党参18g，淡附片9g，生白芍15g，丹参30g，川芎12g，清炙甘草6g，郁金12g，黄芪18g，青皮、陈皮各9g，制远志6g，苦参12g。7剂。

五诊：症状均好转，早搏偶有，病情稳定，苔薄白，脉细弦。原意续进。太子参30g，黄芪30g，丹参30g，麦冬15g，五味子6g，淡附片6g，桂枝6g，清炙甘草6g，川芎12g，制远志6g，厚朴12g，煨益智仁9g，郁金12g，炒陈皮9g。7剂。

上药停服10余天，曾出现一次房颤，但持续时间短，继用前方，去厚朴、益智仁、郁金、太子参，加红花9g，黄精30g，杜仲18g，葛根15g，党参18g，续服半月。后未再发作。

［按语］

杨老认为房颤多在本虚基础上夹有气滞、血行不畅之证，该患者心气不足、阴阳俱虚，乃致气滞、血行不畅而发为房颤、早搏。

用益气养阴、活血通阳法标本兼顾，并以别直参大补元气，使气盛血行，使频繁发作两月之房颤得以控制。

3. 喘证

喘证是指由于外感或内伤，导致肺失宣降，肺气上逆或气无所主，肾失摄纳，以致呼吸困难，甚则张口抬肩，鼻翼扇动，不能平卧等为主要临床特征的一种病症。严重者可由喘致脱，出现喘脱之危重证候。

病案

徐某，男，63岁，已婚。患者于1年前无明显原因咳嗽、气急，伴发热，就诊当地医院，考虑肺部感染，予抗感染治疗，疗效不明显，来我院就诊，经支气管镜检查发现左肺腺癌，不能手术，予静脉化疗GP方案治疗两次，复查CT：左肺病灶缩小。但患者原有慢性支气管炎、哮喘病史，肺功能差，不能再次化疗。予分子靶向药物治疗，病情尚稳定。两周前外感后，引动旧疾，咳嗽气急明显，伴有发热，体温39.6℃。咳痰色黄，痰中有血丝，大便通畅。症见气促明显，口唇发绀，消瘦，双肺可及大量哮鸣音及湿啰音，舌红，苔黄腻，脉滑数。诊为喘证（痰热蕴肺），治拟清热化痰，宣肺平喘。药用七叶一枝花12g，金荞麦30g，黄芩30g，鱼腥草30g，桔梗12g，象贝12g，前胡12g，三叶青12g，制半夏12g，射干12g，麻黄6g，莱菔子15g，白英12g，枳壳12g，川朴12g，鸡内金12g，黛蛤散24g，茜草12g，丹参15g，7剂，煎服，每日1剂。医嘱：忌辛辣、油腻，注意静养。

二诊：患者咳嗽、气急已明显好转，无明显咯血，胃纳增加，舌红，舌根黄腻。痰热蕴肺好转，肺阴更亏，可加用养阴清补之品，原方加鲜石斛12g，麦冬12g。7剂。

三诊：患者上述症状好转，继续巩固治疗。

[按语]

杨老十分重视"痰""热"动因说，认为新感引发慢性支气管炎之急性发作，多蕴痰热。临床所见无论黄痰、白痰，皆可从热论治，治疗当以清热化痰为主，而且贯彻整个治疗的过程。故重用鱼腥草、黄芩、野荞麦根清热解毒、清肺化痰，剂量宜大，各为30g，以除成痰之因；祛痰药，可用桔梗，用量可大至30g，一般剂量用12～15g，促进痰液排出。患者合并有哮喘，故予射干、麻黄平喘。

慢性支气管炎，平素多兼气虚，血脉不畅，加之急性发作，痰热内蕴，导致瘀阻，此时需伍以丹参、郁金、桃仁、赤芍、虎杖之类活血行瘀，改善肺部血液循环，促进气、血的养分交换，改善肺功能，并使药物通过血液到达作用的部位，发挥更大的作用。但本例患者有咳血之症，不适合大剂使用活血药，故用活血止血之茜草、丹参，止血而不留瘀，活血而不动血。二诊，患者病情明显好转，渐露肺阴不足之象，故予鲜石斛、麦冬清养善后。

4. 胃痞

胃痞，又称痞满，是由表邪内陷、饮食不节、痰湿阻滞、情志失调、脾胃虚弱等导致脾胃功能失调，升降失司，胃气壅塞而成，以胸脘痞塞满闷不舒，按之柔软，压之不痛，视之无胀大之形为主要临床特征的一种脾胃病症。

病案

梅某，男，56岁。患者自半年前起常感腹胀、吐酸，大便质烂。曾做胃镜检查提示：浅表性萎缩性胃炎。先后服益气温中之药后反酸减轻，但腹胀仍存，进食则胀加剧，胸闷，嗳气，有时脘腹热灼不舒,大便烂,饮食喜酸,如食面粉类反见脘腹不适,舌质红,苔薄腻,脉细弦。诊为痞证(胃热夹湿),予清热理气、化湿和中、处方:川连4g,蒲公英30g,厚朴12g,吴茱萸2g,炒枳壳12g,广木香9g,姜半夏9g,苏梗9g,白蔻仁粉[冲]6g,象贝15g,鸡内金9g。7剂。

二诊:上药服后诸证有改善,因工作繁忙,未继续用药。近日胸脘闷胀、嗳气,胃纳尚可,未吐酸,大便烂,苔薄黄,脉细弦。再宗前法,上方去象贝、木香、白蔻仁粉,加姜竹茹9g,大腹皮12g,炒薏苡仁30g。7剂。

三诊:上方14剂后,胸闷、脘胀日渐趋宽,偶有嗳气,大便仍烂,近两日咽喉疼痛,苔黄,脉细弦。原法出入,上方去鸡内金、大腹皮、薏苡仁,加郁金12g,炒牛蒡子9g,浙贝母15g。7剂。

药后腹胀胸闷、嗳气、咽痛症状均瘥,唯大便烂。继以参苓白术丸缓调。

[**按语**]

杨老分析病情时说:患者有泛酸、胃中热灼感,胃镜见以红白相间为主、球部黏膜有胆汁反流,前曾服参、芪、桂、姜等温热药物,症证相参属胃热气壅,故治疗应以清热为主,兼以理气和中,尔后再予益气健脾。尤须注意的是,患者虽有吐酸,然喜酸味,饮食入碱性食物反觉不舒,此症状与胃镜提示胃黏膜有萎缩相符。故不宜用制酸之品,予理气和降即可。

5. 胸痹

胸痹心痛是由于正气亏虚,饮食、情志、寒邪等所引起的以痰浊、瘀血、气滞、寒凝痹阻心脉,以膻中或左胸部发作性憋闷、疼痛为主要临床表现的一种病症。轻者偶发、短暂、轻微的胸部沉闷或隐痛，或为发作性膻中或左胸含糊不清的不适感；重者疼痛剧烈，或呈压榨样绞痛。常伴有心悸，气短，呼吸不畅，甚至喘促，惊恐不安，面色苍白，冷汗自出等。多由劳累、饱餐、寒冷及情绪激动而诱发，亦可无明显诱因或安静时发病。

病案

邓某，女，30岁。反复心悸、胸闷5个月余，加重10天来院住院。住院期间检查：心率76次/分、心律不齐，心尖区可闻及2级收缩期杂音。心电图示：Ⅰ度房室传导阻滞（文氏型）。抗"O"正常。B超示：心肌炎。曾用潘生丁、肌苷、ATP、FDP、丹参针、生脉针、地奥心血康、安心酮，以及中药益气养心安神法，如炙甘草汤、黄芪生脉饮、安神糖浆等治疗。出院时复查心电图示：Ⅰ度房室传导阻滞，低电压倾向。24小时动态心电图示：夜间尚有Ⅰ度房室传导阻滞（文氏型）。出院时心率72次/分，心律齐。出院后继服益气活血中药，但仍感心悸胸闷，诊查：目前仍有心律不齐，白天轻、夜间重，心悸心慌，记忆力减退，神倦乏力，梦纷易惊，筋惕肉瞤，口苦涩，大便干结，舌质淡紫，舌苔黄、根腻，脉细涩。诊为胸痹（痰浊壅阻），治拟：宽胸化浊，活血宁神。瓜蒌皮12g，薤白9g，藿香梗、苏梗各9g，石菖蒲9g，厚朴12g，川连3g，蒲公英30g，丹参30g，郁金12g，川芎12g，炒酸枣仁12g，夜交藤30g。5剂。

二诊：心悸胸闷、寐况均有好转，胃纳略增，口味仍苦涩，苔微黄而腻，脉细涩。前意续进，上方去藿香、川连、蒲公英、酸枣仁，加佩兰9g，神曲12g，炒陈皮9g。7剂。

三诊：患者心悸胸闷轻，纳食时好时差，口味发涩，苔黄，脉细。予瓜蒌皮9g，薤白9g，佩兰12g，川厚朴12g，枳壳12g，葛根

18g，丹参 30g，郁金 12g，川连 2g，炒酸枣仁 12g，神曲 12g，夜交藤 30g。7 剂。

药后诸证改善，苦净，纳增而停药。

[**按语**]

本例心肌炎，前均用补养之味，然苔腻、脉涩之心悸胸闷，杨老认为应予化痰浊、理气机、行血脉、祛瘀滞，使痰浊化，气机条畅，血脉和，运行正常，诸恙即迎刃而解。

6. 中风

中风病是由于正气亏虚，饮食、情志、劳倦内伤等引起气血逆乱，产生风、火、痰、瘀，导致脑脉痹阻或血溢脑脉之外为基本病机，以突然昏仆、半身不遂、口舌歪斜、言语謇涩或不语、偏身麻木为主要临床表现的病症。

病案

患者，男，58 岁，因右侧肢体偏瘫 9 天，伴失语 6 天入院。患者就诊前 1 天从上海出差回来洗冷水后，即感右上肢活动不利，不能提重物，不能做精细动作，但尚能单独行走。次日右侧肢体活动不利加重，右上肢不能抬举，右下肢行走困难。来院就诊，右侧上、下肌力Ⅱ、Ⅲ级，在送入病房途中出现呕吐，吐出胃内容物，无头痛、无头晕，神志清楚，对答如流。入院后第 3 天突然右侧肢体偏瘫、语言障碍。入院后第 6 天又因情绪激动突然失语、肢体瘫痪加重、尿失禁、生活不能自理。患者半年前曾出现右侧上、下肢麻木，活动障碍数小时后自愈，以后长服阿司匹林、脑通等药物。曾做头颅多普勒检查提示：左大脑中动脉狭窄。杨老诊查：右侧肢体软弱无力，颜面向左歪斜，言语謇涩，舌质红，苔黄厚腻，脉弦滑。诊为中风（中经络），治拟活血化瘀、芳香开窍、息风通络。处方：川芎 15g，赤芍 15g，丹参 30g，毛披树根 30g，厚朴 12g，石菖蒲 12g，郁金 15g，制远志 6g，葛根 30g，制全蝎 6g，制蜈蚣 4 条，钩藤 12g，炙地龙 12g，炒陈皮 6g。4 剂。

二诊：自觉症状明显好转，能自行坐起，右侧上、下肢肌力改善。上方去钩藤、赤芍、厚朴、陈皮，加制白僵蚕 9g，白菊花 9g，明天麻 6g，炒莱菔子 9g。5 剂。

三诊：上下肢肌力有所提高，今日能发简单音节，心情良好。处方：川芎 15g，赤芍 15g，丹参 30g，毛披树根 30g，石菖蒲 12g，郁金 15g，炒莱菔子 9g，炒枳壳 12g，制全蝎 6g，白菊花 9g，制远志 6g，清炙地龙 12g，炒杜仲 18g，炒山楂、炒神曲各 12g。5 剂。

四诊：病情恢复较好，昨日能顺利讲一句话，右上下肢肌力提高，在搀扶下能行走，右手能上举，但握力仍差。上方去赤芍、枳壳，加杜红花 9g，炒当归 12 g。7 剂。

药后语言功能明显改善，能讲简单句子，但口齿欠清，右侧肌力增强，能扶物行走。继善综合调理后出院。

[**按语**]

该例患者起病突然，旅途活动后骤以冷水淋洗，性情急躁，而素体有高凝状态，血液黏滞度增高，舌质红、苔黄厚腻，脉弦滑，均属实证之象。故杨老予祛瘀行滞、化浊息风为先，此治实亦即扶正，不宜过早用参芪，防止闭寇留浊，使病情迁延难愈。

7. 泄泻

泄泻是以大便次数增多，粪质稀薄，甚至泻出如水样为临床特征的一种脾胃肠病症。泄与泻在病情上有一定区别，粪出少而势缓,若漏泄之状者为泄;粪大出而势直无阻,若倾泻之状者为泻,然近代多泄、泻并称,统称为泄泻。

病案

许某,女,74 岁。患者 2 年来大便经常溏泻,自服黄连素等止泻药,能取效一时,饮食稍不慎,即易腹泻。近半月腹泻又作,服止泻药后,大便转烂,但见口干唇燥,舌中干裂,遂来诊治。诊查:面色欠华,胃纳尚可,口干舌燥,大便烂,日行 3 次,色黄,无脓血黏液,舌尖边红,中有裂纹,脉象细弦。诊为泄泻(脾胃虚弱)。治拟益脾养胃。处方:太子参 30g,麦冬 15g,五味子 6g,生甘草 6g,炒扁豆衣 12g,川石斛 30g,怀山药 15g,煨肉果 9g,炒枳壳 12g,炒陈皮 9g,茯苓 15g,炒山楂 12g。7 剂。

二诊:投益气阴、和脾肾之剂,诸症俱有好转,尚存口干舌燥,苔微黄,脉细弦。再宗原意续进。上方去煨肉果,加天花粉 12g,茯苓 15g 改为 30g。7 剂。

三诊:药后,近日未腹泻,纳食尚可,口干亦减,苔薄白,脉细。再予扶中健脾,处方:党参 12g,川石斛 24g,生白术 9g,煨肉果 9g,炒扁豆衣 12g,炒楂肉 12g,炒薏苡仁 30g,炒陈皮 9g,乌梅 9g,葛根 15g,茯苓 15g。7 剂。病愈。

[**按语**]

此例患者年逾古稀,脾胃虚弱,气阴不足,杨老予益气健脾、养阴生津,使脾运得健能为胃行其津液,胃阴得润则受纳、腐熟水谷。选方用药时,宜益气不壅中,益阴不得胃。

8. 鼓胀

鼓胀系指肝、脾、肾功能失调,气滞、血瘀、水停于腹中所导致的以腹胀大如鼓,皮色苍黄,脉络暴露为主要临床表现的一种病症。

病案

王某，男，60岁。主诉：肝硬化、肝脾肿大、脾功能亢进，行脾切除术后50天。病史：因患乙肝、肝硬化、脾大、脾功能亢进行脾切除术后，伴腹胀、乏力、纳差，住院治疗。入院后检查：血小板$23×10^9$/L，白细胞$3.2×10^9$/L，B超示：腹水少量。诊见：少气乏力、腹大、胀满、纳呆，口苦而干，面色萎黄，舌质红，苔黄厚腻而糙，脉弦。诊为鼓胀（气滞血瘀、湿热内蕴）。治拟清热化浊，理气活血。处方：黄连4g，蒲公英30g，厚朴12g，佩兰12g，丹参30g，丝通草6g，炒新会皮9g，炒山楂12g，神曲12g，鸡内金12g，鲜芦根30g，炒谷芽30g。6剂。

二诊：药后苔净，精神好转，脉细。上方去通草、蒲公英、鸡内金、山楂，加鲜石斛30g，生薏苡仁30g，夜交藤30g，淡竹叶12g。7剂。

三诊：药后腹胀减轻，口已不干，尚有嗳气泛酸，大便正常，苔黄腻而厚，脉细弦。处方：厚朴12g，黄连4g，鸡内金9g，炒枳壳12g，佩兰9g，炒陈皮9g，炒谷芽30g，蒲公英30g，茯苓15g，姜半夏9g，炒薏苡仁30g。7剂。

药后腹胀明显减轻，纳食见增，且有馨味，病情稳定。

［按语］

患者乙肝、肝硬化、脾大、脾切除术后，伴有少量腹水。鼓胀初起，证属气滞血瘀、湿热内蕴。杨老予清热化浊、理气活血治疗，使病情稳定好转，精神转佳，胃纳增而食有馨味。再用健脾益肾调治善后。

魏长春医案

　　魏长春（1898—1987），浙江宁波人，主任中医师，浙江省名老中医，全国首批名老中医。曾任浙江省中医药大学中医学院副院长、浙江省中医学会副会长，中华全国中医学会浙江分会顾问等职，当选浙江省第四届人大代表、浙江省第四届政协常委。从医60余年，临床学验俱丰，德术高尚、精湛。早年以治疗外感时病为主，后又专攻内伤杂病调治，擅长诊治消化系统疾患及急重症，享有盛誉。著有《魏氏验案类编集》《魏长春医案》《魏长春临床经验选辑》《中医实践经验录》等。

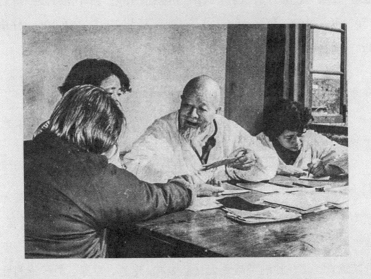

1. 黄疸

黄疸是感受湿热疫毒等外邪，导致湿浊阻滞，脾胃肝胆功能失调，胆液不循常道，随血泛溢引起的以目黄、身黄、尿黄为主要临床表现的一种肝胆病症。

病案

周某，男，47岁。近月来自觉食欲减退，厌食油腻，口苦，时有恶心，尿黄短赤，白睛黄染。体检：巩膜和皮肤黄染，肝于剑突下4.5cm，质软、压痛，脾未触及。诊断为急性黄疸性肝炎。诊查：患者身目黄如橘子色，头晕，少寐多梦，性情急躁，纳呆，大便秘结，两天一行，小便短赤，舌苔黄腻，脉弦滑。证属阳黄，治宜清热化湿、利水退黄。治拟豆卷连翘茵陈汤加减。药用大豆卷12g，连翘12g，茵陈20g，白茅根15g，赤小豆15g，滑石15g，泽泻10g，郁金10g，黄芩10g，茯苓10g，栀子10g，甘草3g。6剂。

二诊：药后小便量多色黄，身目色黄渐退，大便仍秘，苔薄腻，脉弦滑。仍守上方加大黄^{后下}10g，再服药6剂。

三诊：二便通利，黄疸基本退尽。于上方去大黄加陈皮、鸡内金、薏苡仁。连服药两周，诸症均愈，肝功能恢复正常，病渐向愈。

[按语]

急性黄疸性肝炎，属于"黄疸"范畴，且以阳黄居多，其治疗关键在于小便清利与否。根据古今医理，结合数十年临证经验，魏老自拟豆卷连翘茵陈汤治疗黄疸性肝炎数十例，疗效甚佳。方中以疏表逐湿、通利经络之大豆卷为君；连翘、茵陈、栀子清利肝胆湿热为臣；佐以清热利水之白茅根、泽泻、赤小豆，用茯苓以健利湿。湿清则黄退，脾健则湿化。若大便秘结者加大黄；小便短赤者加滑石；烦躁不安者加黄芩；消化不良者加谷芽、麦芽、鸡内金；呕恶者加陈皮、砂仁；肝压痛甚者加川楝子、延胡索、丹参、桃仁。

2. 胁痛

胁痛是以胁肋部疼痛为主要表现的一种肝胆病症。胁，指侧胸部，为腋以下至第十二肋骨部位的统称。

病案

王某，女，69岁。右胁肋及右上腹绞痛反复发作10余年。此次于年初发病，某大医院诊为胆囊炎，动员手术治疗，患者因考虑年老体弱未同意，经人介绍来魏老处就诊。自诉右胁及右上腹部剧烈疼痛，经常发作，多由劳累过度、受凉或生气引起。发作时绞痛难忍，连及右肩背和腰部，伴有发热、恶心、大汗淋漓等症，一般需注射吗啡、杜冷丁等药方可缓解。现感腹胀痛，厌食，大便时干时稀，每日1～2次，两天前吐蛔2条，以往曾服驱虫药亦未见虫下，脉弦、细滑，苔薄腻。证属湿热蕴结中焦，肝胆疏泄失职。治宜清利中焦湿热，调和肝胆气机。方用小柴胡汤加减。药用柴胡9g，半夏9g，黄芩9g，白芍9g，郁金9g，泽泻12g，滑石12g，玄明粉冲45g，枳壳6g，金钱草24g，党参9g，甘草6g。

二诊：上方药服8剂后，右上腹疼痛减轻，腹胀亦减，纳食稍增，大便已正常，一日一次。唯觉腰背部酸痛，小便频数，脉弦细滑，苔薄黄。湿热之邪未尽，以上方加减。药用柴胡9g，黄芩9g，半夏9g，白芍12g，陈皮6g，泽泻9g，川断12g，川楝子6g，桑寄生15g，甘草9g，茯苓9g，当归9g，金钱草24g，太子参9g。

三诊：药后右上腹部疼痛已止，腹胀亦除，二便正常，腰背部微有不适。湿热已清，气机已畅，疏泄复常。原方去陈皮，加生薏苡仁 18g,再服药 7 剂,巩固疗效。并嘱其避免受凉、生气、饱食。

[**按语**]

本例证属湿热蕴结中焦、肝胆疏泄失常,但魏老虑及患者年近古稀,病程较久,又反复发作 10 余年,不宜峻下,故用小柴胡汤减姜、枣,增郁金、枳壳、陈皮等疏肝理气,泽泻、滑石、金钱草、茯苓等祛湿利胆,以白芍配甘草柔阴止痛。尤妙者以玄明粉少量泻热导滞以通腑气,《药品化义》谓其味咸、性苦寒,能泻"六腑邪热",作用较缓和,无大黄峻下克伐之虞,用之本例甚为合拍。二诊邪去大半,大便转常,遂减去玄明粉,增当归、川断、桑寄生,配以太子参、甘草补肾益气和血。本病治疗,既立足于证,更着眼于人,扶正以祛邪,祛邪不伤正,故能取得较为满意的疗效。

3. 郁证

郁证是由于情志不舒、气机郁滞所致,以心情抑郁、情绪不宁、胸部满闷、胁肋胀痛,或易怒易哭,或咽中如有异物梗阻等症为主要临床表现的一类病症。

病案

徐某,女性,49 岁。烦躁不宁,严重失眠,心悸,气促,两手瘛疭,面容胖而微浮,色红,脉弦,舌红,苔薄。曾服西药,疗效不显,拟单方图治。药用百合 30g,夏枯草 15g。5 剂。

二诊:药后睡眠可达 5 小时,面容红润,治已奏效。药用百合 30g,夏枯草 15g,柏子仁 9g,枸杞子 9g。5 剂。

三诊:夜晚已能安卧,心悸、气促亦平,两手抽搐未作,但梦多、耳鸣,脉缓,舌色红润。拟平肝、宁神、补肾。药用百合 30g,夏枯草 15g,制首乌 15g,怀牛膝 15g,红枣 15g。5 剂。

四诊:眠食正常,神志安宁,偶有耳鸣,脉缓,舌润。原法加减再进，巩固治效。药用百合 30g，夏枯草 15g，酸枣仁 25g，广木香 3g，红枣 9g。5 剂。

[按语]

本案是西医学所称之神经官能症，其所现之证甚多，但与《金匮要略》所述之百合病颇有相似之处。本案魏老宗仲景之法，亦以百合为主药。百合味甘平，能安心定神，治腹胀心痛，利大小便，润肺止咳；夏枯草味甘辛寒，清热散结，有补肝、明目、安神之效。清·张隐庵说："百合与夏枯草同用，有安眠之效。"临床应用，确有疗效。

4. 水肿

水肿是指因感受外邪，饮食失调，或劳倦过度等，使肺失宣降通调，脾失健运，肾失开合，膀胱气化失常，导致体内水液潴留，泛滥肌肤，以头面、眼睑、四肢、腹背，甚至全身浮肿为临床特征的一类病症。

病案

汪某，女，45 岁，全身浮肿，腹部膨大，有腹水，尿少（300mL/d），血压 144/90mmHg，舌尖绛，脉沉细。治以越婢汤合五皮饮，发汗，利尿，退肿。药用生麻黄 1.5g，生石膏 12g，生姜皮 3g，冬瓜皮 9g，生薏苡仁 12g，红枣 9g，白茅根 30g，琥珀粉^吞1.5g，茯苓皮 12g，桑白皮 12g，大腹皮 9g。2 剂。

二诊：药后尿量增加（900mL/d），大便连解 4 次，面部肿退，腹转软，脉细，舌质红绛。治以扶元神，利水湿。药用瞿麦 9g，白茅根 30g，车前子^包9g，天花粉 9g，茯苓 9g，蒲公英 15g，丹参 30g，参三七粉^吞1.5g。4 剂。

三诊：近日来尿多便畅，腹部已软，血压 120/80mmHg，舌赤欠润，脉软。拟调肝脾、除水湿。药用瞿麦 9g，白茅根 30g，车前子 9g^包、天花粉 9g，蒲公英 30g，怀山药 12g，旱莲草 30g，金银花 30g。5 剂。

［按语］

本案治疗中，魏老宗仲景"诸有水者，腰以下肿，当利小便，腰以上肿，当发汗乃愈"之说，初诊以发汗利尿并举。盖肺主一身之气，肺为水之上源，肺气通调则三焦决渎有权，水道通利。又肺与大肠互为表里，上宣肺气即能下通大肠。药后大便增多，腹部宽畅，即为肺气通畅，水湿夹便而出之象。二诊面部肿退，舌色红绛，改以扶元、利尿为法，加丹参、天花粉、蒲公英凉血养阴，参三七扶元祛瘀，畅通血行，以助他药利尿消肿。

5. 胃痛

胃痛是由于胃气阻滞，胃络瘀阻，胃失所养，不通则痛导致的以上腹胃脘部发生疼痛为主症的一种脾胃肠病症。胃痛，又称胃脘痛。

病案

诸某，男性，45 岁。胃痛缠绵，十载不愈，反复发作，愈演愈甚，近 3 月来，胸脘隐痛不休，遂不纳食，而以奶粉之类充饥。形体渐瘦，精神萎靡，忧心忡忡。四处求治，均投以香燥的疏肝解郁之品，法虽对证，病却不见转机，反添口苦咽干而痛、大便干结之症。嗣后慕名来魏老处求诊。魏老据其病史，察其体征，舌质较红，边有齿印，苔薄微黄，脉细。诊为久病气阴两亏，肝胃气机不畅，拟轻疏理气、凉润和胃。药用玫瑰花 9g，佛手花 9g，绿梅花 9g，白扁豆花 9g，厚朴花 9g，芍药 9g，甘草 6g，蒲公英 30g，北沙参 9g，鲜生地黄 12g，白蜜^冲30g，5 剂。

二诊：患者胸脘疼痛明显好转，咽痛已除，能食稀饭，脉舌如前。原法有效，再投 7 剂。

三诊：胸脘隐痛若失，纳食增进，精神舒爽，舌转红润，苔薄白，脉细，治守原意，上方加天花粉 12g，当归 9g，又进 7 剂巩固疗效。

[**按语**]

此病由于经久不愈，又因忧心忡忡，且屡用香燥之品克伐，肝胃之阴俱伤，失于疏泄条达，气机郁滞，故胸胁隐痛不休。郁气化火，上冲则口苦咽痛；阴伤津燥，大肠失调则大便干结难行，苔薄黄。终日不得饱食，元气无从充养，故精神萎靡，舌边齿印，脉细。魏老究其病根是肝胃阴虚，气滞不疏，郁而化热之象。此案虚实并见，病情复杂补其阴，养其液，恐更滞其气；其气，解其郁，恐更伤其阴。魏老投五花芍草汤轻剂调气，加北沙参、鲜生地黄养液涵木，蒲公英清泻郁火，寓养阴于轻疏之中，使肝得疏达面郁解，胃得柔养而平和。

6. 肺胀

肺胀是指多种慢性肺系疾病反复发作，迁延不愈，肺、脾、肾三脏虚损，从而导致肺管不利，气道不畅，肺气壅滞，胸膺胀满为病理改变，以喘息气促，咳嗽咳痰，胸部膨满，胸闷如塞，或唇甲发绀，心悸浮肿，甚至出现昏迷、喘脱为临床特征的病症。

病案

韩某，女，62 岁。咳喘 3 年，最近因新感引动宿饮，咳嗽气急自汗，全身浮肿，面色苍白，胃纳呆钝，大小便少，脉沉细，舌淡红，苔白，唇紫。症见内闭外脱之象，急进救脱祛邪，标本兼治之剂。药用生麻黄 1.5g，炙甘草 3g，北细辛 1.5g，淡附子 6g，干姜 3g，党参 9g，茯苓 12g，黑锡丹^{研细灌吞} 3g，蛤蚧^{去头足}1 对，冬虫夏草 6g。2 剂。

二诊：药后气喘已平，自汗收敛，稍能进食，咳痰不豁，腹胀，二便仍少，肿未退尽，脉沉细，舌淡红，唇紫。用自拟瞿附通阳汤，佐以和胃。药用瞿麦 9g，淡附子 6g，茯苓 12g，怀牛膝 9g，路路通 15g，地枯萝 15g，苏子 9g，沉香粉 3g^吞，陈皮 3g，桑白皮 9g。5 剂。

三诊：尿量增多，气平肿退，腹部宽畅，知饥欲食，大便干量少。喘肿已愈，元气渐复。治宜调和气机，疏通三焦为主。药用陈皮 6g，冬瓜皮仁^各9g，茯苓皮 9g，地枯萝 12g，桑白皮 9g，苏子 9g，莱菔子 9g，麦冬 9g，生薏苡仁 12g，香橼皮 9g。7 剂。

四诊：纳增腹软，脉缓，舌红中剥少津。病后气阴两亏，拟养阴理肺善后。药用麦冬 9g，玉米须 12g，通草 3g，枇杷叶^{刷去毛}9g，生薏苡仁 15g，生白芍 15g，知母 9g，桑白皮 9g，天花粉 9g。7 剂。

[按语]

此案为新感引动宿饮，肺气不宣，阳虚水停，不能托邪外达，内外之邪交争，虑其内闭外脱。初诊用治里水之麻黄附子甘草汤，以麻黄逐风寒、宣肺气、通三焦、利水道，附子温元阳，甘草和中焦，合茯苓四逆汤益气回阳，治四肢厥冷，汗出不止，脉细微，烦躁欲脱，加黑锡丹温肾纳气，蛤蚧、冬虫夏草补肺定喘，敛汗救脱。全方着眼于固本救脱，扶元逐邪。复诊汗敛、喘平、厥回，再从"腰以下肿，当利其小便"着手，魏老用自拟经验方瞿附通阳汤加减治之。三诊以五皮饮加味通利三焦气机，利尿退肿。肿消则气平。终以养阴润肺，驱逐余邪善后。

7. 眩晕

眩晕是由于情志、饮食内伤、体虚久病、失血劳倦及外伤、手术等病因，引起风、火、痰、瘀上扰清空或精亏血少，清窍失养为基本病机，以头晕、眼花为主要临床表现的一类病症。眩即眼花，晕是头晕，两者常同时并见，故统称为"眩晕"，其轻者闭目可止，重者如坐车船，旋转不定，不能站立，或伴有恶心、呕吐、汗出、面色苍白等症状。

病案

吕某，男，68岁。感头晕头胀痛3个月，无周围物体旋转感，发作时与情绪有关，安静时症状减轻。经服补肾中药百余剂无效，目前仍每日感头晕，伴耳鸣，恶心，呕吐，食欲欠佳，大便薄，小便频数。舌体稍胖，舌质偏红，苔少而润，脉弦滑。测血压170/100mmHg。证属脾失健运，痰湿上蒙清窍。治以健脾化痰，升清降浊为法，用半夏白术天麻汤加减。药用党参12g，白术10g，茯苓10g，法半夏10g，陈皮6g，钩藤16g，柴胡10g，泽泻10g，石菖蒲5g，甘草3g，磁朱丸^(包吞)10g，5剂。

二诊：眩晕未再大发，测血压150/90mmHg，大便成形，舌质红，脉弦滑。原方去泽泻，加竹茹12g，生牡蛎30g，以定风止晕。

三诊：药后头晕呕吐一直未发，仅在活动剧烈时感头晕，测血压145/80mmHg，大便稀溏。仍以原法出入。药用白芍10g，黄连5g，茯苓10g，泽泻10g，防风10g，法半夏10g，白术10g，党参12g，陈皮5g，生姜3片，大枣3枚，甘草3g。上方药再进10剂，头晕已止，测血压140/80mmHg，继以上药巩固疗效。

[按语]

魏老认为本案患者眩晕发作与血压升高有关，且伴恶心呕吐、纳差便溏、舌胖脉滑，实为脾虚失运，痰湿上蒙所致，因而以健脾化痰、升清降浊为法，使脾健湿运，除窍开而愈。

8. 厥证

本病由多种原因引起，以气机逆乱，升降失调，气血阴阳不相接续为基本病机，以突然昏倒，不省人事，或伴有四肢逆冷为主要临床表现的一种急性病症。病情轻者，一般在短时内苏醒，醒后无偏瘫、失语及口眼㖞斜等后遗症；但病情重者，则昏厥时间较长，甚至一厥不复而导致死亡。

病案

俞某，男，26 岁，1976 年 7 月 9 日初诊。平素体健，今晨突发右侧腰腹部剧烈疼痛，尿频、尿急、量少，色赤，面白，自汗，四肢厥冷，脉象沉细。尿检：红细胞（++），白细胞（++）。拟诊为尿路结石伴感染。曾用西药，疼痛未解，此为少阴寒厥证。治宜回阳救逆，扶正固脱，药用茯苓 12g，党参 12g，淡附子 9g，干姜 6g，炙甘草 6g，1 剂。

二诊：药后阳还汗敛，痛止，肢暖，胃纳稍增，二便通调，脉缓，舌淡红而润。治守原意：茯苓 12g，党参 9g，淡附子 6g，干姜 3g，炙甘草 6g，肉桂粉^吞1.5g，玉米须 15g，生麦芽 15g，3 剂。

三诊：两进茯苓四逆汤后，腰痛已瘥，精神转佳，四肢温暖，胃纳正常，脉缓，舌淡红而润。时值夏令，以升清降浊，祛暑利湿善后：鲜荷叶^包1 张，升麻 6g，苍术 15g，生薏苡仁 30g，赤小豆 30g，5 剂。

[按语]

魏老不惑于尿路结石伴感染之诊断，慎思明辨，认定为少阴寒厥证。以温补救脱为法，选用茯苓四逆汤回阳救逆。药后阳还，汗敛，痛止，气化通调。三诊病瘥，用清震汤加味，升清降浊，祛暑湿善后。全案治疗，标本缓急，主次先后，井然不紊。

9. 呕吐

呕吐是指胃失和降，气逆于上，迫使胃内容物从口而出的病症。古代文献将呕与吐进行了区别：有物有声谓之呕，有物无声谓之吐，无物有声谓之干呕。临床呕吐常多兼见，难以截然分开，故统称为"呕吐"。

病案

魏某，女，40岁，1965年1月2日初诊。呕吐7个月，治久效果不著，唇深红，舌红糙、有细裂纹，脉细，经闭1年。拟养胃润燥，以止吐逆，药用天冬9g，大熟地黄12g，党参9g，白蜜^冲30g，用滚开水泡服。3剂。

二诊：呕吐虽止，但运化无力，夜寐欠佳，脉舌如前。前方加百合，仍用滚开水泡汁饮服。5剂。

三诊：脘舒，眠安，纳增，大便干燥，舌深红，脉缓。仍以前法治之，药用柴胡9g，百合9g，天冬9g，熟地黄12g，党参9g，白蜜^冲30g，滚开水泡汁饮服。5剂。

药后呕吐已除，纳谷亦馨。前方再进4剂。

[**按语**]

魏老认为本案唇深红，舌红有裂纹，脉细，是阴虚胃燥，津液不足之证，理应甘润养胃。但患者呕吐，又忌甘腻，故用参、地、冬泡汁冲白蜜服，取其味薄，既能滋阴润燥，又不碍胃，此为通权达变之法也。

10. 腹痛

腹痛是指胃脘以下，耻骨毛际以上部位发生疼痛为主要表现的一种脾胃肠病症。多种原因导致脏腑气机不利，经脉气血阻滞，脏腑经络失养，皆可引起腹痛。

病案

方某，女，25 岁，1961 年 7 月 27 日初诊。6 年前曾因阑尾穿孔引起腹膜炎，经手术治疗。此后腹痛时作，用温通药后则腹痛缓解。今因感受寒邪，腹痛又作，恶心呕吐，脉濡，舌淡，苔白。仍以温通为法，药用白芷 6g，桂枝 3g，白芍 9g，炙甘草 3g，大枣 6 枚，北细辛 0.9g，通草 3g，枳实 3g，桔梗 3g，2 剂。

二诊：腹痛未止，脉迟，舌淡苔白。前法出入再进，药用当归 9g，炙甘草 3g，吴茱萸 1.5g，通草 3g，桂枝 3g，生姜 3g，北细辛 1.5g，生白芍 9g，大枣 4 枚，桔梗 1.5g，2 剂。

三诊：恶心止，精神振，脉缓，舌淡红、苔薄白。前方加枳实 3g，再进 6 剂。

四诊：腹痛止，寐食正常，微有腹胀，脉缓，舌润。前方再进，巩固疗效。

[**按语**]

本案西医诊为肠粘连。察其脉舌，属虚寒之证，魏老宗"寒者热之""通则不痛"的治则，以温通为法，用《伤寒论》当归四逆汤合《金匮要略》排脓散加减治之。其中白芷辛香走窜、活血行气，与当归有异药同功之效。递进 12 剂后，患者气血畅行，脐气通调，寒凝散，瘀结解，呕恶止，腹痛除。

11. 淋证

淋证是指因饮食劳倦、湿热侵袭而致的以肾虚，膀胱湿热，气化失司为主要病机，以小便频急，滴沥不尽，尿道涩痛，小腹拘急，痛引腰腹为主要临床表现的一类病症。

病案

舒某，女，36岁，1964年7月27日初诊。腰背酸痛，经X线造影检查，诊为左侧输尿管结石。面色萎黄，精神困倦，眠食如常，脉缓，舌质红润。上月曾行人工流产，月经已转。虚体石淋症。以育阴化石为法，药用瞿麦9g，萹蓄9g，当归9g，土茯苓30g，车前子9g，金钱草30g，大生地黄30g，小茴香3g，白茅根30g，泽泻9g，5剂。

二诊：药后腰疼瘥，原方续进10剂。

三诊：腰背痛已止，脉缓，舌红。前法踵进，药用瞿麦9g，萹蓄9g，当归6g，土茯苓30g，车前子9g，金钱草30g，小茴香3g，白茅根30g，海金沙9g，5剂。

服药后精神转佳，自觉症状消失，9月16日再次X线静脉造影复查，左侧输尿管结石及肾盂，肾盂积液现象消失。

[**按语**]

尿路结石常用通利化石为治。本案魏老用小茴香、当归理气活血，颇有深意。一者，气血畅通，可助结石之排出；次者，二味温香，可制约他药之苦寒，三者，二药能入冲任带三脉，调经、利腰、宽少腹。这种配伍方法，古人早有，如《证治准绳》琥珀散中以郁金、当归、木香，配合木通、滑石、萹蓄、琥珀等，即属此例。

12. 水肿

水肿是指因感受外邪，饮食失调，或劳倦过度等，使肺失宣降通调，脾失健运，肾失开合，膀胱气化失常，导致体内水液潴留，泛滥肌肤，以头面、眼睑、四肢、腹背，甚至全身浮肿为临床特征的一类病症。

病案

汪某，女，45岁，1965年3月12日初诊。全身浮肿，腹部膨大，有腹水，尿少（300mL/d），血压144/90mmHg，舌尖红，脉沉细。治以越婢汤合五皮饮，发汗，利尿，退肿。药用生麻黄1.5g，生石膏12g，生姜皮3g，冬瓜皮9g，生薏苡仁12g，大枣9g，白茅根30g，琥珀粉^吞1.5g，茯苓皮12g，桑白皮12g，大腹皮9g，2剂。

二诊： 药后尿量增加（900mL/d），大便连排4次，面部肿退，腹转软，脉细，舌质红绛。治以扶元神，利水湿：瞿麦9g，白茅根30g，车前子9g，天花粉9g，茯苓9g，蒲公英15g，丹参3g，参三七粉^吞1.5g，4剂。

三诊： 近日来尿多便畅，腹部已软，血压120/80mmHg，舌赤欠润，脉软。拟调肝脾、除水湿。药用瞿麦9g，白茅根30g，车前子9g，天花粉9g，蒲公英30g，怀山药12g，墨旱莲30g，金银花20g，5剂。

［按语］

魏老宗仲景"诸有水者，腰以下肿，当利小便，腰以上肿，当发汗乃愈"之说，初诊以发汗利尿并举，盖肺主一身之气，肺为水之上源，肺气通调则三焦决渎有权，水道通利。又肺与大肠互为表里，上宣肺气即能下通大肠。药后大便增多，腹部宽畅，即为肺气通畅，水湿夹便而出之象。二诊面部肿退，舌色红绛，改以扶元、利尿为法，加丹参、天花粉、蒲公英凉血养阴，参三七扶元祛瘀，畅通血行，以助他药利尿消肿。

沈元良医案

　　沈元良（1955—），浙江绍兴人，绍兴市中医院主任中医师。越医名家、全国老中医药专家学术经验继承指导老师、首批中医学术流派绍派伤寒主要代表性传承人。深受景岳学说、绍派伤寒之熏陶，潜心研究，议病论证，多有新意。著《诊余笔潭》《沈元良内科临证心悟》，编著《绍兴伤寒学派与通俗伤寒今释》《蒿芩清胆汤妙用集萃》《通俗伤寒论名方讲用》《绍派伤寒名家学术精要》《绍派伤寒名家医话精编》《绍派伤寒名家验案精选》等系列著作。

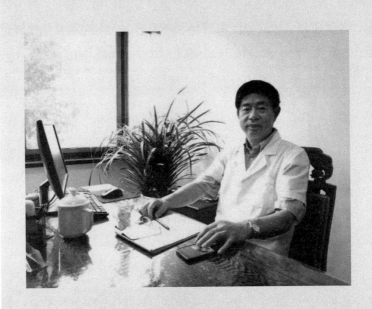

1. 感冒

感冒是指触冒风邪所导致的常用外感疾病。临床表现以鼻塞、流涕、喷嚏、咳嗽、头痛、恶寒、发热及全身不适等为主要临床表现的一种病症。

病案

陈某,女,37岁。体型清瘦,素体羸弱,经常感冒。此次自感发热,体温不高,感头重不舒、发热近5天,体温在37.5～38.5℃。刻诊:发热无汗,微恶风寒,头身疼痛,干咳咽痛,尤以夜间为甚,痰少而黏,咳之不爽,口渴,小便稍黄,大便干结,舌红少津,舌面有小裂纹,脉浮细数。查体:体温38.5℃,精神欠佳,咽充血,双侧扁桃体无肿大,双肺呼吸音清,未闻及啰音,心律齐。血常规未见异常。诊为感冒,证属阴虚,辨证:阴虚津少,外受风热。治法以滋阴清热、辛凉解表。方用葳蕤汤加减化裁:生葳蕤15g,淡豆豉10g,葱白10g,薄荷^{后下}4g,桔梗10g,白薇10g,天花粉10g,瓜蒌皮10g,淡竹叶10g,玄参10g,大枣15枚,炙甘草3g。3剂。

二诊:服用后周身似有汗出,头身疼痛减轻,体温37.4℃,2剂后周身微汗,头身痛基本消失,体温37.0℃。3剂后热退身凉,体温恢复正常,小便转清,大便通畅,仍有少许干咳咽痛,无痰。原方去淡竹叶、玄参、瓜蒌皮,加牛蒡子12g,浙贝母15g,再进3剂。后咳嗽咽痛不再,余症悉除。

[按语]

本案患者形体清瘦,素体羸弱,阴虚复感风热之邪,酿生此病。外感风热之邪,侵袭肌表,故见发热、微恶风寒、头身疼痛、干咳。阴虚之体感受外邪,易于热化,炼液为痰;且阴虚者,亦多生内热，故见干咳咽痛、痰黏难出、心烦口渴、小便黄、大便干结；验其舌脉：舌红少津，脉浮细数乃阴虚外感之象，笔者方用葳蕤汤加减化裁，以辛凉解表兼以养阴。方中葳蕤味甘性寒，入肺胃经，为滋阴益液而资汗源、润肺燥，为主药。葱白、桔梗、淡豆豉、薄荷解表宣肺，止咳利咽，为辅药。白薇凉血清热而除烦渴为佐药。甘草、红枣甘润滋脾，亦为佐药。加天花粉、瓜蒌皮清热生津、润肺化痰；加淡竹叶、玄参清热除烦利尿、润燥通便。诸药合用，共成滋阴清热、发汗解表之功。加减葳蕤汤，以治"阴虚之体感冒风温"；解表药与养阴药配伍，"滋阴生津以充汗源，疏散风热以解表邪"；达到"养阴而不留邪，发汗并不伤阴"之特色，为绍派伤寒治阴虚外感风热之名方。

2. 不寐

不寐亦称失眠或不得眠。是指经常不能获得正常睡眠为特征的一种病症。不寐之证情轻重不一，轻者有入寐困难，有寐时易醒，有醒后不能再寐，亦有时寐时醒等，严重者则整夜不能入寐。

病案

鲍某，男，57岁。2013年3月4日初诊。失眠半年，长期服用中成药朱砂安神丸、乌灵胶囊等，经常每晚只能睡3～5小时，甚则需服2片安定方能入睡，醒后难以入眠。精神紧张，性急易躁。来诊时症见患者形体消瘦，烦躁不安，心烦、失眠、口苦、晨起尤甚，苔白腻，质红，脉弦滑数。辨证为胆热痰阻、痰火扰心。治宜清胆和胃，化痰安神。方用蒿芩清胆汤加减：青蒿12g，黄芩12g，淡竹叶10g，合欢皮12g，姜半夏9g，远志9g，碧玉散^{包煎}15g，煅牡蛎^{先煎}30g，石菖蒲12g，生薏苡仁、焦薏苡仁各15g，姜竹茹12g，茯苓15g，夜交藤15g，煅龙骨^{先煎}15g，白豆蔻^{后入}10g。7剂。水煎服。

二诊: 药后睡眠好转,心烦、口苦明显减轻,偶觉乏力,舌脉如前。前方加郁金15g,炒山药15g。7剂。水煎服。

三诊: 药后睡眠明显好转,心情转佳,自述比前不易发脾气,余无明显不适,舌淡苔白,脉弦细。守前方再服7剂而瘥。

[**按语**]

《张氏医通·不得卧》云:"脉滑数有力不得卧者,中有宿滞痰火,此为胃不和则卧不安也。"此患者除失眠外,尚见烦躁不安、心烦、口苦,参合舌脉,辨为胆热痰阻、痰火扰心。故用蒿芩清胆汤加减治之。方中青蒿、黄芩清泻胆火;淡竹叶、姜竹茹清心利尿安神;碧玉散、生薏苡仁、焦薏苡仁、石菖蒲、白豆蔻健脾化湿,使邪有出路;姜半夏、茯苓化湿和胃安神,并配以合欢皮、炙远志、煅龙骨、煅牡蛎、夜交藤加强安神之力。

3. 郁证(神经官能症)

本病是由于情志不舒,气机郁滞所引起的一类病症。主要表现为心情抑郁,情绪不宁,胁肋胀痛,或易怒善哭,以及咽中如有异物梗阻,失眠等各种复杂症状。

病案

严某,女,44岁。2012年12月25日初诊。近十年来长期失眠,甚至重则昼夜不眠,服用氯硝西泮等药物勉强入睡,但不能持久。症见神情淡漠,精神抑郁,时而沉默寡言,面色不华,胸胁胀痛,痛无定处,脘闷腹胀,嗳气,不思饮食,畏冷,夜间盗汗频作,睡眠差,下肢乏力,月经紊乱,量少色暗红,食少不馨,大便干结。苔薄腻,舌淡偏暗,脉弦细。中医诊断为郁症(神经官能症)。证属肝气郁结,肝络失和。治宜疏肝理气解郁。方以柴胡疏肝散加减。处方：醋柴胡 12g，炒白芍 12g，八月札 15g，当归 12g，川芎 6g，丹参 10g，炒枳壳 12g，制香附 10g，陈皮 10g，茯神 10g，合欢皮 15g，柏子仁 10g，石菖蒲 10g，旋覆花^{包煎}10g，代赭石^{先煎}15g，神曲 12g，山楂 10g，佛手片 10g，玫瑰花 6g，甘草 10g。7 剂。

二诊： 精神状况改善，表情淡漠、忧郁情况亦见好转，盗汗稍瘥，睡眠不显，脘闷腹胀，嗳气有所改善，纳谷略增，大便通调，但有时善疑少言，舌脉如前，氯硝西泮等药物已减量，治守原意，上方去川芎，加远志 9g。7 剂。沟通心理疏导。

三诊： 药后精神情绪尚佳，言语增多，胃脘腹胀及嗳气基本消失，睡眠改善，治宜守原法再进。处方：醋柴胡 12g，炒白芍 10g，八月札 15g，当归 12g，丹参 10g，茯神 10g，石菖蒲 10g，明百合 12g，麦冬 12g，酸枣仁 10g，炙远志 9g，神曲 12g，佛手片 10g，玫瑰花 6g，北秫米 20g，甘草 10g。7 剂。

四诊： 上药服后诸症皆平，精神、情绪表情转佳，药收全功，再守原方续服，以资巩固。

［按语］

郁证的发生，是由于情志所伤，肝气郁结，逐渐引起五脏气机不和所致。但主要是肝、脾、心三脏受累以及气血失调而成。《丹溪心法·六郁》说："气血冲和，万病不生，一有怫郁，诸病生焉，故人身诸病，多生于郁。"可见情志波动，失其常度，则气机郁滞，气郁日久不愈，由气及血，变生多端，可以引起多种症状，故有"六郁"之说。即气郁、血郁、痰郁、湿郁、热郁、食郁等六种，其中以气郁为先，而后湿、痰、热、血、食等诸郁才能形成。《景岳全书·郁证》云："凡五气之郁，则诸病皆有，此因病而郁也。至若情志之郁，则总由乎心，此因郁而病也"。方中柴胡、枳壳、香附疏肝行气解郁；陈皮理气和中；川芎、芍药、甘草活血化瘀止痛。五郁为病，先起于肝气郁结，以行气解郁。因气行则血行，气畅则痰、火、湿、食诸郁自解。嗳气频频，胸脘不畅，酌加旋覆花、代赭石以平肝降逆。食滞腹胀者，以神曲、山楂、鸡内金消食化滞。石菖蒲、明百合、麦冬、酸枣仁、炙远志安神宁心。胸胁胀痛，月经紊乱，量少色暗红，脉弦者，此为气滞血瘀之象，方中以当归、丹参、山楂、玫瑰花之类以活血化瘀调经。

郁证初起，总属情志所伤，气分郁结。临床表现为悒郁不畅，精神不振，胸闷胁痛，善太息，不思饮食等症。《素问·六元正纪大论》指出：木郁达之。《证治汇补·郁证》提出："郁病虽多，皆因气不周流，法当顺气为先。"《医方论·越鞠丸》中亦说："凡郁病必先气病，气得流通，郁于何有？"因此，笔者认为疏通气机为郁证总的治则，早期的疏通气机对于防止病情的发展，发生他病，具有积极的意义，做好患者心理疏导与沟通，也是不可缺少的环节。

4. 汗证

汗证是指因营卫、血气、阴阳失调而致的以汗出过多为主症的病症。临床常见自汗、盗汗，然亦不乏"自汗属阳虚，盗汗属阴虚"之说；而《景岳全书》却有补偏救弊之论："自汗、盗汗亦各有阴阳之症，不得谓自汗必属阳虚，盗汗必属阴虚也。"西医学的自主神经功能紊乱、结核病、甲状腺功能亢进、风湿热、休克以及发热性疾病、传染病等以汗出过多为主症时，也可按本病辨证论治。

病案一

吴某，男，62岁。2013年2月18日初诊。双下肢汗出两月余,加重1周。患者两个月前在无明显诱因下出现双下肢出汗,间歇反复发作。初期曾服六味地黄丸等药,药后症状未见缓解。后汗出加重遂来就诊。自诉双下肢汗出,胸闷,口苦,余无明显不适。既往史否认肝炎、肺结核、甲亢等病史。无过敏史。辅助检查:生化全套检查无殊。苔薄、舌质红,脉弦细。西医诊断:神经功能紊乱。中医诊断:汗症。辨证为邪入少阳。治法和解少阳,佐以敛汗。蒿芩清胆汤加减:青蒿12g,黄芩12g,淡竹茹12g,姜半夏9g,茯苓15g,枳壳10g,碧玉散^{包煎}30g,白薇12g,稽豆衣24g,郁金12g,麻黄根15g,煅牡蛎^{先煎}30g,芡实15g,白果^打10g,生薏苡仁30g。7剂。

二诊:药后下肢汗出药后大减,胸闷,口苦不显,时觉疲倦,舌苔薄黄,治宜和解少阳,益气止汗。蒿芩清胆汤合牡蛎散加减:青蒿12g,黄芩12g,淡竹茹12g,姜半夏9g,茯苓15g,白薇12g,稽豆衣24g,浮小麦30g,麻黄根15g,煅牡蛎^{先煎}30g,芡实15g,白果^打10g,生薏苡仁30g,红枣15g,麦冬15g,生黄芪24g,生甘草10g。7剂,瘥。

[**按语**]

蒿芩清胆汤出自《重订通俗伤寒论》,属于和解少阳剂。原方本为寒热如疟,寒热轻重,口苦胸闷,吐酸苦水之症而设。本例患者症见双下肢汗出,胸闷,口苦,舌苔薄质红,脉弦细。虽非疟疾,亦无寒热,然病机相同,都属少阳证,故用此方移治于汗症而获佳效。方中青蒿清透少阳之邪,黄芩化湿热以利胆;竹茹、半夏、郁金、枳壳理气降逆,和胃化痰;茯苓、生薏苡仁、碧玉散淡渗利湿,并导胆热下行;白薇清虚热止汗;稽豆衣、麻黄根、煅牡蛎、芡实、白果收敛固涩止汗。二诊,患者口苦胸闷不显,时觉疲倦,又加浮小麦、生黄芪,与麻黄根、煅牡蛎相配而成牡蛎散，止汗之力更甚，另用红枣、麦冬益气止汗而收功。整个配伍用药体现了异病同治，先清后补的理念。

病案二

虞某，男，40岁。2011年6月10日初诊。近1周来，无明显诱因每于天亮之前寐中汗出涔涔，醒后湿透，身微热，口苦易怒，两胁胀满，呕逆纳呆，小便短少，大便欠畅。苔黄腻、舌质偏红、脉弦滑。证属湿阻盗汗，湿热郁遏少阳。治宜清热利湿、疏泄少阳。蒿芩清胆汤加减：青蒿15g，炒山楂15g，滑石^{包煎}15g，黄芩10g，陈皮10g，枳壳10g，木香10g，姜竹茹12g，姜半夏9g，赤茯苓15g，炒麦芽30g，青黛^{包煎}6g，川连6g，甘草6g，糯稻根15g，煅龙骨^{先煎}24g，煅牡蛎^{先煎}24g。7剂。

嘱忌恣食肥甘油腻之品。药后，盗汗已明显减轻，上方去煅龙骨、煅牡蛎，续进7剂，则盗汗止，余症悉平。

［按语］

盗汗不独阴虚，临床上湿热所致盗汗亦不在少数。本案系内伤饮食，积滞生湿化热，湿热交蒸，入于阴分，正邪纷争，营阴失守，迫津于外，盗汗发生。而寅卯之时乃少阳之气生发较旺之时，少阳气机为湿热所遏，枢转受阻，故汗出于天明之前。《伤寒明理论》云："伤寒盗汗者，非若杂病之虚，是由邪气在半表半里使然也。"而胁肋胀满、口苦喜怒、呕逆纳呆、小溲短少为一派湿热郁阻少阳、三焦气机不畅之象，故用蒿芩清胆汤加减。何廉臣谓："青蒿脑清芬透络，从少阳胆经领邪外出。虽较疏达腠理之柴胡力缓，而辟秽宣络之功，比柴胡为尤胜。故近世喜用青蒿而畏柴胡也。"方中青蒿脑（即青蒿新发之嫩芽）苦寒芳香，既清透少阳邪热，又辟秽化湿。《重庆堂随笔》卷下说："青蒿，专解湿热，而气芳香，故为湿温疫病要药。又清肝、胆血分伏热。"

黄芩苦寒，清泄胆腑湿热，并为君药，既透邪外出，又内清湿热。竹茹清胆胃之热，化痰止呕；半夏燥湿化痰，和胃降逆，两药配伍，加强化痰止呕之功；碧玉散（滑石、青黛、甘草）、赤茯苓清热利湿，导湿热下泻，俱为臣药。枳壳下气宽中，消痰除痞；陈皮理气化痰，宽畅胸膈，为佐药。诸药合用，使湿去热清气机通利，少阳枢机得运，脾胃气机得和，自然寒热解，呕吐平，诸症悉除。本例呕逆纳呆有积食夹杂，故以蒿芩清胆汤合消食导滞之品同用，切中病机而取效。

5. 痞满

痞满是由于脾胃功能失调，升降失司，胃气壅塞，出现以脘腹满闷不舒为主症的病症。以自觉胀满，触之无形，按之柔软，压之无痛为临床特点。临床表现与西医学的慢性胃炎（包括浅表性胃炎和萎缩性胃炎）、功能性消化不良、胃下垂等疾病相似，这些疾病若以脘腹满闷不舒为主症时，按本病辨证论治。

病案

王某，女，41岁。2013年5月13日初诊。腹胀3个月，心下痞闷，嗳气，口苦，寐差，纳可，大便不实（胃镜示：浅表性胃炎伴胆汁滞留；B超示：脂肪肝，副脾），苔薄腻，质红，脉细滑。辨证肝胃不和，湿热不化。治宜蒿芩清胆汤出入：青蒿15g，姜竹茹15g，石菖蒲12g，佩兰15g，香橼皮12g，碧玉散[包煎]15，茯苓24g，焦薏苡仁30g，黄芩10g，合欢花10g，姜半夏10g，柴胡12g，炒白芍12g，枳壳10g，海螵蛸15g，浙贝母12g，白豆蔻[后下]10g。7剂。

二诊：药后腹胀明显减轻，夜寐稍好，口苦仍有，大便转实，苔腻稍退，脉细滑。前方加炒枳壳10g，炙远志10g，北秫米 15g。7 剂。水煎服。

三诊：药后矢气频作，腹胀大减，余症亦减，用前方加减服用二十余剂而愈。

［按语］

《重订通俗伤寒论》云："足少阳胆经与手少阳三焦合为一经，其气化一寄于胆中以化水谷，一发于三焦以行腠理。若受湿遏热郁，则三焦之气机不畅，胆中之相火乃炽，故以蒿芩、竹茹为君，以清泄胆火。胆火炽，必犯胃而液郁为痰，故臣以枳壳、二陈和胃化痰。又佐以碧玉散，引相火下泄；使以赤苓，俾湿热下出，均从膀胱而去。此为和解胆经之良方，凡胸痞作呕，寒热如疟者，投无不效。"

本案因气机失畅，痰热与郁气互结于中焦而出现以上诸症。故以蒿芩清胆汤清热化痰为主；配以石菖蒲、香橼皮、白豆蔻行气化湿，用佩兰、焦薏苡仁加强化湿之力；海螵蛸、浙贝母、炒白芍制酸和胃；合欢花养心安神。二诊时再加远志、北秫米安神和胃，心气得安有助于胃的顺降。诸药合用，相得益彰，使郁结开，痰热清，中焦利，痞满除。

6. 胃脘痛（胆汁反流性胃炎）

胆汁反流性胃炎亦称碱性反流性胃炎，是指由于幽门括约肌功能失调或胃幽门手术等原因造成含有胆汁、胰液等十二指肠内容物流入胃，使胃黏膜产生炎症、糜烂和出血，减弱胃黏膜的屏障功能，引起幽门螺杆菌弥散增加，而导致胃黏膜慢性病变。中医常兼吞酸、胃胀、嘈杂、嗳气等，辨证大多属于脾胃升降失调、水饮停滞的胃脘痛兼有肝气郁结之症。

病案

张某,男,48岁。2008年9月11日初诊。自诉胃脘痛病史2年,曾做胃内窥镜检查提示胆汁反流性胃炎。经中西药物治疗收效甚微,反复发作。近日因饮食不节,胃脘部疼痛,伴有嗳气,泛酸,时有腹胀,纳少,小便黄,大便干结。苔黄腻,舌质红,脉弦细滑。西医诊断为胆汁反流性胃炎,中医诊断为胃脘痛。辨证属胆胃郁热,治法清胆和胃。方拟蒿芩清胆汤加减:青蒿12g,黄芩10g,姜半夏10g,炒枳实10g,沙参10g,黄连3g,绵茵陈20g,姜竹茹10g,陈皮10g,生大黄^{后下}6g,炙甘草6g。7剂。

复诊:上药服后,胃脘痛减,胀消,嗳气除,泛酸减轻。上药增损,服药1个月后,症状基本消失。胃镜复查示:无胆汁反流,胃黏膜恢复正常,随访半年未见复发。

[按语]

胆汁反流性胃炎,是由各种原因引起幽门功能不全,或胃切除术后胆汁反流入胃,胆酸破坏了胃黏膜屏障,导致胃黏膜充血、水肿、糜烂等炎症改变。本病属于中医学"胃脘痛""胃反""呕吐"等范畴。《灵枢·四时气》曰:"邪在胆,逆在胃,胆液泄则口苦,胃气逆则呕苦。"胆热犯胃,胃气上逆,故胃脘部疼痛,伴有嗳气,泛酸,时有腹胀,纳少,小便黄,大便干结。苔黄腻,舌质红,脉弦细滑。蒿芩清胆汤出自《通俗伤寒论》,清胆利湿、和胃化痰,主治湿热内蕴三焦,枢机失和之证。笔者认为以蒿芩清胆汤加减,治疗胃脘痛(胆汁反流性胃炎),治疗关键应抓住六腑以通为用,通下为顺,上返为逆,腑气胆(肠)道通畅,胆液顺常道排泄,使胃免受侵蚀。方中用青蒿、黄芩、黄连清胆热,陈皮、半夏、姜竹茹降逆止酸,枳实行气消滞,为胃动力之药,减少胆汁逆流,生大黄助通腑泄浊,沙参养阴生津,甘草和中,并能增强胃黏液合成、护膜，减轻胆汁的损害，诸药合用，共奏其效。

7. 腹胀满（高胆红素血症）

胆红素是胆色素的一种，是人胆汁中的主要色素，包括总胆红素、直接胆红素和间接胆红素。血清胆红素高是指血清中总胆红素、直接胆红素、间接胆红素中一项或多项超过正常参考值。胆红素偏高可能是由肝脏疾病引起的，因为当肝细胞发生病变或因肝细胞肿胀时，可导致肝内的胆管受压，排泄胆汁受阻，从而可引起血中胆红素偏高的现象，而发生肝细胞性黄疸（表现为直接胆红素与间接胆红素均升高）。胆红素偏高也可能是胆道系统疾病引起的。当肝外的胆道系统发生病变或出现结石，而将胆道阻塞时，胆汁不能顺利的排泄，即可引起胆红素偏高，而发生阻塞性黄疸。

病案

孟某，男，20岁，在校学生。2012年11月3日初诊。因上腹胀满反复1年，嗳气，欲吐，加重1周。胃内窥镜检查：十二指肠球炎、浅表性胃炎。B超：肝胆脾（－）；生化检查：总胆红素61μmol/L、直接胆红素27.2μmol/L、间接胆红素31μmol/L。症见脘腹胀满，嗳气频作，时有呕吐（木不疏土），纳可，但食后胀满尤甚，多虑，神疲懒怠，夜寐欠安，大便偏稀。查体：巩膜不黄染，中脘压痛（＋）。苔薄微腻，质红，脉弦细滑。辨证胆胃不和，湿热中阻。治宜和解少阳，疏肝利胆，清热和胃，降逆止呕。方拟蒿芩清胆汤加减：青蒿15g，黄芩12g，姜竹茹15g，佩兰15g，浙贝母12g，海螵蛸15g，绵茵陈15g，碧玉散^{包煎}15g，茯苓24g，生薏苡仁30g，石菖蒲15g，姜半夏10g，柴胡15g，炒白芍12g，炒枳壳10g，炒白术15g，白豆蔻^{后下}10g，通草 3g。7 剂。

二诊：上药服后，脘腹胀满减轻，呕吐消失，嗳气除，纳可，多虑症状已不明显，夜寐有所改善，唯神疲，大便仍偏稀。苔薄微腻，质红，脉细滑。上药增损，服药 1 个月后，症状基本消失。生化复查：总胆红素 21μmol/L、直接胆红素 4.7μmol/L、间接胆红素 12μmol/L。随访半年未见复发。

［按语］

本案证属胆胃不和，湿热中阻，故以清胆除湿，和胃降逆为治。《灵枢·四时气》曰："邪在胆，逆在胃，胆液泄则口苦，胃气逆则呕苦。"又如《重订通俗伤寒论》说"胆火炽，必犯胃。"本病病机为胆胃不和，肝与胃相表里，病在肝、胆、胃，故以苦寒芬芳之青蒿清透少阳邪热，直达肝胆二经；黄芩苦寒，清泄胆府邪热；姜竹茹、制半夏、枳壳、浙贝母、海螵蛸和胃降逆、止酸；佩兰、石菖蒲清胃燥湿；柴胡、白芍、枳壳疏肝理气；白术、白豆蔻、生薏苡仁健脾渗湿，茯苓、绵茵陈、碧玉散、通草清利，使湿热从膀胱出；诸药协同，切中病机，症状消失，生化复查正常，疗效明显。

8. 头痛

头痛是指因外感六淫之邪或脏腑内伤、功能失调引起，以头部疼痛为主症的病症。外感致病者，以风邪为主，每多夹时令之邪或其他兼邪，发病急，病程短，病势较剧，痛无休止，每伴表证。内伤发病者，责之肝、脾、肾功能失调，起病缓，病程长，时作时止，遇劳加剧，多伴心神症状。本病为火盛伤阴，肝失濡养，或肾水不足，水不涵木，导致肝肾阴亏，肝阳上亢，上扰清空。

病案

张某，男，65 岁。症见：头晕目眩，颠顶部时阵发性痛，耳鸣，心烦，夜寐多梦。大便干燥，尿色黄。苔黄舌红，脉弦滑稍数。中医诊断：头痛。辨证为水亏不能涵木，肝阳化风化火，风火相煽而上亢。治宜滋水涵木，平肝息风潜阳，羚羊钩藤汤加减。处方：山羊角^{先煎}20g，钩藤^{后下}15g，女贞子 15g，浙贝母 15g，菊花 10g，姜竹茹 9g，桑叶 9g，生地黄 15g，白芍 12g，紫贝齿^{先煎}30g，生牡蛎^{先煎}30g，夜交藤 15g，大黄 6g。7 剂。

二诊： 头痛大减，耳目稍清，夜寐仍多。肝风肝火已受挫，但阴精亏虚未复，前方出入，重在滋阴养肝，辅以降火息风。处方：山羊角^{先煎}20g，钩藤^{后下}20g，女贞子 15g，浙贝母 15g，菊花 10g，姜竹茹 9g，桑叶 10g，生地黄 15g，白芍 12g，紫贝齿^{先煎}30g，生牡蛎^{先煎}30g，夜交藤 15g，大黄 6g。7 剂。上药服后诸症渐愈。

［按语］

肝肾虚损，真阴已亏，肾水难以涵木，致肝阳化风，肝火上亢。疾病以风乘火热，火助风威，风火交煽上冲，清窍闭塞，气血逆乱，五脏失和，最易使人昏仆卒中。本例患者肾水亏于下，肝风化火冲逆于上。故笔者投以《通俗伤寒论》之羚羊钩藤汤加减，后以滋水养肝，清息风火而收功。羚角钩藤汤，何秀山谓"肝藏血而主筋，凡肝风上翔，症必头晕胀痛，耳鸣心悸，手足躁扰，甚则瘛疭，狂乱痉厥，与夫孕妇子痫，产后惊风，病皆危险，故以羚、藤、桑、菊息风定痉为君，臣以川贝母善治风痉，茯神木专平肝风。但火旺生风，风助火势，最易劫伤血液，尤必佐以芍、甘、鲜地酸甘化阴，滋血液以缓肝急。使以竹茹，不过以竹之脉络通人之脉络耳。此为凉肝息风、增液舒筋之良方。然惟便通者，但用甘咸静镇、酸泄清通始能奏效，若便闭者，必须犀连承气急泻肝火以息风，庶可救危于俄顷。"

9. 头目眩晕症（高血压病）

高血压病是指以体循环动脉血压（收缩压和／或舒张压）增高为主要特征，可伴有心、脑、肾等器官的功能或器质性损害的临床综合征。高血压是最常见的慢性病，也是心脑血管病最主要的危险因素。本病在中医属头痛、头晕的范畴。早期病位在肝，肝郁失疏，或肝用偏旺，肝气横逆，"气有余便是火"，肝火上升，或火夹风阳，上窜颠顶，火邪伤津耗阴，损及肝体，形成本虚标实的阴虚阳亢证候。此即所谓"诸风掉眩，皆属于肝"。

病案

郑某，男，73岁。有慢性肾炎、高血压史。因1个月前面部浮肿，经西药利水之剂，浮肿已退，及口服硝苯地平片。血压：170/100mmHg；心电图：房性早搏、脑血流图异常，提示脑动脉硬化。症见：头晕目眩，视物模糊，行走飘浮感，甚则跌仆，面红，左侧肢体麻木无力。少苔，舌质红，脉弦滑。西医诊断：高血压病。中医诊断：眩晕症。辨证属肝风内动。治宜清热凉肝，平肝息风。方拟羚羊钩藤汤加减：羚羊角粉^分冲3g，钩藤^后下20g，冬桑叶10g，菊花10g，生地黄20g，白芍12g，浙贝母15g，茯苓15g，淡子芩12g，络石藤20g，代赭石^先煎30g，生牡蛎^先煎30g。7剂。

二诊：药后眩晕渐消，视物模糊有后改善，行走渐稳，肢体麻木无力症状减轻。血压：146/94mmHg；治宜上药增损。处方：羚羊角粉^分冲3g，钩藤^后下20g，冬桑叶10g，菊花10g，生地黄20g，白芍12g，茯苓15g，淡子芩12g，当归12g，络石藤20g，紫丹参15g，麦冬12g。7剂。

三诊:服后诸恙已瘥八九, 血压波动在 146 ~ 138/94 ~ 90mmHg, 嘱注意情绪及饮食起居。上药再进 7 剂。

[**按语**]

肝乃风木之脏, 内寄相火, 体阴用阳, 其性刚, 主动主升。若肝用过强, 升动无制, 久则气郁化火生风, 皆使肝阳偏亢, 内风上旋, 正如《类证治裁》云:"风依于木, 木郁则化风, 如眩如晕。"本案症见:头晕头胀而目眩, 视物模糊, 行走飘浮感, 甚则跌仆, 面红口苦, 左侧肢体麻木无力, 少苔, 舌质红, 脉弦滑。秦伯未谓"本方原为邪热传入厥阴, 神昏搐搦而设。因热极伤阴, 风动痰生, 心神不安, 筋脉拘急, 故用羚羊、钩藤、桑叶、菊花凉肝息风为主, 佐以生地黄、白芍、甘草酸甘化阴, 滋液缓急, 川贝母、竹茹、茯神化痰通络, 清心安神"。故治宜取羚羊角粉、钩藤、桑叶、菊花清热凉肝, 代赭石、生牡蛎平熄肝风, 以清泻阳热。

10. 便秘

便秘是指粪便干燥坚硬, 排便困难, 失去正常频率。便秘有急性与慢性之分, 急性便秘病程短, 多伴随腹腔内炎症、肠梗阻、肠痈及肛门疾患发生,症状多重。慢性便秘, 病程长, 有的无症状, 有的伴腹胀、口苦、口秽浊, 导致便秘的原因较多, 但大肠传导功能失常是最基本的病机。便秘虽属大肠传导功能失常, 但与脾胃及肾脏的关系甚为密切。其发病的原因, 有燥热内结, 津液不足;情志失和, 气机郁滞;以及劳倦内伤, 身体虚弱, 气血不足等。按病因病机及临床所见, 本病可分为热秘、气秘、虚秘、冷秘等四类。

病案

钱某, 男, 76 岁。长期大便干结不畅, 重则排出困难, 腰膝酸软，面色不华，四肢不温，腹中时有却冷隐痛，畏寒喜暖，小便清长，苔薄白舌淡，脉沉细。中医诊断：便秘。辨证属阳虚寒凝型，治宜益气温阳，济川煎加减。处方：党参15g，生黄芪18g，当归12g，枳壳10g，肉苁蓉10g，肉桂3g，熟地黄15g，制首乌15g，怀牛膝10g，升麻9g。7剂。

二诊：上药服后大便干结，排出困难明显改善，面色欠荣，四肢欠温，腹中冷痛、畏寒喜暖已瘥七八，小便偏多，腰膝酸软不显，苔薄白舌淡，脉沉细。治宜法宗前。处方：党参15g，生黄芪18g，当归12g，肉苁蓉12g，肉桂6g，熟地黄12g，炒杜仲15g，覆盆子15g，怀牛膝10g，升麻10g。7剂。

三诊：经治两周，诸恙均瘥，面色转华，四肢觉温，腹中却冷隐痛、畏寒已除。二便正常。嘱归脾丸善食。

［按语］

肾主五液，司二便开阖。本案为肾阳虚衰，阳气不运，开阖失司，精津不足，肠道失其濡润，致大便秘结不畅，小便清长，伴有腰膝酸软，头目眩晕，舌淡苔白，脉弦细滑。方用济川煎收效。济川煎，张景岳说："凡病涉虚损而大便闭结不通，则硝黄攻击等剂必不可用，若势有不得不通者，宜此主之，此用通于补剂也。最妙！最妙！"何秀山谓："夫济川煎，注重肝肾，以肾主二便，故君以苁蓉、牛膝滋肾阴以通便也。肝主疏泄，故臣以当归、枳壳，一则辛润肝阴，一则苦泄肝气。"又说：大便秘一证，有热结，有气滞，有液枯。热结则诸承气为正治，固已气滞必求其所以滞之者，而为之去其滞……济川煎注重肝肾，以肾主二便，方中肉苁蓉甘咸性温，功善温肾益精，润肠通便，为君药。臣以当归补血润肠，助君药益精润肠。牛膝补肝肾，强筋骨，性善下行。枳壳下气宽肠而助通便。肾主水，肾阳不足，气化无力，水液代谢失常，易致浊阴不降，故在温润治本的基础上，以少量泽泻渗泄肾浊；妙用升麻以升清阳，清阳升则浊阴自降，寓"欲降先升"之意，相反相成，以上共为佐药。诸药配伍，肾阳虚弱，开阖失司证机而发挥温肾益精，收润肠通便功，此用通于补之剂为俞根初引用之妙。适宜于肾虚便闭者。但热邪伤津及阴虚者忌用，虚甚者枳壳不宜。

胡斌医案

  胡斌（1939—），浙江金华人。1966年毕业于浙江中医学院（现浙江中医药大学），任金华市中医医院主任中医师，全国老中医药专家学术经验继承指导老师。从事中医临床、教学和科研工作54年，学验俱丰，在中医脾胃疾病的诊治方面颇有造诣。学术中崇尚"李东垣的脾胃论"，重视"李氏创导的内伤脾胃、百病由生"之说。经过54年的从医经验，总结出中医药治疗脾胃病特有的学术思想：通补兼顾不宜滞，脾胃宜利而恶滞；寒热并用，燥润相济求其平；"中西汇通"，西为中用；重视心理治疗，强调肝的疏泄调达；用药喜平淡轻和，顺应脾胃特性。

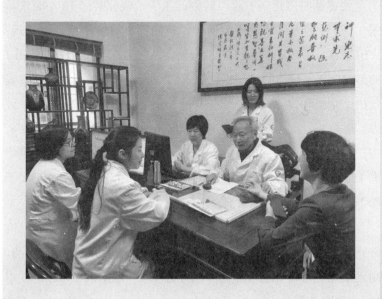

1. 血证（原发性血小板增多症）

原发性血小板增多症患者起病隐匿，有疲惫、乏力等非特异性症状，偶然发现血常规实验室检查异常或脾肿大而确诊。患者血栓发生率增高，包括动脉血栓和静脉血栓引起的相关症状。还有患者因微血管血栓出现头痛、红斑肢痛及视觉等症状。对该病的治疗应在辨证的基础上从活血化瘀、补气通络等入手。

病案

胡某，女，51岁，于2003年1月6日初诊。患者乏力半年，突发左侧季肋牵至腰背部剧烈疼痛、难以转侧1周。曾在当地医院就诊，查胸片、腹部泌尿系B超未见异常，血常规检查见血小板850×109/L，经过对症处理无效，转我院血液科就诊，经骨髓穿刺等检查诊断为原发性血小板增多症。症见：左侧季肋牵至腰背部剧烈疼痛、难以转侧，尿少（临证时已18小时未排尿），头昏乏力，默默不欲饮食，苔白厚腻，脉细弦。血常规：WBC 8.9×109/L，G 80.1%，L 17%，M 2.9%，Hb 112g/L，PLT 835×109/L。辨为胁痛病，证属气滞湿阻，肝脾失调。治拟宣畅气机，化湿和胃。方拟柴胡疏肝散、小柴胡汤、三仁汤加减。处方：柴胡6g，炒枳壳10g，炒白芍15g，赤芍15g，豆蔻^{后下}6g，杏仁10g，薏苡仁30g，丹参30g，青皮10g，陈皮10g，制延胡索15g，金钱草20g，鸡内金10g，炒黄芩10g，姜半夏9g 太子参10g。共5剂，每日1剂，水煎服。

二诊：1月11日，服药后患者左季肋牵至腰背痛骤减，已能转侧，小便利，已欲食，苔薄白，拟前方出入，上方去枳壳、白芍、制延胡索，加怀山药20g，炒二芽各15g，黛蛤散^{包煎}20g，苏木10g，再服7剂。

三诊：1 月 20 日，左季肋牵至腰背部痛瘥，纳食、二便调，已能操劳家务，舌淡红，苔薄脉细。复查血常规 WBC $7.0×10^9$/L，G 66%，L 30.2%，M 3.8%，Hb 119g/L，PLT $400×10^9$/L，上方去鸡内金、广金钱草、炒二芽、青皮、陈皮，加水蛭 6g，川芎 10g，以活血化瘀通络，继服 10 剂。

四诊：1 月 30 日，诸症已瘥，精神转佳，寐安，纳食、二便正常，舌淡红苔薄，脉细。复查血常规：Hb 125g/L，PLT $250×10^9$/L，上方去水蛭加当归 10g，再进 10 剂而愈，已能下田劳动。随访 1 年，此病未复发。

[按语]

本病系属"血症"范畴，与肝、脾、肾三脏关系最为密切。肾藏精，主骨生髓，肝藏血，精血同源，脾为后天之本，气血生化之源。临床上应以辨证施治为原则，在此基础上结合中药药理辨病用药，可酌情加用活血化瘀药物对抗血小板聚集。本案初诊时邪盛正虚，"急则治标"，故选用柴胡疏肝散调肝和血，三仁汤宣通上中下三焦气机，更合小柴胡汤使上焦得通，津液得下，胃气调和，加延胡索活血止痛，鸡内金、广金钱草以增加开胃利水之效，则诸症自除。本案治疗着眼于辨证，待标症缓解，即左肋牵至腰背痛除、尿利、纳可时，再结合辨病用药，加用水蛭、川芎、苏木、赤芍活血逐瘀，有改善微循环、抑制血小板聚集、降低血黏度、抗血栓形成、改变血液流变学的作用。黛蛤散清肝解毒，临床证实青黛治疗慢性粒细胞性白血病有效。尔后以调肝健脾和血而获效。

2. 气虚发热

气虚发热属内伤发热，李东垣曰："脾胃气衰，元气不足，而心火独盛，心火者，阴火也。"西医学所谓的原因不明之发热属功能性低热，缘于劳倦过度，思虑伤脾，而导致气血阴阳亏虚，脏腑功能失调而致发热。乃以"甘温除热法"治之。

病案

陈某，女，18岁，上海市人，初诊于2011年6月11日。患者系高三学生，近1月余来不明原因低热，测体温在37.8～38.9℃之间，曾在上海多家医院诊治均罔效，血常规、尿常规、血生化、CT、B超、心电图等均无异常。缘于接近高考，家长焦躁不已，该患者系我女婿之侄女，而来金华就诊。症见：面色少华，神疲肢倦乏力，午后为甚，纳差，头昏，无鼻塞、咽红、咳嗽、肢体酸痛等症状，苔薄微腻，舌边稍红，脉细稍数。辨为内伤发热，证属气虚发热；拟补中益气汤合蒿芩清胆汤加减治之。处方：太子参10g，生黄芪20g，炒白术10g，当归10g，柴胡10g，炒黄芩10g，豆蔻^{后下}6g，杏仁10g，薏苡仁30g，青蒿20g，大青叶15g，姜竹茹10g，黛蛤散^{包煎}20g，炒枳壳10g，茯苓15g，炒稻芽15g。7剂。

二诊：服6剂后低热已退，精神转佳，纳增，寐安，苔白，脉缓。拟前方加减，上方去大青叶、青蒿、黛蛤散、姜竹茹、枳壳，加怀山药30g，芦根10g，升麻6g，甘草6g，玫瑰花6g，继服7剂。

三诊：药后神情喜悦，精力充沛，全力投入备考，寐安，苔白脉缓。继服原方7剂，尔后再嘱服补中益气丸2周。后知高考成绩优秀而转入大学深造。

［按语］

该患者正值紧张的高考备考期间，思虑伤脾，难免劳倦过度，又适逢长夏、多湿之季，病机为脾虚湿阻，郁热阻于少阳胆与三焦，故以补中益气汤之太子参、黄芪、炒白术、柴胡、当归补脾益气升阳，而以蒿芩清胆汤之柴胡、黄芩、青蒿、黛蛤散、姜竹茹、枳壳、茯苓清胆之郁热、利湿之功，复加大青叶清气分之热，更用杏仁、豆蔻、薏苡仁取三仁之意起宣上、畅中、渗下以宣化三焦之湿热，炒稻芽健胃，全方共奏健脾益气宣化湿热之功。

傅晓骏医案

　　傅晓骏（1960— ），浙江金华人，主任中医师、二级教授、硕士研究生导师、金华市名中医馆馆长、浙江省中医药重点学科带头人，第六批全国名老中医药专家学术经验继承指导老师、浙江省名中医、浙江省优秀医师。从事中医工作 43 年，擅治中医内科杂病、肾病、风湿痹病及亚健康调理。在核心期刊发表学术论文 70 余篇，获省、厅、市级课题立项 25 项，先后获浙江省科技进步奖、浙江省中医药科技创新等奖 9 项，撰写专著 2 部，获国家发明专利 2 项。

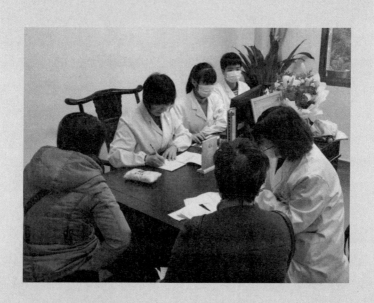

1. 水肿

水肿与肺、脾、肾三脏功能减退或障碍相关，三焦气化失司，则水泛肌肤为肿。以眼睑、颜面、肢体、腹背甚至全身浮肿为主要表现。

病案

张某，女，47岁，2年前开始双下肢反复浮肿，伴尿频量少，腰膝酸软，晨起减轻，午后加重，经中西医治疗后时轻时重，实验室检查均正常。就诊后询问病史，月经紊乱，不定期，经量少、色暗而夹血块，经前乳胀，少腹疼痛，心烦汗出，胁胀眠差，舌红苔腻，脉滑数。证属气血失和，血瘀水道，湿聚于外，治拟理气活血，利水消肿。方用五苓散、五皮饮和桂枝茯苓丸加减：黄芪30g，炒白术15g，茯苓30g，陈皮12g，生姜皮9g，茯苓皮30g，泽泻12g，猪苓15g，炙桂枝9g，赤芍12g，可加泽兰30g，益母草30g，柴胡10g。7剂。

二诊：下肢水肿明显减轻，尿量增多，心烦汗出，胁胀眠差，腰膝酸软，舌红脉弦数，续以丹栀逍遥散和蒲灰散加减治疗，半月后病情稳定。

［按语］

本例辨证为水瘀互结型水肿，此型水肿可见于任何水肿证的患者，特别以女性为多。因女子以血为本，以冲任督带为根。其经带胎产均以血为用，并常处于"有余于气，不足于血"的状况，故病变以血证为主。当临床出现气血失调，血瘀脉络，血病及水或因水湿不利影响至血分时，即出现经水不利和水肿。故《金匮要略》水气病篇云："血不利则为水。"在其治疗水气病的诸多方药中，都体现了活血促进利水，利水益于活血的思想。临床上常选当归芍药散、蒲灰散、桂枝茯苓丸等。《灵枢·小针解》有"宛陈则除之者，去血脉也"，所以"去宛陈莝"除指攻逐利水法外，还包括祛除瘀血，疏涤五脏之意，张仲景将水肿病分水分及血分之别。

后世医家唐容川则提出"瘀血化水，亦发水肿，是血病兼水也"，拓展了活血利水的治疗思路。从气、水、血三个方面分析水肿的形成与变化，并进行整体调治。特别在治疗一些长期顽固性水肿时，注重从血论治，以治血、治水同时互见，才能取得较好的效果。这是因为水道易通而血道难开，瘀血证常常作为一些痼疾之根很难调治。只有在气血调畅之后，水湿才易彻底消退。

2. 嘈杂

嘈杂是指胃中空虚，似饥非饥，似辣非辣，似痛非痛，莫可名状，时作时止的病症。可单独出现，又可与胃痛、吞酸并见。

病案

查某，女，49岁，胃中不适半年。七七之年，月事已停，近半年来中脘嘈杂，胃纳减退，头昏少寐，心情不畅，便结不爽，脉细，舌红少津。胃镜检查结果：萎缩性胃炎。患者七七之年，月事已停，近半年来中脘嘈杂，胃纳减退，头昏少寐，心情不畅，便结不爽，脉细，舌红少津。综合上述症状可诊断为胃阴不足型嘈杂。患者正值更年期，心情不畅，忧虑过度，以致肝失疏泄，日久肝郁化热化燥，耗伤脾胃阴津，胃阴亏虚，胃失濡养，和降失司，故出现中脘嘈杂，胃纳减退，脉细，舌红少津亦符合胃阴不足证。治拟：养阴和胃。药用太子参10g，炒酸枣仁10g，绿萼梅10g，夜交藤15g，怀山药12g，生谷芽12g，炙甘草3g，麦冬10g，生白芍10g，川石斛10g，木莲果10g。5剂。

二诊：嘈杂减退、头昏少寐好转。守上方加减：太子参 10g，炒酸枣仁 10g，绿萼梅 10g，怀山药 12g，生谷芽 12g，生扁豆 12g，炙甘草 3g，麦冬 10g，生白芍 10g，川石斛 10g，木莲果 10g，10 剂。患者诸症皆平。

[**按语**]

《松崖医径·嘈杂嗳气》曰："嘈杂者，似饥不饥，似痛不痛。主心血虚少，痰火所扰，而有懊侬不自宁之况者是也。"此患者正值更年期，心情不畅，忧虑过度，以致肝失疏泄，肝郁化热化燥，肝火上炎，日久耗伤脾胃阴津，而成嘈杂之症。肝脾失调，故用太子参、麦冬、石斛、怀山药、生谷芽以益脾生津，治其本脏之虚，佐以梅花、生白芍以柔肝解郁，炒酸枣仁、夜交藤以养心阴，因心为脾之母，母强则子安，此即《古今图书集成医部全录·治脾要法》所云的"凡脾之得病，必察肝心之虚实而调治之"。

张昌禧医案

张昌禧（1938—　），福建闽侯人。浙江省名中医、研究员。1961年毕业于浙江医科大学临床医学系并留校任教，后调金华职业技术学院医学院、浙江省金华卫生学校工作直到退休，先期担任生理学、解剖学及临床内科带教工作，后担负中药专业的创办及教学工作。退休后受聘于金华市中医医院，担任中医临床及中药人才师承带教工作，在中医药治疗肿瘤方面具有丰富经验，在当地颇负盛誉。参与并出版全国中等中医专业教材《中药鉴定学》《浙江药用植物志》《中毒防治》等专著。

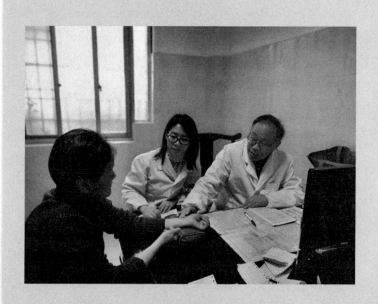

1. 咳嗽

咳嗽为临床常见病症，指肺气上逆，发出咳声或伴咳痰为临床特征的一种病症。

病案

郭某，男，67岁。初诊日期2013年9月6日。2月前体检发现右肺占位，于7月20日手术，术后病理诊断为"右肺腺癌"，共化疗4次，要求中药调理。刻下见患者神疲乏力，口干，纳呆，咳嗽、咳痰不畅，有时腰酸，二便通畅。苔薄质红，脉细，予益气养肺、健脾润燥。处方：南沙参15g，麦冬15g，太子参20g，女贞子15g，炒白术20g，炒枳壳10g，猪苓15g，茯苓15g，生薏苡仁20g，猫爪草15g，浙贝母10g，天花粉10g，苦杏仁10g，野荞麦20g，桔梗10g，三叶青6g，冬凌草20g，山慈菇10g，玉竹15g。14剂。

二诊：2013年9月23日。药后乏力、口干改善，胃纳可，二便通畅，咳嗽、咳痰不畅，苔薄脉细。原方去玉竹，加生黄芪20g，紫菀10g。14剂。

三诊：2013年10月7日。药后乏力、腰酸改善，咳嗽、咳痰发作减少。

之后随症加减调服约2年，病情稳定。2016年11月23日复查显示右肺术后改变，第十二胸椎骨质破坏，疑似骨转移。患者遂行γ刀治疗，之后继续调服中药，在原方基础上加骨碎补20g，乌梅5g，七叶一枝花10g。2018年4月27日复查提示病变稳定。继续调服中药，生活质量良好，目前已带瘤生存6年。

［按语］

咳嗽一症，主要发生在肺，并涉及五脏六腑。《素问·咳论》曰：

"五脏六腑皆令人咳，非独肺也。"可见其病机复杂。引起本病的原因有二：一为外感，二为内伤。外感咳嗽以风寒和风热最为常见；内伤咳嗽与肺、脾、肾三者关系最大，但有实有虚，不可一派滋补。后人有言："肺为贮痰之器，脾为生痰之源，肾为生痰之本。"临床诊治须分清主次，全面兼顾。该患者为气阴两虚证，方中黄芪、太子参、炒白术补气；南沙参、麦冬、制女贞子、天花粉、玉竹养阴；浙贝母、杏仁、桔梗化痰止咳；猪苓、茯苓、野荞麦、猫爪草、三叶青、冬凌草、山慈菇解毒抗癌；枳壳理气、生薏苡仁健脾利湿。患者后期骨转移加用骨碎补活血补肾填髓，加用七叶一枝花加大抗癌力度。整体辨治，改善生活质量，带瘤生存，临床疗效较为满意。

2. 心悸

心悸为心慌不安的病症，以心中急剧跳动，惊慌不安，甚则不能自主为主要临床表现。

病案

王某，女，77岁。初诊日期2012年4月9日。患者有高血压、冠心病、房颤病史3年余，时有心慌、胸闷、气短、乏力，夜间为甚，少寐，纳呆，下肢轻度浮肿，冠脉造影左旋支狭窄70%。患者拒绝心脏介入手术，要求服用中药调治。苔薄腻，脉细结代。予益气养心健脾通络。处方：生黄芪20g，党参20g，麦冬15g，丹参20g，葛根20g，苦参10g，炒枳壳10g，炒酸枣仁15g，瓜蒌皮10g，薤白10g，甘松10g，制黄精15g，五味子5g，炒白术20g，当归10g，法鸡内金10g。7剂。

随后以上方随症加减，连续服用，病情基本稳定。4年来未间断服用中药。2016年2月28日复诊，患者胸闷、心慌已痊愈，夜间睡眠平稳，二便通畅，下肢轻度浮肿，夜间多尿，房颤明显改善，苔薄，脉迟伴有结代。原方去鸡内金，加巴戟天15g，琥珀粉^{另冲}5g，以此方随症加减继续调治，病情间有些许波动，但总体平稳，目前病来已随诊9年，能自行来院就诊。

[按语]

心悸外因多惊吓、恐吓导致心神不安；内因多为心血不足、心失所养，心气虚衰、动力不足或痰饮瘀血阻滞、血脉不畅。轻者"心悸"，重者"怔忡"。本患者为心气虚衰，动力不足，血脉瘀滞，心血不宁。方中黄芪、党参、炒白术、制黄精补气；麦冬、五味子养心阴，治心悸脉虚；丹参、葛根、当归活血化瘀通络；瓜蒌皮、薤白宽胸通络；苦参、甘松、琥珀调整心脉节律；茯苓利湿；炒枳壳行气；炒酸枣仁养心安神。

楼建国医案

楼建国（1966— ），毕业于温州医科大学、上海中医药大学，中西医结合主任医师，全国优秀中医临床人才、金华市名中医、金华市中医医院脾胃病科主任。潜心研究经典《黄帝内经》《伤寒杂病论》，私淑郑卢医学，崇尚扶阳理念，临证擅用扶阳医学解决急危重症。

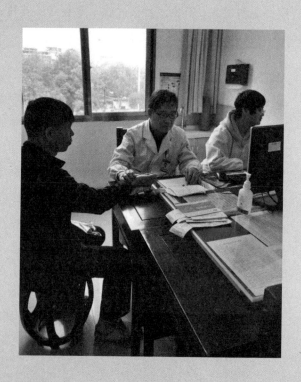

三阴合病

三阴合病指少阴病、厥阴病、太阴病同时发病，主要是由于真阳衰微，阴血内弱，复寒邪直中所致，以胸腹冷痛，四肢厥冷，下利清谷，呕吐清涎沫，脉沉细无力为主要表现的一组病症。

病案

翁某，女，65 岁，退休教师。2013 年 2 月 5 日（春节前）杀鸡时双手浸在冰水中时间过长，受凉后出现四肢麻木抽搐，继而胸腹痛。四肢厥冷过肘膝关节，舌淡苔白，脉沉细欲绝。病属血虚经脉受寒，血脉不利，真阳衰微，寒邪直中三阴，宜回阳救逆，温经散寒，养血通脉，方用四逆汤合当归四逆汤、理中丸。处方：当归 10g，酒白芍 15g，桂枝 15g，细辛 6g，炙甘草 10g，附子^{先煎}10g，干姜 10g，炒党参 20g，通草 10g，红枣 10g。服药 2 剂后诸症明显缓解，7 剂痊愈。

[**按语**]

四肢为诸阳之本，阳气不足，四末失其温养，现手足厥寒。血虚而又经脉受寒，血脉不利，寒性收引，故寒冬受凉后出现四肢麻木抽搐；真阳衰微，寒邪直中三阴，出现胸腹疼痛。《伤寒论》："少阴病，脉沉者，急温之，宜四逆汤""凡厥者，阴阳气不相顺接便为厥，厥者，手足逆冷者是也""手足厥寒，脉细欲绝者，当归四逆汤主之。"本案不仅有少阴病的四逆汤证又有厥阴病的当归四逆汤证，并兼有太阴病的腹痛等症，故合用四逆汤回阳救逆，当归四逆汤温经散寒、养血通脉，党参、干姜、炙甘草取理中丸之意温中祛寒、补气健脾。三阴合病，三方合用，针锋相对，直中病机，扶正祛邪，取效迅速。

外科病症篇

余步卿医案

余步卿（1913—1976），浙江杭州人，浙江省中医院外科负责人，余氏外科创始人。1962年评为浙江省著名中医师。学术上推崇《医宗金鉴》《外科心法要诀》，兼取温病学说。擅长对疮疡、喉患等外科疾病的中医诊治，主张"外证内治切忌过用寒凉克伐"，注重顾护脾胃。创制治疗疗疮的"清凉膏"等验方。

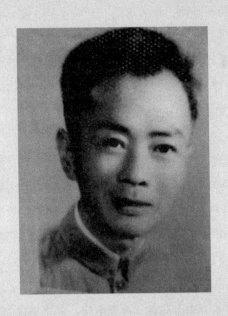

1. 疔疮走黄

走黄是疔疮火毒炽盛,早期失治,毒势未能及时控制,走散入营,内攻脏腑而引起的一种全身性危急疾病。其特点是疮顶忽然凹陷,色黑无脓,肿势迅速扩散,伴见心烦作躁、神识昏愦等症。走黄的发生主要在于火毒炽盛,毒入营血,内攻脏腑。内治以凉血清热解毒为主,外治主要是处理原发病灶。

病案

赵某,女,21 岁,初诊 1960 年 1 月 17 日。患者唇部肿,疼痛发热,伴发热 5 天住院。胸透:两肺上部肺炎,血培养分离出白色葡萄球菌(败血症),一般抗生素均不敏感。局部肿硬而麻木、颜面颈颌俱肿,咽喉疼痛、牙关不利,脘闷胸痛、咳呛气逆、遍体作痛、身难转侧,时有谵语,大便秘结、小便色赤,脉数,舌绛苔黄。疔毒已入心营,治拟凉血解毒、泻热清心。净连翘、淡条芩、半枝莲、粉牡丹皮、番泻叶、焦山栀各 9g,金银花、鲜生地黄各 30g,绿豆衣、生大黄^{后下}各 12g,大青叶 24g,山慈菇 6g,黄连 6g,神犀丹^{另化吞},1 剂。

二诊:服药后更衣色黑,是为佳兆,前方去番泻叶,加减内服 5 剂,加局方牛黄清心丸另吞 1 粒。症势由险入夷,唇部肿势已消大半,身热渐退。脘闷、有时呕恶,肺胃痰热未清。金银花12g,鲜生地黄 12g,炒竹茹 9g,姜半夏 6g,紫花地丁 9g,橘红6g,桑白皮 9g,粉牡丹皮 6g,川贝母、浙贝母各 6g,郁金 6g。

三诊:局部肿硬日消,仅微有燥感,体温正常,胸透可见两肺少量片状肺炎病灶,脉缓,苔腻渐化。易清解之剂为清润之方,再清余邪以善其后。金银花 9g,知母 6g,淡黄芩 6g,橘红 6g,淡竹叶 6g,天花粉 12g,川贝母 6g,麦冬 6g,玄参 9g,生地黄

12g，杏仁9g，丝瓜络9g。4剂，出院时带回煎服。

[按语]

疔疮走黄多由于火毒炽盛，正气内虚，或局部病灶受挤压碰撞等原因，使疔疮扩散、进入营血、流注经络、内犯脏腑而成。本例系唇疔重症，起势凶猛，蓄毒深沉，疔毒内攻造成走黄之症，出现壮热、气促、神昏谵语、脉数舌绛等火毒内犯肺脾、扰乱心营之危象。先生用犀角地黄汤合黄连解毒汤加减，以大苦大寒之剂折其亢盛之邪火，挫其鸱张之热毒，力挽危症，最后以清润之方善后，用药非常值得我们后人师法。

2. 乳痈

乳痈是由热毒入侵乳房而引起的急性化脓性疾病。常发生于产后哺乳妇女，尤以初产妇多见。在哺乳期发生的，名为外吹乳痈；在妊娠期发生的，名内吹乳痈；在非哺乳期和非妊娠期发生的，名为不乳儿乳痈。临床上以外吹乳痈最为常见。其特点是乳房局部结块，红肿热痛，伴有恶寒发热等全身症状。病因常为乳汁郁积、肝郁胃热、感受外邪。临床常分为气滞热壅证、热毒炽盛证、正虚毒恋证。治疗以消为贵，瘀滞者以通为主，成脓者以彻底排脓为要。

病案

吴某，女，24岁，1964年5月8日就诊。左乳肿痛伴发冷发热4天。检查：左乳上侧结块如鸡蛋大，皮色略红，压痛显著，无应指感。体温38℃，白细胞$14×10^9$/L。脉弦数，苔腻根黄，呕恶纳减。乳汁壅滞，肝胃积热不化。治以疏肝理气、通乳散结，药用全瓜蒌12g，土贝母12g，蒲公英24g，连翘9g，牛蒡子9g，留行子9g，漏芦9g，通草3g，当归9g，姜半夏6g，广郁金 6g。2 剂。

二诊：5 月 10 日复诊，服药后寒热已解，呕恶亦安，左乳高肿渐平，疼痛大减，乳汁已畅。苔腻、脉弦，症有内消之兆，续以原意增损，前方去土贝母、连翘、牛蒡子，加制香附 6g，小青皮 6g。后来信告知，服药后已痊愈。

［按语］

乳痈有种种外因、内因，先生把乳痈的病因、病机、治疗概括为"厥阴气滞，阳明蕴热"八字，根据这一理论用疏肝清胃法治疗乳痈，常获良效。用药多师古方瓜蒌牛蒡汤、散痈消毒汤。先生治疗本病以疏厥阴、清阳明为大法。临证中有偏热壅、偏气郁之分。根据先生的经验，偏气郁者局部肿硬胀痛，发热较迟缓，皮色多不红赤；偏热者局部肿块疼痛，皮色多焮赤，发热较迅急。治疗中在瓜蒌牛蒡汤、散痈消毒汤基础上，偏气郁者增香附、郁金、姜半夏、青皮、陈皮、橘叶、杭菊等品；偏热者则加忍冬藤、连翘、蒲公英、川连之辈。对于新产、脾虚、气血不足者忌用寒凉之剂，硬块不消也尽量避免苦寒。总之以通为主、以清为辅是他治疗乳痈的用药经验。

3. 臁疮

臁疮是指发生于小腿臁骨部位的慢性皮肤溃疡。在古代文献里还有裤口疮、裙风（《证治准绳》）、烂腿（《外科证治全书》）等名，俗称老烂脚。本病多见于久立、久行者，常为筋瘤的后期并发症。主要发生于双小腿内、外侧的下 1/3 处，其特点是经久难以收口，或虽经收口，每易因损伤而复发，与季节无关。中医认为臁疮是本虚标实之证，气虚血瘀为基本病机，益气活血消除下肢瘀血是治疗的关键。

病案

宋某，男，46 岁，1962 年 4 月 12 日诊。病起 1 年 4 个月，左小腿溃烂、疼痛、时流脓水。检查：左下肢内踝部上旁溃疡如掌大，破流脓水，疮旁皮色灰暗，步履不利，遇劳累更甚，入夜跗肿。诊为下肢溃疡（臁疮），外敷下肢溃疡膏，内服三妙丸 9g，每日早午各用开水送服一次。

如此复诊 3 次。均以下肢溃疡膏敷之。

至 8 月 18 日 4 诊时，新肌已生，疼痛不现，疮口已缩小如鸭蛋大，再敷膏如前。

［**按语**］

下肢溃疡膏系先生经验方，由炉甘石、冰片、樟脑、大黄、川连、龙骨等药调成。作用生肌敛疮，祛腐解毒。主治臁疮溃疡，湿毒腐烂，脓稠凝滞，日久月长缠绵者。甚则气味秽臭，均能解毒，除湿祛腐敛肌。

4. 附骨疽

附骨疽是一种毒气深沉、附着于骨的化脓性疾病。其特点是儿童常见，多发于四肢长骨，局部胖肿，附筋着骨，推之不移，疼痛彻骨，溃后脓水淋漓，不易收口，可形成窦道，损伤筋骨。生于大腿外侧者称为附骨疽，生于大腿内侧者称为咬骨疽，生在股胫部的称股胫疽。治疗以清热解毒、化湿和营为大法，分期辨证论治。若能早期诊断，及时正确治疗，尚有消退之机，否则易迁延为慢性，日久不愈。外治要注意固定患处，脓熟宜及早切开引流，成漏须用腐蚀药或手术治疗，脓尽有空腔或疮口深者，应加用垫棉法。

病案

俞某，女，25 岁，富阳县人。1966 年 3 月 5 日初诊：附骨疽起已 23 天，右上腿外侧肿硬如盘大，酸痛交作，行动困难，形寒身热，脉迟苔腻。治法先主疏解，处方：怀牛膝、全当归、赤芍、桑寄生、忍冬藤、威灵仙、五加皮、海桐皮、海风藤、丝瓜络各 9g，生甘草 4.5g。4 剂。外贴 4 号九香膏。

二诊：右上腿外侧酸痛已减，行动较利，坚硬尚如盘大，脉迟苔白，继以温通：怀牛膝、全当归、赤芍、忍冬藤、威灵仙、西秦艽、皂角刺、杏仁^杵各 9g，散红花 4.5g，炙甲片 5g，淡附片 3g，炮姜 2.4g。5 剂。外治同前。

三诊：右股外酸痛瘥，肿硬略消，行走稍便。原方去威灵仙、炮姜、西秦艽，加桑寄生 9g，宣木瓜 4.5g，丝瓜络 9g。6 剂。外治同前。

四诊：肿硬已消大半，酸痛已清，伸屈尚不灵活，原策出入，外治同前。

五诊：肿硬已消，行走已渐便利，拟舒筋活血：怀牛膝、全当归、赤芍、忍冬藤、威灵仙、五加皮、海桐皮、丝瓜络各 9g，宣木瓜、甘草节各 4.5g。6 剂。

六诊：续服圣济活络丹 5 颗后症状消失。

[按语]

附骨疽多由身体虚弱、寒气乘虚入里，凝聚骨骼所致；或因疮疡热毒、余邪未净；或跌扑损伤、瘀滞脉骨。治疗上脓未成时以内治为主，脓已成则外治为主。骨疽疏解方是余师治疗骨疽的经验方。由当归、赤芍、杏仁、红花、皂角刺、威灵仙、五加皮、桑寄生、忍冬藤、丝瓜络、牛膝、甘草等药组成。寒凝骨骼所致者，忌用苦寒泄气、损脾、伤阳之品，否则寒凉克伐必致气血冰凝，贻害很大。

5. 流注

流注是发生于肌肉深部的急性化脓性疾病。流者，行也，注者，住也。其特点是好发于四肢躯干肌肉丰厚处的深部或髂窝部，发病急骤，局部漫肿疼痛，皮色如常，容易走窜，常见此处未愈，他处又起。总因正气不足，邪毒流窜，使经络阻隔、气血凝滞而成。治疗宜清热解毒、合营通络。

病案

王某，女，15 岁，杭州笕桥人。患者于 1959 年 8 月 10 日住院。右大腿肿痛已 4 天，伴发热及全身骨节疼痛。患者于 4 天前先感右膝关节痛，继则畏寒伴发热，膝关节不能活动，一天后大腿逐渐肿胀，两天后两侧前臂、左肩、左季肋部及尾骨部均相继出现疼痛，发热不退，纳食呆。发病前有右膝关节碰伤史。体检：身体羸瘦，面色㿠白，神清，高热，右大腿漫肿，膝关节不能屈伸活动，扁桃体肿大。化验结果：白细胞 18×10^9/L，中性粒细胞 86%，淋巴细胞 14%，血沉 118mm/h。X 线摄片：右髋关节腔狭窄，边缘稍见模糊，髋骨上中段骨质稍见疏松。脉弦数，苔腻老黄，症状危笃，慎防内陷，用重剂清解兼祛暑湿。处方：鲜芦根 30g，连翘 24g，牛蒡子、冬桑叶、炒天虫、大豆卷各 9g，野菊花 12g，金银花 24g，川贝母、浙贝母、化橘红各 4.5g，碧玉散 6g，紫雪丹^冲2.4g，2 剂。

二诊：脘闷且痛，咳呛气逆，体热便溏，遍体疼痛，暑湿内伏，肺胃失司，原方加减：金银花、连翘各 24g，鲜芦根 30g，冬桑叶、大豆卷、忍冬藤、泽泻各 9g，川贝母、浙贝母各 6g，炒川连 3g，生甘草 6g，紫雪丹^冲2.4g。2 剂。后依前法加减，再进 16 剂。

三诊：见肿退纳差，面目虚浮，脾胃虚弱，仿仲景理中汤法清暑益气：炒党参9g，炮姜6g，焦白术6g，川贝母、浙贝母各4.5g，化橘红6g，忍冬藤花各12g，带皮苓6g，净连翘9g，炒扁豆9g，淡竹叶6g，生甘草6g。2剂。

四诊：咳呛频作，身热不解，面浮睑肿，脘闷。脉弦滑苔白腻，治拟清肺除热，前方去党参、炮姜，加南北沙参各12g，生山楂9g，冬桑叶9g。1剂。

五诊：咳呛胁痛、面浮、身热未退，治用祛痰清肺、退热渗利：金银花24g，忍冬藤15g，生杏仁、川象贝各6g，天麦冬、炒竹茹、丝瓜络、知母、六一散、淡条芩、带皮苓各9g，3剂。

六诊：诸症悉减，身热渐退，肩、腿、胸酸痛减轻。

[**按语**]

本例病人发病正当夏令时节，高热不退，脉弦数，苔腻老黄，此属暑湿内蕴，客于营卫，阻于肌肉，不得流行所致，属暑湿流注之重症。余师认为暑湿流注为阳实之证，来势急骤，症状危笃，早期应用重剂清解兼祛暑湿之剂，以防毒邪内陷。本例病人中期虽肿退但纳差，是为中土虚急，故仿理中佐清方免土崩。

6. 痰毒

痰毒是指发生在颈部两侧的急性化脓性疾病，特点是初起局部皮色不变，肿胀，疼痛，灼热，肿块边界不清，多发于儿童，冬春季节多发。相当于西医的颈部急性化脓性淋巴结炎。本病多因外感风温夹痰热或肝胃火毒夹痰热侵袭少阳阳明之络，蕴结于颈侧而发；亦有因乳蛾、口疳、龋齿或头面疖肿等感染毒邪而诱发者。本病以清热解毒为治疗原则，辅以外治法。实证给予散风清热利湿，和营消肿。脓成给予切口排脓。

病案

胡某，女，2 岁，杭州。1963 年 4 月 14 日诊。左侧颈上鸭蛋大肿块伴低热 2 周余。检查：全身情况佳，左颈耳下 3cm×5cm×2cm 大小淋巴结，不易移动，压痛，无波动。化验：白细胞总数 $10.6×10^9$/L，中性粒细胞 61%，淋巴细胞 38%。诊断：痰毒（左侧颈淋巴结炎），治以疏表透托，化痰散结。处方：金银花、夏枯草、焦山栀、浙贝母各 9g，光杏仁、姜竹茹、炙甲片各 6g，赤芍、皂角刺各 4.5g，橘络 2.4g，生甘草 3g。2 剂。外敷：如意膏。

二诊：哺热晨退，肿块见消小，势逗留，再拟原方加减：金银花、夏枯草、浙贝母各 9g，光杏仁、焦山栀各 6g，炒天虫 4.5g，赤芍、皂角刺、化橘红各 3g，甘草 2.4g。3 剂。

三诊：结硬消小如蚕豆，身热退，胃纳增，颜面开朗，但痰未净化，拟方：小儿化痰丸 5 粒，每天 5 粒，开水研化，分两次服。外贴：1 号九香膏。1 周后随访，结块完全消失。

［按语］

据余师经验，如寒热骤起，焮肿剧痛，根盘日大者为风胜于痰，倘若块坚核固，皮色不变，酸胀为著者痰胜于风。本例患者肿块坚硬不易移动，是为痰胜于风。又肿块无波动，是为未成脓，故以化痰散结为主，兼以疏表透托以防成脓破溃。

鲁贤昌医案

鲁贤昌（1939— ），为余氏外科第二代传承人，师从中医外科名医余步卿。曾任浙江中医学院中医外科教研室主任兼浙江省中医院中医外科主任，为第三批全国老中医药专家学术经验继承指导老师，浙江省名中医。擅长免疫风湿病、男性病、胆道病的中医诊治。科研项目"灵猫香药用研究"（任临床组组长）获1982年国家中医药管理局优秀科技成果三等奖，省优秀科技成果二等奖。

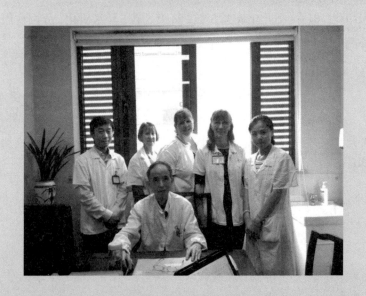

1. 丹毒

丹毒是患部皮肤突然发红成片，色如涂丹的急性感染性疾病。其特点是病起突然，恶寒发热，局部皮肤忽然变赤，色如丹涂脂染，焮热肿胀，边界清楚，迅速扩大，数日内可逐渐痊愈，但容易复发。本病是血热火毒为患，素体血分有热，或在肌肉破溃处有湿热火毒之邪乘隙侵入，郁阻肌肤而发。治疗以凉血清热、解毒化瘀为主。在内治同时结合外敷、熏洗、砭镰等外治法，能提高疗效、缩短疗程、减少复发。

病案

蒋某，男，39 岁，1998 年 1 月初诊，右小腿肿痛伴发热畏寒两天。右小腿肿胀、结块，皮肤鲜红光亮，行走困难，舌红苔薄黄，脉弦数。予蝎槟导滞汤加减，方药如下：金银花 30g，忍冬藤 30g，紫花地丁 30g，槟榔 15g，川牛膝 12g，赤芍 12g，牡丹皮 12g，黄柏 9g，炙甲片 9g，生甘草 6g，独活 3g，全蝎^{研吞}4.5g。外敷清凉膏（由当归、紫草、麻油调制而成）。

二诊：3 剂后肿痛大减，原方再进 5 剂而愈。

［按语］

蝎槟导滞汤是鲁老恩师余步卿先生的经验方，由 4 只全蝎或蝎尾研吞，槟榔 4.5g，生甘草 4.5g，川牛膝 9g，炙甲片 9g，桃仁 9g，红花 3g，独活 3g，赤芍 6g，黄柏 6g，忍冬藤 12g 等十一味组成。方中全蝎味辛，性善走窜，搜风通络，有散结攻毒之功效；槟榔辛散苦泄，行气利水、杀虫导滞；川牛膝性善下行，活血通经，祛瘀止痛，利水通淋；炙甲片性善走窜，内达脏腑，外通经络，活血祛瘀，消肿排脓；桃仁、红花活血祛瘀、通经消肿；独活辛散温通，祛湿止痛；赤芍清热凉血、散瘀止痛；黄柏清热燥湿，泻火解毒；忍冬藤清热疏风，通络止痛，甘草调和诸药。全方清热化湿、疏结导滞之功卓越，一般三四剂即可见效。

2. 脱疽

脱疽是指发生于四肢末端，严重时趾（指）节坏疽脱落的一种慢性周围血管疾病。临床特点是好发于四肢末端，以下肢多见，初起患肢末端发凉、怕冷、苍白、麻木，可伴间歇性跛行，继则疼痛剧烈，日久患趾（指）坏死变黑，甚至趾（指）节脱落。本病是以脾肾亏虚为本，寒湿外伤为标，气血凝滞、经脉阻塞为主要病机。中医以辨证论治为主，但活血化瘀法贯穿始终。

病案

华某，男，50 岁，1977 年 11 月初诊，患者左足背外伤 6 年余，局部剧烈疼痛，昼轻夜重，跛行。症见左足二至四趾短缺，肿胀，触痛显著，肤色紫暗，冰冷，足背动脉搏动微弱，脉迟缓，苔薄白。诊断为脱疽，予阳和汤加减。方药：熟地黄 30g，全当归 30g，薏苡仁 30g，桂枝 9g，炮姜 9g，白芥子 12g，鹿角片 12g，延胡索 15g，赤芍 15g，红花 6g，甘草 6g。另配参三七 30g，以烧酒浸泡饮服，半个月服完。

二诊：上方加减服用一个月后，症状、体征明显改善，局部肿胀已退，肢体转温，足趾红润，无触痛，无跛行。连续服药 2 月余，症状体征基本消失。

［按语］

鲁老认为脱疽病因病机主要为阳气不足，外感寒邪，客于经脉，寒湿凝滞，气血闭阻所致，故采用阳和汤法治疗，效果甚佳。阳和汤为外科阴证的主要方剂，主治一切阴疽，犹如阳光普照，阴霾四散，故有"阳和"之名。方中重用熟地黄，大补营血，为主药;鹿角胶养血助阳,强壮筋骨,肉桂、炮姜温阳散寒,为辅药;麻黄开腠理以祛邪,白芥子散寒凝而化痰滞,合用能使寒痰祛除,气血宣通,为佐药;甘草调和诸药,并能解毒,为使药。用熟地黄、鹿角胶较滋腻,但得姜、桂、麻黄之通宣,则补而不腻,通而不散,有相辅相成之功。合而成方,温阳补血,散寒祛痰,而又宣通血脉。其配伍特点为补阴药与温阳药合用,辛散与滋腻之品相伍,使寒凝宣化而不伤正,精血充而邪不恋,诸药相合,化阴寒之凝,布阳和而阴疽诸证自除矣。

3. 褥疮

褥疮是指长期卧床不起的患者,由于躯体的重压或摩擦而引起的皮肤溃烂。多见于半身不遂、下肢瘫痪、久病重病卧床不起或长时间昏迷的患者,尤其是伴有消渴病患者。其特点是好发于易受压和摩擦的部位,如尾骶部、髋部、足跟部、脊背部。轻者经治疗护理可以痊愈,重者局部溃烂,渗流脓水,经久不愈。内因是由于久卧伤气,气虚而血行不畅;外因为躯体局部连续长期受到压迫及摩擦,导致气虚血瘀,局部肌肤失养,皮肉坏死而成。本病加强护理,重在预防。

病案

患者,男性,41岁,工人,2002年11月16日初诊,尾骶部皮肤溃烂3年余,近数月来局部皮肤疼痛,流脓液不断,疮口大而深,外用消炎膏换药,长期不愈,5年前曾从树上不慎坠跌地面,引起外伤性脊柱等多处骨折,住院手术治疗。以后一直卧床1年余,当时大小便失禁,下肢瘫痪。经过治疗症状好转,但仍有尿频尿急等症状,尿液经常不自觉地流出,因此引起外阴、肛门、皮肤潮湿,一年半后出现尾骶部紫暗、潮红,继而溃烂,经多方治疗创面不能愈合，脓液增多，秽臭，创口胬肉外翻，不能平坐，睡眠时不能平卧，只能侧着身子睡，痛苦不堪。鲁师就诊，经检查尾骶部皮肤破损，皮下组织坏死，溃烂，腐肉，流脓量多臭味，创面直径 3～4cm，深 2cm，周围皮肤空壳。神清消瘦，精神萎靡，体温正常，面色苍白，食少纳差，疲乏无力，舌淡苔薄白，脉细、沉无力。鲁师检查后，诊断尾骶部褥疮，患者病程较长，气血耗损，鲁师认为久病必瘀，久病必虚，治拟清热解毒，托毒排脓，首先中药内服、外用熏洗，内外兼治，结合治疗。内服方：金银花 30g，生石膏 30g，黄芩 12g，六一散 15g，牡丹皮 12g，车前子、草各 15g，紫花地丁 15g，党参 15g，生黄芪 15g，茯苓 15g，薏苡仁 30g，红枣 30g，7 剂。外洗方：野菊花 15g，蛇床子 15g，白芷 15g，鱼腥草 30g，苦参 15g，百部 15g，白鲜皮 15g，7 剂，睡前熏洗，然后用 0.11% 雷佛奴儿液纱布覆盖创面。

二诊：2002 年 11 月 30 日，经以上中药治疗后效果较佳，褥疮趋向好转，创面脓液减少，疼痛已减轻，肉芽略转鲜活，全身情况明显改善，原方得效，前法加生肌收口续进，外用药去野菊花、白鲜皮、百部，加艾叶 9g，石榴皮 15g，枯矾 12g，冰片 2g。

三诊：2002 年 12 月 28 日，患者笑容满面，鲁师给患者检查，局部流脓已尽，创面愈合，肤色正常，再继续巩固治疗，中药处方：怀牛膝 15g，木瓜 15g，桑寄生 15g，川断 15g，扶筋 15g，防风 15g，金银花 15g，枸杞子 15g，党参 15g，生地黄、熟地黄各 15g，紫花地丁 15g，红枣 30g。7 剂内服以善后。

四诊：2003 年 11 月 17 日随访，患者身体已完全恢复正常，心情欢快，生活自理。

[**按语**]

鲁师认为对于褥疮感染与其他皮肤病不同，根据以上病因和临床实践，认为褥疮属于阴证，可分四期：瘀滞期、浸润期、溃烂期、坏死期。除了药物治疗，护理也相当重要，中药内治法的原则是活血通络，养血肌肤，化瘀解毒，托腐排脓，活血解毒；最后，补益气血，生肌。在临床实践中，要根据八纲辨证、邪正虚实各期特点辨证施治。

4. 急性湿疮

湿疮是一种过敏性炎症性皮肤病，其特点是皮肤对称分布、多形损害，剧烈瘙痒、有渗出倾向，反复发作，易成慢性等。根据病程可以分为急性、亚急性、慢性。急性湿疮以丘疱疹为主，炎症明显，易渗出；慢性湿疮以苔藓样变为主，易反复发作。本病以清热、利湿、止痒为主要治法。急性者以清热利湿为主，慢性者以养血润肤为主。外治宜用温和的药物，以免加重病情。

病案

虞某，女，本院护士。因头面部及左大腿肿胀、瘙痒数天就诊。患者数天前出现头面部肿胀，丘疹密集，色潮红。左大腿肿胀，腘窝部可见丘疹，水疱及大量渗液，少部分已结痂，瘙痒剧烈。前医曾用祛风散热中药治疗效果不佳。患者神情烦躁，夜寐不宁，胃纳日减。既往史：患者素有过敏性哮喘，过敏性皮炎，平时稍有不适就发作。舌质淡，苔黄腻，脉细数。查体见头面部肿胀，以眼眶周围为甚，眼裂成缝，丘疹密集，色潮红。左大腿肿胀，腘窝部可见丘疹，伴见大片水疱，有大量渗液，少部分已结痂，瘙痒不堪。诊断为急性湿疮，辨证为湿热蕴肤证，治疗以清热、利湿、止痒为主，方选银藓止痒汤加减：金银花 30g，牡丹皮 12g，白鲜皮 30g，地肤子 30g，淡条苓 12g，苦参 12g，生石膏^{先煎}30g，通草 6g，杭菊花 6g，绿豆衣 6g，六一散 15g，车前子 12g，车前草 12g，7 剂。六神丸^{另分服}三支。

二诊：服上方 3 剂后，患者瘙痒症状明显减轻，渗液减少，皮色潮红稍退，夜寐略安。仍按原方稍做加减，连续服用银藓止痒汤一月余后痊愈。

[**按语**]

患者头面及左大腿皮肤肿胀，局部皮损有密集丘疹、水疱、渗液，瘙痒剧烈伴部分结痂，舌质淡，苔黄腻，脉细数。辨证为湿热蕴肤证，治疗宜清热利湿止痒。方中金银花清热解毒，绿豆衣清热除烦解毒；因湿盛脂水淋漓，肿胀明显，故以通草、车前子、车前草利水消肿，白鲜皮、地肤子祛风除湿止痒，苦参燥湿止痒；因瘙痒甚，故加六一散（滑石、甘草）、生石膏、条芩；辅以杭菊花养肝明目，牡丹皮清热凉血，全方共奏清热利湿止痒之功。

"银藓止痒汤"是本院已故老中医余步卿先生的经验方，1975 年被定为本院外科治疗急性湿疹的协定处方。鲁老临床上用于治疗急性湿疹十多年，以"银藓止痒汤"一方为主，随症加减，取得了显著疗效。大部分在服药五至九剂后即告痊愈。药物组成：金银花、白鲜皮、绿豆衣、杭菊花、牡丹皮、新会皮、茅术、地肤子、生甘草。湿疹发生于头面部者，加冬桑叶；发生于下肢，加黄柏、泽泻，去杭菊花；湿盛脂水淋漓者，酌加茵陈、赤苓、猪苓、车前子；热重而见皮疹鲜红，舌红苔黄，可增连翘、紫花地丁、鲜生地黄，去茅术；瘙痒甚者选山栀、滑石、生石膏、野菊花、条芩等；皮色灰黯，脂水不多时可加秦艽、紫荆皮，去茅术、新会皮；伴有颈项结核者加夏枯草、象贝、炒天虫、竹茹。

鲁老同时指出，治疗本病尚需结合外治，如稠水多时用甘石粉外掺，稠水减少时则可用甘脂散（本院自制中成药）拌麻油调敷，稠水将尽时改用秉毒膏（自制）。

5. 阴囊湿疮

阴囊湿疮是指发生于阴囊部位的过敏性炎症性皮肤病，其特点是皮疹多形损害，剧烈瘙痒，有渗出倾向，反复发作，易成慢性等。急性期以丘疱疹为主，炎症明显，易渗出；慢性期以苔藓样变为主，易反复发作。本病以清热利湿止痒为主要治法。急性者以清热利湿为主，慢性者以养血润肤为主。外治宜用温和的药物，以免加重病情。

病案

王某，男，30 岁，1998 年 4 月初诊。主诉：阴囊部皮肤瘙痒反复 2 年余，再发 1 周。检查：阴囊部皮服色红，浸润肥厚，有少许渗液，舌红苔薄白，脉濡。诊断为阴囊湿疹。自拟艾柏汤外洗，方子如下：艾叶 6g，川黄柏 15g，蝉衣 6g，五倍子 12g，苦参 12g，蛇床子 15g，白鲜皮 20g，茅术 9g，陈皮 9g，百部 12g，芒硝 9g。将上药放入锅内，加清水至浸没药物一寸许，旺火烧开，再用文火煎熬约 20 分钟，使药液煎出，然后连渣倒入盛器内（保温更好），趁热熏蒸患部，待温时把阴囊浸入药液，冷却后离开。一天一次，7 天为一疗程。

二诊：一周后复诊，皮疹基本消退，瘙痒明显减轻，嘱再巩固一周，随访半年未复发。

[**按语**]

阴囊湿疹多见湿热下注证，多因饮食不节、嗜食辛辣厚味，伤及脾胃，脾失健运，水湿内生，蕴久化热，湿热之邪循经下注前阴所致，采用自拟艾柏汤外洗治疗，效果显著。方中艾叶温阳化湿，川黄柏清湿热、泻火毒，二者寒温同用，起到事半功倍之效，蝉衣疏散风热，透疹止痒，五倍子收湿敛疮，苦参清热燥湿，蛇床子祛湿止痒，百部抗菌消炎，芒硝清热消肿。诸药合用，共奏清热解毒、除湿止痒之效，通过外洗使药力直达患处，以改善局部血液循环，清除阴囊部疾患，药证相合，湿热得解，奏效尤捷。

6. 精浊（慢性前列腺炎）

慢性前列腺炎是中青年男性常见的一种生殖系统综合征。前列腺炎临床上有急性和慢性、有菌性和无菌性、特异性和非特异性的区别，其中以慢性无菌性非特异性前列腺炎最为多见。主要以会阴、小腹胀痛、排尿不适、尿道灼热为表现。其特点是发病缓慢、病情顽固、反复发作、缠绵难愈。本病属中医的"白浊""劳淋"或"肾虚腰痛"等范畴，因病位在精室，故又称"精浊"。

病案

盛某，男，36岁，工人。因"尿道及会阴部疼痛不适1年，加重1周"于1995年12月9日来诊。曾在外院查前列腺液镜检白细胞为30个/HP，卵磷脂小体＋，诊断为慢性前列腺炎。平素经常自主到药店购药，时断时续口服环丙沙星片，用药时尿道及会阴部疼痛均可有所好转。1周前，因单位连续加班，身体过度疲劳，出现尿道及会阴部疼痛加重，且伴有早泄、阳痿及性欲低下。来诊时患者情志抑郁，纳食欠佳，舌淡黯，苔薄黄腻，脉弦。中医辨证为肝气郁滞、肾阳亏虚。治拟疏肝补肾为主，方以逍遥散加菟丝子、沙苑子、王不留行、神曲各15g，薏苡仁30g，车前子、焦山栀各12g。每日1剂，水煎温服，早晚两次，饭后服，4周为1个疗程。

二诊：1个疗程后，尿道及会阴部疼痛、纳食及性功能均明显改善，复查前列腺液镜检白细胞为8个/HP，卵磷脂小体6。再以前方去沙苑子、王不留行、神曲、焦山栀，用法同上。

三诊：巩固治疗 2 个疗程后，复查前列腺液镜检白细胞为 5 个 /HP，卵磷脂小体 8，半年后随访未见该病复发。

[**按语**]

本例病因于肝郁，影响肾与脾胃。患者情志抑郁、气机不畅，故用柴胡疏肝解郁，当归、白芍养血柔肝，其中当归因芳香可以行气、味甘可以缓急，实为治肝郁之要药；患者纳食欠佳，故用白术、茯苓、神曲健脾、祛湿、消食；患者有苔薄黄腻等一定程度的湿热留滞之表现，故用焦山栀、薏苡仁、车前子清热利湿；患者有早泄、阳痿及性欲低下等肾虚表现，故用菟丝子、沙苑子补肾益阳；由于慢性前列腺炎久病必瘀，故用王不留行活血化瘀；炙甘草益气补中缓肝之急，虽为佐使之品，却有襄赞之功。全方配伍精妙，使肝郁得疏、脾胃得健、湿热得除、肾虚得补，故临床获得良效。

7. 唇风（剥脱性唇炎）

剥脱性唇炎是唇部黏膜慢性脱屑性炎症，本病多发于下唇，也有上唇发病者。病情长，有反复发作史，以冬、春干燥季节多发，严重者可四季发病。唇黏膜肿胀，色暗红，干燥，有广泛灰白色秕糠状鳞屑，或有皲裂，局部发痒发干，灼痛不适。严重者可有糜烂、脓性分泌物，可影响到嘴唇功能（粘连后不能张开）。本病病因不明，组织学表现多为单纯的过度不全角化，痂皮内可见继发真菌（主要为念珠菌）感染。西医学多采用局部及全身运用皮质激素；对继发真菌感染者抗真菌；或外用凡士林、维甲酸、防晒霜等治疗，但治疗效果尤其远期疗效不理想。

剥脱性唇炎属中医"唇风""紧唇"范畴。《诸病源候论》记载："脾胃有热，气发于唇，则唇生疮，而重被风邪，寒湿之气搏于疮，则微肿湿烂，或冷或热，乍瘥乍发，积月累年，谓之紧唇。"《医宗金鉴》亦云："唇风多在下唇生，阳明胃经风火攻，初起发痒色红肿，久裂流水火燎疼。"据古今文献可知中医学家大多认为本病主要由脾胃积热循经熏灼口唇而发，故临床多采用清热、利湿、泻火法治疗。

病案

患者，男，21 岁，患剥脱性唇炎 8 年。口唇色红干裂，无疼痛，下唇起角质鳞屑，结棕黄色痂皮，其下黏膜基本正常，无渗出及糜烂，痂皮可在 4～5 日内松弛、自行脱落或自行患者揭去，无明显疼痛不适，继而又重复出现。曾口服西药、外用唇膏及服用清热泻火类中药，收效甚微。刻下症：下唇起角质鳞屑，结棕黄色痂皮，唇干燥，色红，有裂纹，无疼痛。体型瘦小，颜面黄白，纳可，眠可，大便稀溏，1～2 次，食凉后加重，无腹痛，无腰痛，无口渴，小便可。舌色淡红，稍胖，有齿痕，苔白中后部稍厚，脉沉细弱。辨证为脾胃虚寒、郁热内生。治以温中健脾，兼清泻伏火为法，处方以理中汤合泻黄散：党参 15g，干姜 10g，炒白术 15g，生石膏 15g，栀子 6g，藿香 6g，防风 6g，炙甘草 6g。5 剂，水煎服，每日 1 剂。

二诊：服用上方 5 剂后，症状稍有缓解；后以本法为原则加减治疗，服用 20 余剂，患者下唇的皮屑结痂持续 15～20 天后脱落，口唇干裂减轻，大便仍稀溏，1 天 1 次。

三诊：又以本法加减 30 余剂巩固疗效而告痊愈。

[按语]

鲁师认为本病病机为本虚标实，中焦脾胃亏虚为本，湿热上犯为表。脾主运化，为气血生化之源，开窍于口，其华在唇。脾气健运，气血生化有源，则唇得养，则唇红润饱满。若脾运化失司，气血生化乏源，唇失其养，唇色黯淡，唇干唇裂。另外，脾虚津液不布聚而生湿，日久湿聚化热而生伏火，湿热循经上蒸，故可见唇黏膜红肿结痂。临床治疗本病应以扶正祛邪、标本兼治为原则，治本以培补脾气、健运中焦为主，常选人参、黄芪、茯苓、白术、大枣之品，方如四君子汤；如若虚寒之象明显者，可用理中汤。治标以清泻脾胃伏火、清热化湿为主。方如泻黄散，此方石膏、栀子清热泻火；然伏热不同于实火，仅用清降难彻其中积热伏火，故用防风升散脾中伏火，即"火郁发之"之义；藿香芳香醒脾化湿，又可助防风升散脾胃伏火；甘草泻火和中。本方清泻与升发并用，与温运中焦之理中汤、四君子汤合用，泻脾而不伤脾，达到标本兼治之效果。

8. 痤疮

痤疮是一种发生于颜面、前胸、后背毛囊皮脂腺的慢性炎症性皮肤病。以青少年多见，偶见于中老年，临床表现以毛囊性丘疹、粉刺为主，可以挤出白色、浅黄色豆腐渣样内容物，可伴有抓痕、血痂、鳞屑，严重者可见结节、脓肿、囊肿，偶有瘙痒或疼痛，愈后易留暂时性色素沉着或凹陷性疤痕。西医认为主要与雄激素增多或雌雄激素水平失衡、毛囊皮脂腺开口过度角化、痤疮丙酸杆菌感染及继发炎症反应等原因相关。本病病因可归结为素体阳亢，复受风邪，发于面部；平日喜食肥甘厚腻辛辣之品，导致脾胃湿热，熏蒸面部而发；脾气不佳，肝火上炎，发于面部；肝肾亏虚，虚火上炎，上蒸于面部。本病治疗上应从整体观念出发，在脏腑经络辨证的指导下进行治疗，同时痤疮患者平时的自我管理不可忽视，需清淡饮食，少食辛辣刺激甜腻之品；保持大便通畅；生活规律，充足睡眠，心情保持舒畅；避免使用化妆品；避免搔抓，自行挤压。

病案

李某，男，23岁，初诊时间：2013年4月8日。两颊、额部红色丘疹伴囊肿、结节3年余，加重2周。3年前无明显诱因两颊出现绿豆至黄豆大小红色结节性皮疹，可见少量脓头，未予重视。近1年结节增大，质硬难消，新发皮损增多，于当地医院治疗（具体药物不明），情况未见好转。近2周红色结节性皮疹增多，额部新发，触之疼痛。口苦、纳呆、眠安，大便两天一次，质硬，小便平。专科检查：两颊、额部可见大小不等红色丘疹、结节、囊肿，部分质硬，少量脓头，伴搔抓、血痂、凹陷性疤痕，皮肤油腻，舌质红、苔黄腻，脉滑数。治以清热解毒、除湿、化瘀。方选茵陈蒿汤加减：茵陈20g，栀子15g，大黄^{后下}6g，生山楂30g，鸡内金15g，枳实15g，桔梗15g，木香10g，白花蛇舌草15g，金银花10g，乳香6g，没药6g，甘草3g。5剂。结节、囊肿型痤疮外用清凉膏封包过夜，嘱其多运动，多饮水，规则作息。

二诊：2013年4月13日复诊，自诉未现新发皮疹，触之疼痛减轻，质稍软，大便顺畅，一天一次，胃口较前无明显改善。舌红，苔白腻，脉滑。治以健脾利湿、解毒化瘀，方药用白术15g，茯苓15g，薏苡仁30g，泽泻15g，生山楂30g，鸡内金15g，枳实15g，桔梗15g，木香10g，白花蛇舌草15g，金银花10g，乳香5g，没药5g，甘草3g。5剂。

三诊：5日后患者诉无新发皮疹，大便通畅，触之疼痛轻微，胃纳可，嘱其上方继续巩固治疗。

[按语]

脾主运化升清，胃主收纳、腐熟水谷，湿热侵袭脾胃，脾胃升降失常，无以运化水谷精微，湿热熏蒸肌肤导致病变。临床表现为颜面部丘疹、结节、囊肿，口苦，纳呆，便秘，舌质红、苔黄腻，脉滑数等。鲁老以茵陈蒿汤清热除湿，配以白花蛇舌草、金银花清热解毒，鸡内金、生山楂健脾消食，枳实、桔梗、木香调理全身气机，正常的气机升降有助于体内湿热运化。血热者多瘀，用乳香、没药等分活血化瘀，甘草调和诸药。外用清凉膏由当归、紫草、生大黄加麻油调制而成，具有清热解毒、散结消肿的功效，对于结节、囊肿型痤疮有非常奇特的疗效，用法：封包超过 5 个小时为佳。

9. 酒渣鼻

酒渣鼻是一种发生于颜面的慢性炎症性皮肤病，以皮肤潮红、水肿、丘疹、脓疱，毛细血管扩张为主要特征。多数患者可在病发部位找到蠕形螨，好发于青、中年，男女均可发病。本病与肺胃热盛，湿热蕴肤、气滞血瘀有关，肺开窍于鼻，胃经巡行于鼻子两侧，长期食用肥甘厚腻辛辣之品，湿热内蕴，上蒸于鼻，热盛易使血液凝滞导致气血瘀滞。鲁老强调患者需注意清淡饮食，少食高脂、高糖、油腻食物，多食时令水果、蔬菜；作息规律，不熬夜；保持大便通畅，保持稳定情绪；避免病变部位搔抓，挤压；避免过度清洁。

病案

患者，方某，男，45 岁，初诊日期：2011 年 7 月 21 日。鼻尖部结节 10 年余，加重 3 周。10 年前无明显诱因下鼻尖发红，出现红血丝，因未影响正常生活未予积极治疗。6 年前鼻尖表面皮肤增厚，凹凸不平，红血丝扩张明显，鼻尖肥大，于当地中医院行冷喷、中药治疗后情况明显好转，期间病情反复。2 年前，鼻部出现隆起结节，触之疼痛，就诊于多家医院，未见明显好转，3 周前结节状隆起增多，鼻尖肥大，毛孔增大，胃口一般，睡眠不安，便秘。专科检查：鼻尖部可见大小不等暗紫色结节状隆起，质硬，基底紫暗毛细血管扩张，毛孔扩大，舌尖红，有瘀点，苔薄黄，脉沉缓。治以活血化瘀散结，方用通窍活血汤加减，方药用赤芍 10g，川芎 9g，桃仁 9g，红枣 10 枚，红花 6g，生姜 10g，生地黄 20g，当归 10g，木香 10g，陈皮 9g，桔梗 10g，杏仁 10g，酸枣仁 15g，合欢皮 15g，柏子仁 10g，浙贝母 15g，焦山栀 10g，淡竹叶 9g。

二诊： 5 日后患者复诊，自诉隆起结节质软，未见新发结节，疼痛减少，睡眠安，大便较前有所好转，胃口不佳。隆起状结节较前变平，质软，毛细血管扩张较前好转，舌红，苔薄白，脉沉缓。嘱去焦山栀、淡竹叶，加用鸡内金 10g，生山楂 20g，续用 5 剂，观察疗效。

三诊： 5 日后患者三诊，自诉胃口好转，睡眠质量提高，皮疹颜色较前变暗，毛孔缩小。皮疹基本扁平，有色素沉着，毛细血管扩张减轻，毛孔缩小，舌红，苔薄白，脉沉缓。嘱加玫瑰花 6g，白芷 10g 活血化瘀，较少色素，继续 7 日巩固治疗。

[**按语**]

病程反复日久，瘀血停滞，阻于脉络，血能载气，血凝则气停，气机阻滞，两者互为因果，日久导致气滞血瘀，临床表现为隆起样结节，质硬，毛细血管扩张，便秘，舌尖红，有瘀点，苔薄黄，脉沉缓等症状。鲁老用通窍活血汤活血祛瘀，方中赤芍、川芎活血行血；桃仁、红花活血化瘀通络；生地黄、当归清热凉血、养血活血；木香、陈皮、桔梗、杏仁调理全身气机，气行则血行；酸枣仁、合欢皮宁心安神；柏子仁润肠通便；浙贝母清热软坚散结；根据患者舌象可见心火旺，心与小肠相表里，栀子、淡竹叶清心火，利小便，使热从下走；生姜、红枣顾护胃气。

楼建国医案

楼建国（1966—），毕业于温州医科大学、上海中医药大学，中西医结合主任医师，全国优秀中医临床人才，金华市名中医，金华市中医医院脾胃病科主任。潜心于经典《黄帝内经》《伤寒杂病论》，私淑郑卢医学，崇尚扶阳理念，临证擅用扶阳医学解决急危重症。特长：消化内镜镜下治疗脾胃病、肝病、肿瘤的中西医治疗。

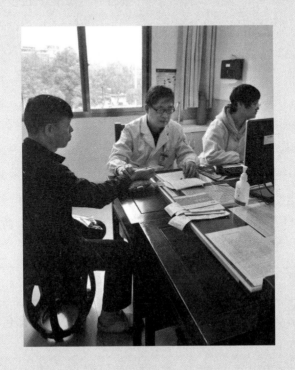

肠痈

肠痈是临床上常见的外科急腹症之一，属内痈的范畴，相当于西医学的阑尾炎、阑尾周围脓肿，目前普通认为阑尾腔梗阻和细菌感染是本病发病的主要原因。特点是：转移性右下腹疼痛，伴恶心、呕吐、发热，右下腹局限性固定压痛或拒按。

病案

王某，女，67岁，腹痛4天，加剧伴右下腹包块1天。在东阳人民医院抗生素静注治疗3天后，腹痛反加剧且出现右下腹包块，遂转至我院。B超：右下腹可探及56mm×25mm低回声区，肠间隙可及少量积液。查体：屈曲体位，右下腹包块隆起，约5cm，压痛明显、位置固定。诊断为右下腹包块，化脓性阑尾炎，经外科主任会诊，恐手术后出现肠漏，建议保守治疗。

初诊：2010年11月23日，刻下畏寒肢冷，乏力，纳差，舌质淡，苔薄白，脉沉细微弦迟。诊断：肠痈（阳虚包块形成），证属阳虚血瘀，拟薏苡附子败酱散、桃核承气汤、桂枝汤、麻黄附子甘草汤加减。处方：冬瓜仁15g，桂枝15g，生麻黄6g，生姜30g，皂角刺10g，金银花60g，红藤30g，桃仁20g，败酱草30g，炙甘草10g，酒白芍15g，玄参15g，制附片^(先煎)20g，当归10g，红花6g，红参15g，生大黄^(后下)10g，生薏苡仁30g。共2剂，每剂煎两次，每日2剂。

二诊：2010年11月24日，服用中药约2小时后，腹痛即缓解，局部尚有压痛，触之腹部包块缩小，两剂中药服完后（约服用中药后20小时），共解稀便约3次，每次量少，腹部包块约缩小一半左右。

三诊：2010年11月25日，触之包块约1cm×1cm，无压痛。

舌淡暗，苔薄白，左脉涩，左尺弦紧，右尺沉弱，右寸关细弦。处方：桂枝 15g，生麻黄 6g，酒白芍 20g，炙甘草 15g，金银花 60g，红藤 30g，败酱草 30g，生大黄^{后下}10g，附片^{先煎}20g，桃仁 10g，红花 6g，生薏苡仁 30g。3 剂。

四诊：2010 年 12 月 8 日，触之腹部包块约 0.5cm×0.5cm，质地硬，固定，无压痛。舌淡红，苔薄白，脉弦减。处方：制附片^{先煎}20g，炙甘草 15g，桂枝 10g，生麻黄 3g，生葛根 30g，败酱草 30g，生薏苡仁 30g，生白芍 10g。5 剂。

中药服用后，右下腹所触及的小硬块，大小未再变化。随诊至今无复发。

[**按语**]

该患者为本人岳母。腹痛之初，诊断未明确，虽经抗生素输液治疗 3 天，反加剧，并出现右下腹包块。初诊时 B 超：阑尾化脓、包块形成。无发热，反畏寒、乏力、屈曲体位。诊断：肠痈（溃脓期，急危重症）。方用大剂薏苡附子败酱散、参附汤、桃核承气汤、桂枝汤加味，以通腑排脓、温阳救逆、调和营卫为主收到意想不到的效果。在当今医疗环境下，纯中药治疗化脓性阑尾炎实属难得。

贾素庆医案

　　贾素庆（1965—　），浙江义乌人，浙江省金华市中医医院内科主任中医师，第三批全国老中医药专家学术经验继承人，金华市名中医。潜心研究《黄帝内经》《伤寒论》等经典著作，对李东垣脾胃理论体会尤为深刻。博采众家之长，融汇创新，主编《胡斌临床经验集》，擅长治疗糖尿病及其并发症、脾胃病、风湿病、内分泌疾病、失眠、口腔溃疡等内科杂病，亚健康调理。

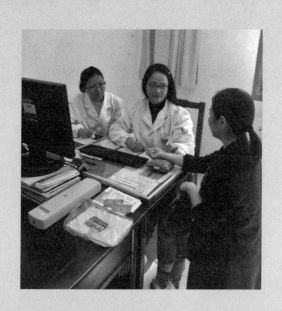

狐惑病

狐惑病是以咽喉、口腔、眼及外阴溃烂为主症，并见精神恍惚不安等为主要表现的一种疾病。与西医之白塞综合征（眼、口、生殖器三联综合征）类似。

病案

李某，女性，28岁未婚，口腔、下阴部溃疡，反复发作4年余。患者2014年6月无明显诱因出现舌尖及双颊黏膜生针尖样或绿豆大小溃疡，且出现外阴多处溃疡，疼痛伴外阴瘙痒，呈进行性增大，有脓性分泌物。曾多次在口腔科、皮肤科、眼科就诊，诊断为皮炎、湿疹、角膜炎、结膜炎等，经中西药治疗症状反复。经他人介绍于2018年11月27日来我科就诊，刻下两眼干涩，口腔黏膜、舌边尖等处有多个绿豆大圆形溃疡，咽干口苦，心烦少寐，情绪低落，大便干，小便黄，平素嗜食辛辣、油炸食品，午夜1～2点入睡，舌边尖红舌前部苔少，根部苔黄，脉细数。妇科检查：外阴唇黏膜有多处黄豆大小溃疡，表面有灰白脓样物。辨为狐惑病，证属心肝火旺、热毒内蕴。治宜清热泻火解毒。方拟清胃散加减，药用升麻30g，土茯苓20g，牡丹皮10g，生地黄15g，赤芍12g，百合15g，蜂房5g，淡竹叶5g，生甘草8g，炒黄连3g，当归10g。颗粒剂7剂。1日1剂，分2次开水冲服。嘱饮食清淡，适当运动，睡眠时间提前至23点前入睡，保持心情舒畅。

二诊：2018年12月6日，服药7剂后，诸症已瘥，为巩固疗效继服7剂。

三诊：2019年1月3日，元旦吃烧烤误咬破舌边，次日伤口稍感疼痛，局部红肿未溃烂（患者诉要是以前必烂无疑），适值经行。前方加香附 12g，丹参 10g，再服 7 剂。随访至今日未复发。

[**按语**]

狐惑病首载于《金匮要略·百合病狐惑阴阳毒篇》："狐惑之为病，状如伤寒，默默欲眠，目不得闭，卧起不安，蚀于喉为惑，蚀于阴为狐，不欲饮食，恶闻食臭，其面目乍赤、乍黑、乍白、蚀于上部则声谒，甘草泻心汤主之。"该患者嗜食辛辣煎炸之品损伤脾胃，运化失常，内生湿热，蕴久成毒，加之素来午夜后入睡，肝胆疏泄失常，湿热毒邪循经上逆于口目，郁阻于肌肤，腐化肌肉，故出现口腔，舌边尖等多个绿豆大样溃疡，湿热毒邪循经下注致外阴唇黏膜多处出现黄豆大小溃疡。肝失疏泄，热毒扰心，故见心烦少寐，舌边尖红，热毒耗损津液故见舌前部少苔、脉细数，根部苔黄乃湿毒内蕴之象。故宜清热泻火解毒之法。方中升麻辛、甘、微寒，归肺、脾、胃、大肠经。方中重用升麻，取其清热解毒之功，升而能散，可宣达郁遏之伏火，有"郁而发之"之意，与苦寒之黄连配伍，泻火而无凉遏之弊，升麻得黄连，则散火而无升焰之虞。土茯苓解毒、除湿、通利关节，与升麻二者为主药。胃热则阴血必受损伤，故以生地黄凉血滋阴；牡丹皮凉血清热；赤芍散瘀止痛；百合清心安神；淡竹叶清心除烦，利尿通淋；蜂房攻毒杀虫，祛风止痛皆作臣药。当归养血和血，生甘草缓急止痛调和诸药，为佐药。升麻兼以引经为使。二诊时值经行，加用香附、丹参调冲，香附为血中气药，疏肝理气之效；丹参活血祛瘀，通经止痛，凉血消痈之效。

贾老师对该病治疗经验是方中升麻剂量要大并配合土茯苓、蜂房，升麻用量，一般 30 ～ 60g 为宜，《神农本草经》中述："升麻主解百毒，辟温疾、瘴邪。"《别录》中记载"升麻主中恶腹痛，时气毒疠，头痛寒热，风肿诸毒，喉痛，口疮"；《药性论》："治小儿风，惊痫，时气热疾。能治口齿风肿疼，牙根浮烂恶臭，热毒脓血。除心肺风毒热壅闭不通，口疮，烦闷。疗痈肿，豌豆疮。"《本草正义》："土茯苓，利湿去热，能入络，搜剔湿热之蕴毒。其解水银、轻粉毒者，彼以升提收毒上行，而此以渗利下导为务，故专治杨梅毒疮，深入百络，关节疼痛，甚至腐烂，又毒火上行，咽喉痛溃，一切恶症。"《滇南本草》："土茯苓治五淋白浊，兼治杨梅疮毒、丹毒。"方中用蜂房味甘，性平，归胃经，具有攻毒杀虫、祛风止痛之效，而口腔黏膜、目、外阴等部位均为蜂窝组织样结构，意其取类比像。诸药合用，共奏清热泻火解毒之效。辨治得当，药到病除。

洪华医案

　　洪华（1965—），浙江金华人，金华市中医医院主任中医师。浙江省十三五"治未病"重点专科负责人。勤求古训，吸纳名医精华，守正创新，临床主张辨证、辨病、辨体为一体的思辨模式。对中风、郁证、眩晕、癫狂等病症常从肝论治，深感疏调气机为最要；对痰饮、水肿、泄泻等疾患则常从湿论治。选方多为经方化裁，创"醒神汤"治疗精神分裂症；用清燥救肺汤、定喘汤加减治疗咳嗽、喘证、哮证；用三仁汤合甘露消毒汤调理湿热体质。

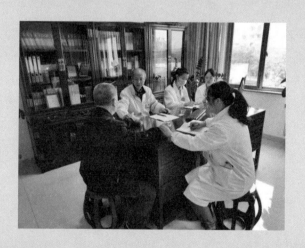

瘿病

瘿病是由于外感风热、疫毒之邪，情志内伤，饮食及水土失宜，导致气滞、痰凝、血瘀壅结颈前所引起的，以颈前喉结两旁或单侧结块肿大为主要临床特征的一类疾病。

病案

孙某，女，49岁。近1周来发热，咽喉痛。体检：喉结右侧触及2.5cm×3.5cm肿块，边界清楚，质中，压痛，光滑。B超：甲状腺右侧叶偏低回声。诊断为亚急性甲状腺炎。诊查：患者右颈部肿痛，伴有出汗，性情急躁，纳呆。舌红，苔黄腻，脉弦滑数。证属肝火旺盛、痰瘀互结。治宜清泻肝火、化痰消瘿。拟四逆散合消瘰丸加减。药用柴胡10g，白芍10g，枳实10g，生甘草6g，生牡蛎^{先煎}30g，浙贝母12g，玄参15g，忍冬藤15g，夏枯草10g，山慈菇10g，郁金12g，延胡索15g，薏苡仁30g，桔梗10g。7剂。

二诊：药后咽喉痛明显好转、热退，肿块稍缩小。但有咳嗽、咳痰，痰色黄，大便秘结，出汗仍多，舌红，苔黄腻，脉弦滑。上方加火麻仁15g，炙麻黄6g，杏仁10g，蝉蜕6g，煅龙骨^{先煎}30g，糯稻根30g。再服药7剂。

三诊：大便仍欠畅通，咳嗽、咳痰好转，出汗已好转，咽喉痛已不显，但有梗阻感，舌红，苔黄腻，脉弦滑。上方减糯稻根、炙麻黄、蝉蜕，加生地黄12g，制大黄6g，加牛蒡子15g。7剂。

四诊：大便稍畅通，出汗、咽喉痛已愈，局部触痛已消失，舌红，苔薄黄腻，脉稍弦滑。上方减煅龙骨，因述平时有脱发较多情况，加制首乌15g，巩固治疗两周，病渐向愈。至今电话回访未再发作过。

[按语]

亚急性甲状腺炎,隶属于"瘿病"范畴,西医常用激素治疗,病情控制也比较迅速,但患者往往对激素治疗有抗拒之心,且担心激素停用后,病情会有反复,故选择中医治疗者日渐增多。中医治疗关键在于疏肝理气、清热化痰、消瘿散结。根据中医相关理论并结合多年临证经验,拟方用四逆散合消瘰丸加减,治疗亚急性甲状腺炎多例,疗效甚佳。方中四逆散来自于《伤寒论》,为和解剂;消瘰丸来自于《医学心悟》。四逆散中柴胡透邪升阳以疏郁,用为君药;芍药益阴养血柔肝,与柴胡合而疏肝理脾,一升一敛,使郁热透解而不伤阴,为臣药;佐以枳实下气破结,以增强疏畅气机之效;甘草缓急和中,又能调和诸药为使。消瘰丸中牡蛎软坚散结,玄参养阴清热解毒,浙贝母清热化痰散结。特别用忍冬藤清经络中风湿热邪而止疼痛,夏枯草清肝火散郁结,山慈菇清热解毒散结,郁金活血止痛、行气解郁、凉血清心,延胡索活血行气止痛,薏苡仁利水渗湿、健脾、除痹,桔梗开宣肺气、祛痰。如咳嗽、咳痰较多者加炙麻黄、杏仁、蝉蜕,大便不通者加大黄、火麻仁,结块较硬者加黄药子、莪术、穿山甲片、露蜂房,胸闷、胁痛者加香附,纳差、便溏者加茯苓、白术,出汗多者加煅龙骨、糯稻根,咽喉有梗阻感者加牛蒡子。

胡胜利医案

胡胜利（1947—），浙江温州永嘉人，温州市中医院外科副主任中医师。从医五十年，潜心钻研医学，研制成透骨通脉饮、胡氏八仙丹、生肌散、敛疮净等十多种内服外用药，在医治疑难病症，如慢性骨髓炎、脉管炎、糖尿病足以及微创治疗下肢静脉曲张有独到之处。在温州及周边地区颇有影响。1995年被温州市卫生局评为最佳特色中医称号，曾获省、市科技进步奖、李氏疮疡（北京）基金奖、南氏（香港南怀瑾）医学成果奖，两次荣获温州市劳动模范称号。

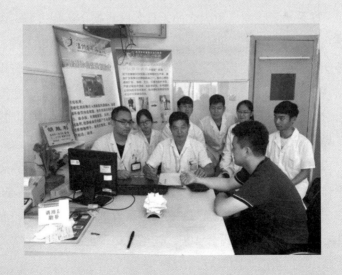

1. 脱疽

脱疽又称"脱骨疽""十趾（指）凌落"。俗称"穿骨蛇"，西医学称为"血栓闭塞性脉管炎"，是外科常见疾病。本病好发于四肢末端，尤以下肢多见，初起足趾（指）怕冷、麻木，腓肠肌酸楚，患肢无力，步履不便，继则疼痛剧烈，日久紫黑腐烂不愈，趾（指）部骨节脱落。患者常因剧烈疼痛，趾（指）端坏死，影响健康。

病案

高某，男，51岁。因左足疼痛，曾在某省立医院拟诊断为"血栓闭塞性脉管炎"，服用西药，但详细药名记不清。4个月前左足2趾至4趾溃烂，流分泌物，胀痛不舒，行走困难，无跛行，左足背动脉存在。口渴喜饮，小溲较多。舌红苔黄腻，脉缓无力。辨证：症系平素嗜酒、鱼腥之品，日久脾胃损伤运化失职，酿成湿热内蕴，蕴结化燥，消铄耗津，继而肢末破溃，邪毒入侵，演成本病，参合脉症，当务之急，理宜清湿热、益气活血，佐以通络解毒。药用黄芪15g，党参15g，丹参10g，当归6g，金银花12g，连翘10g，薏米15g，红花3g，苏木3g，萆薢24g，甘草3g。局部清创后予复方黄连膏换药，每日一次。

二诊：前方7剂后，患者左足疼痛较前明显改善，仍偶感疼痛不适，左足第2趾至4趾局部创面较前已红润，舌红苔黄腻浊，脉如旧。治则：清利湿热通络。处方：萆薢15g，连翘12g，赤小豆24g，金银花15g，丹参10g，红花1.5g，黄芪10g，甘草3g，川牛膝10g，水煎2次温服，7剂。

三诊：前方7剂后，左足第2趾至4趾创面愈合，肢端疼痛轻微，守前方继进药3剂，以善其后。

[按语]

血栓闭塞性脉管炎临床辨证可分三型，但分型并非绝对固定不变，可相互转化，在临证上需灵活掌握运用。我院胡胜利名中医指出，血栓闭塞性脉管炎在临床上主要症状是疼痛，治疗上从治本入手。若血管痉挛引起疼痛，可用活血化瘀药；对气血两虚作痛者，宜大补气血；对热毒炽盛作痛者，重用清热解毒药；对异物刺激疼痛者，予清除坏死组织或药痂或死骨等均能减轻疼痛。临床治愈后，以防为主。巩固疗效和防止复发是关键。据临床观察，复发原因多与再度吸烟、受寒冷、外伤及精神刺激等有关。吸烟虽然不是本病的致病因素，却是本病重要的发病诱因之一，所以应嘱患者终身戒烟。

2. 精浊

精浊是中青年男性常见的一种生殖泌尿系炎症性疾病，常见症状是尿频、尿急、尿痛，偶见尿道溢出少量乳白色液体，并伴有会阴、腰骶、小腹、腹股沟等部隐痛不适等。

病案

贾某，男，36岁。尿频、尿急一年余，伴有尿不尽、尿道灼热，时有尿末滴白，久坐后会阴部、小腹胀痛。曾在多家医院就诊，考虑慢性前列腺炎，先后予盐酸坦索罗辛胶囊、前列倍喜胶囊、癃闭舒等药口服治疗，症状无明显改善。近期自行购买前列康胶囊连续口服1月余，症状仍无改善。舌偏红，苔腻微黄，脉弦略滑。辨证：湿热下注，膀胱气化失司，故尿频尿急、排尿不尽；湿热壅滞，内侵精道，肾精不循常道，离位之精，化为白浊；湿热既久，气血瘀阻而作胀作痛。证属湿热蕴结，气滞瘀阻。以清热利湿、行气化瘀图治。药用：萹蓄10g，瞿麦10g，车前子10g，黄柏10g，败酱草20g，当归10g，赤芍10g，川楝子6g，延胡索10g，乌药6g，枳壳10g。水煎2次温服，7剂。

二诊：药后仍尿频，尿急好转，排尿较前畅，偶有尿灼热及滴白，小腹会阴胀痛大减。舌淡红、苔薄腻，脉弦略滑。湿热化，气血行，诸症好转。仍遵上法，效不更方，再进7剂。

三诊：尿频较前好转，日间排尿约六七次，夜尿两三次，稍尿急、尿不尽，会阴部无疼痛，小腹偶有隐痛。舌淡红，苔腻，脉弦略滑。热已清，湿仍存，当更祛湿。前方加减：药用萹蓄10g，瞿麦10g，车前子10g，败酱草15g，当归10g，赤芍10g，乌药6g，枳壳10g，薏苡仁30g，滑石粉^{包煎}15g。5剂。

四诊：药后日间稍尿频，夜尿1次，余症悉平。舌苔薄白，脉象左尺略弱。本病标实固多，本虚亦不少。攻伐不宜太过，当少佐益肾善后。药用败酱草15g，薏苡仁15g，当归10g，赤芍10g，乌药6g，菟丝子10g，怀山药15g。5剂。

后电话随访，诸症悉愈，只偶尔久坐后会阴略有胀闷。嘱节饮食，慎起居，少坐多动，保持性生活规律。

［按语］

精浊之因，多由饮食不节，嗜食醇酒肥甘，酿生湿热，或因外感湿热，壅聚于下焦而成；亦有相火妄动，所欲不遂，或忍精不泄，肾火郁而不散，离位之精化为白浊；或房事不洁，精室空虚，湿热内侵，湿热壅滞、气血瘀阻而成。胡胜利主任认为病久者，肾阴暗耗，可出现阴虚火旺；亦有素体阳虚，久病火势衰微，易见阳虚不足之象。综其病机，肾虚为本，湿热为标，瘀滞为变，此三者往往夹杂，临证审察，当分清主次，权衡用药。本病病位特殊，有自身独特的病变发展规律，临床以辨证论治为主，亦当结合辨病论治。

3. 痈

痈是指发生于体表皮肉之间的急性化脓性疾病，其特点是局部光软无头，红肿疼痛，结块范围多在 6～9cm，发病迅速，易肿、易脓、易溃、易敛，或伴有恶寒、发热、口渴等全身症状。其病因病机多由于外感六淫邪毒，或皮肤外伤感染毒邪，或过食膏粱厚味，聚湿生浊，邪毒湿浊留阻肌肤，郁结不散，可使营卫不和，气血凝滞，经络阻塞，化火为毒而成痈肿。

病案

陈某，男性，76 岁，1 星期前腰部出现一红肿结块，中央有一粟粒样脓头，痒痛微作，次日红肿增大明显，速去外院就诊，外敷百多邦软膏，症状未有缓解，随后出现 39℃高热，又静脉点滴头孢拉定针 2 日，身热渐退，但红肿范围进一步扩大，中央脓头增多。来我院就诊时，症渐腰部正中一红肿结块约 12cm×8cm，中央高起上有白色粟粒样脓头十余枚，脓出不畅，按之质硬，肤温高，触痛不甚；舌红，苔薄腻，脉濡。患者有糖尿病病史，平时服用达美康缓释片。治疗拟清热利湿，和营托毒。处方：苍术 12g，黄柏 12g，生薏苡仁 12g，金银花 10g，鹿衔草 30g，白花蛇舌草 30g，紫花地丁 15g，生地黄 15g，赤芍 10g，牡丹皮 10g，丹参 30g，生黄芪 30g，皂角刺 10g，制大黄 10g，生甘草 9g。7 剂，外用金黄膏，继续口服降糖药物控制血糖。

二诊：药后红肿略有缩小，中央高突变软，有波动感，但出脓不畅，在局麻下行"十"字形切开扩创手术，术后继续金黄膏外敷。处方：苍术 12g，黄柏 12g，生薏苡仁 12g，金银花 10g，鹿衔草 30g，白花蛇舌草 30g，紫花地丁 15g，生地黄 15g，赤芍 10g，牡丹皮 10g，丹参 30g，生黄芪 30g，皂角刺 10g，制大黄

10g，生甘草 9g。

三诊：腰部红肿渐平，疮面脓腐十去七八，舌红，苔白腻，脉濡。处方：生薏苡仁 12g，金银花 10g，鹿衔草 30g，白花蛇舌草 30g，紫花地丁 15g，生地黄 15g，赤芍 10g，牡丹皮 10g，丹参 30g，生黄芪 30g，皂角刺 10g，制大黄 10g，生甘草 9g，太子参 30g，白术 15g，茯苓 15g。

四诊：腰部红肿消退，创面肉芽新鲜，处方：生薏苡仁 12g，鹿衔草 30g，白花蛇舌草 30g，生地黄 15g，牡丹皮 10g，丹参 30g，生黄芪 30g，生甘草 9g，太子参 30g，白术 15g。外用逐步替换成生肌散、红油膏。2 剂后病愈收口。

［**按语**］

胡胜利指出，此患者由于在外院已应用大量抗生素，虽然全身感染情况得到迅速控制，但造成局部疽毒内伏，僵而难化，成脓期延长。由于病位在下，当用仙方活命饮合二妙丸，加金银花、鹿衔草、紫花地丁清热利湿，和营托毒；以黄芪、皂角刺透脓外出；生地黄、牡丹皮、丹参凉血活血化僵肿。外用 5 号药线蘸九一丹插入每个脓头以提脓外出，同时加强降血糖治疗。2 ~ 3 星期后，僵肿逐渐软化，中央脓熟，再行切开扩创排脓术，毒随脓而外泄，顺症用药，则疮敛病愈。

妇科病症篇

裘笑梅医案

　　裘笑梅（1912—2001），浙江杭州人，浙江省中医院妇科主任中医师。首批国家级名老中医，1992年受国务院嘉奖，享受国务院颁发的政府特殊津贴。潜心研究《黄帝内经》《伤寒论》《金匮要略》等经典著作，对陈自明、傅青主诸家理论体会尤为深刻。博采众家之长，融汇创新，主编《裘笑梅妇科临床经验选》《裘氏妇科临证医案精萃》，创制治疗ABO血型不合的"裘氏异功保胎散"、治疗盆腔炎的"二藤汤"及治疗更年期综合征的"二齿安神汤"等验方。

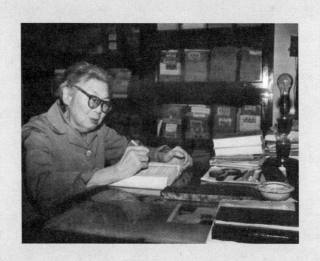

1. 月经过少

月经周期基本正常，经量明显减少，甚至点滴即净，或经期缩短不足两天，经量亦少者，称为"月经过少"，又称"经水涩少"。月经过少常与月经后期并见，常为闭经的前驱表现。月经过少的病因病机有虚有实，虚者多因身体虚弱，大病久病或饮食劳倦伤脾，或房劳伤肾，而使血海亏虚，经量减少；实者多由瘀血内停，或痰湿壅滞，经脉阻滞，血行不畅，经血减少。

病案

何某，女性，28岁。1997年9月5日初诊。产后8月，月经过少2月。经汛尚规，末次月经8月8日，量少色淡，3天净。面色少华，神倦乏力，纳呆便溏，带下清稀，舌淡苔薄白，脉细缓。月经初潮15岁，3/30。已婚，孕1产1，产后哺乳半年。证属气血不足、血海不充，治以益气养血、补血调冲。药用：炒潞党参10g，清炙黄芪10g，当归10g，制黄精9g，制玉竹9g，制续断10g，炒杜仲15g，桑寄生12g，狗脊10g，怀山药10g，炒扁豆10g。7剂。

二诊：9月15日，药后经转按期而来，量较前增多，色鲜红，3天净，舌脉如前，治宗前意增删。药用：清炙黄芪10g，当归12g，制黄精10g，制续断12g，炒杜仲12g，桑寄生10g，狗脊10g，怀山药10g，柴胡9g，薄荷3g，紫河车粉^吞3g。5剂。

三诊：9月21日，药后诸症好转，眠食无殊，大便转正，舌红苔薄脉细缓，治以前意出入。药用：清炙黄芪10g，当归10g，制黄精10g，制续断12g，炒杜仲12g，桑寄生10g，狗脊10g，怀山药10g，仙灵脾10g，仙茅10g，鹿角片^{先煎}15g，紫河车粉^吞3g。14剂。

药后经转 10 月 7 日，色量正常，5 天净。续上法巩固治疗月余而愈。

[**按语**]

患者产后月经量少色淡、面色少华、神倦乏力、纳呆便溏、带下清稀、舌淡苔薄白、脉细缓为月经过少之气血亏虚证，乃因分娩之时失血耗气，加之产后哺乳，数度用血，以致气血亏虚，血海不充而致病。"有形之血不能速生，无形之气所当急固"，药用党参、黄芪大补元气，乃取"气为血帅""气能生血行血"之意；加黄精、玉竹滋阴，当归养血，山药、扁豆益气健脾以资气血生化之源；续断、桑寄生、杜仲、狗脊补肾益冲任，则气补血生，冲任得养，血海得充而月经量增。二三诊加用鹿角片、紫河车粉等血肉有情之品以补肾阳、益精血、调冲任，终获良效。

2. 月经先期

月经先期，是指月经周期提前 7 天以上，甚至 10 余天一行，连续 3 个周期以上者。病因病机主要为气虚和血热。气虚则统摄无权，冲任不固；血热则热扰冲任，伤及胞宫，血海不宁，均可使月经先期而至。《傅青主女科·调经》："夫同是先期而来，何以分虚实之异……先期者火气之冲，多寡者水气之验。故先期而来多者，火热面水有余也；先期而来少者，火热而水不足也。"

病案

石某，女，41 岁。1978 年 4 月 12 日初诊。月经初潮 17 岁，经期一直规则。1978 年 2 月开始经汛提前，半月一次，量多，持续 7 ～ 10 天净，经前乳胀，伴心悸、腰酸。末次月经 1978 年 4 月 7 日。脉细，舌红苔白。阴虚血热，冲任失固。治用固经汤加减：炙龟板 30g，续断炭 9g，香附炭 4.5g，黄柏炭 4.5g，狗脊炭 9g，炒生地黄 30g，黄芩炭 9g，炙椿皮 9g，煅牡蛎 30g。

二诊：1978 年 5 月 5 日，上方共服十四剂，于 1978 年 5 月 3 日经转，量尚多，少腹隐痛，腰痛，头晕心悸，脉舌如前。再拟固经汤意：炙龟板 30g，黄柏炭 4.5g，炒生地黄 30g，煅牡蛎 30g，香附炭 9g，狗脊炭 9g，续断炭 9g，紫珠草 15g，炙椿皮 9g。上方连服十余剂，观察一年余，经律规则，经量减少，7 天净。

[**按语**]

本例经汛超前，半月一行，量多，伴腰酸，脉细，舌红，证属阴虚血热，冲任失固，故用固经汤加减。方中龟板、生地黄滋阴清热，黄芩、黄柏、椿皮清热止血固经；狗脊、续断补肾而固冲任；更入牡蛎以增强固涩之功；复加香附理气调气。诸药相合，共奏滋阴清热、补肾固经之效。作者对阴虚血热之月经先期、月经过多或崩漏等证，常用固经汤随证加减，每有卓效。

3. 崩漏

崩漏是月经的周期、经期、经量发生严重失常的病症。发病急骤，暴下如注，大量出血者为"崩"；病势缓，出血量少，淋漓不绝者为"漏"。崩与漏虽出血情况不同，但在发病过程中两者常互相转化，故临床多以崩漏并称。可发生在月经初潮后至绝经的任何年龄，危害健康。属妇科常见病，也是疑难急重病证。本病的病因主要是肾 – 天癸 – 冲任 – 胞宫轴的严重失调。冲任损伤，不能制约经血，使子宫藏泄失常。治疗应根据病情的缓急轻重、出血的久暂，采用"急则治其标，缓则治其本"的原则，灵活运用塞流、澄源、复旧三法。

病案

王某，女，39 岁。1977 年 3 月 21 日初诊。婚后足月生产一胎，曾于 1966 年和 1969 年人工流产各一次。自第二次人工流产后注射避孕针，经律不准，渐至月经淋漓不已，病情缠绵至今未愈。妇科检查：宫颈尚光；宫体大小正常，后倾，活动有压痛，附件阴性。诊断为"月经不调，子宫内膜炎（？）"。曾经多方治疗无明显效果。

经淋九载，经律不规，末次月经 1977 年 2 月 24 日。伴腰酸，头晕，大便溏薄，胸腹胀痛。脉弦细，舌质带紫。此系肝郁脾虚，气滞血瘀。拟疏肝健脾，祛瘀生新，药用焦冬术 9g，炒蒲黄 9g，益母草 9g，炒当归 9g，柴胡 4.5g，白蒺藜 9g，山楂炭 12g，大麦芽 12g，槐米炭 30g，川芎 2.4g，薄荷梗 4.5g。5 剂。

二诊：1977 年 3 月 28 日，服药后，1977 年 3 月 24 日月经来潮量多，大便转正，腰酸减轻。脉细，舌红润。治宜固涩之剂，以防经淋，药用煅牡蛎、孩儿参、煅牛角腮各 30g，续断炭、狗脊炭、赤石脂、补骨脂各 9g，陈山萸萸 12g，白及末 4.5g，煅龙骨 15g。5 剂。

三诊：1977 年 4 月 4 日，服上方后，月经于 4 月 1 日净，未见淋漓，但感无力，纳差，带多，面色苍黄。脉细，苔薄。再拟健脾固涩，药用焦冬术、补骨脂、煨诃子、赤石脂、狗脊炭、续断炭各 9g，炒谷芽 12g，槐米炭、煅龙骨、煅牡蛎各 30g，白及末 4.5g。5 剂。此后月经前均以疏肝健脾、祛瘀生新为治，经期或经后则以健脾固涩为法，相继治疗三月余，月经恢复正常。

［按语］

本例月经淋漓不已，属中医"血漏"证。患者因两次人工流产，冲任受损，气血亏耗，是引起本病的主要原因。脾司运化，主统血。经行淋漓不已，为脾虚统血无权所致；头晕、便溏是脾气虚弱、运化不健之故。肝主疏泄，今患者胸腹胀痛、脉弦细，系肝气郁结、气机不畅之故。腰酸乃肾虚所致。舌质带紫,为血瘀之象。图治之法,关键在于掌握运用止血和祛瘀两法的不同机宜。若当止而不止,或不当止而止,均属误治,势必会加重病情。鉴于患者脾虚肝郁,瘀血内滞,经前当健脾疏肝,配合活血祛瘀,方以逍遥散调和肝脾,合蒲黄、益母草、川芎、山楂之类祛瘀生新,复加大麦芽、白蒺藜以增强疏肝解郁之效;经期或经后宜培补元气,兼用固涩以防经淋,故重用孩儿参益气健脾,配合续断、山茱萸、狗脊、补骨脂之类补肾而调冲任,更用大剂固涩止血以防经淋。这种根据标本缓急而采取相应的治疗方法,体现了中医辨证论治的特点。本例由于辨证无误,用药得当,故九年沉疴,得以恢复。

4. 闭经

女子年逾 16 周岁,月经尚未来潮,或月经来潮后又中断 6 个月以上者,称为"闭经",前者称原发性闭经,后者称继发性闭经,古称"女子不月""月事不来""经水不通""经闭"等。本病属难治之症,病程较长,必要时应采用多种方法综合治疗以提高疗效。闭经的发病机理主要是冲任、气血失调,有虚、实两个方面,虚者由于冲任亏败,源断其流;实者因邪气阻隔冲任,经血不通。辨证重在辨明虚实,虚证者治以补肾滋肾,或补脾益气,或补血益阴,以滋养经血之源;实证者治以行气活血,或温经通脉,或祛邪行滞,以疏通冲任经脉。本病虚证多实证少,切忌妄行攻破之法,犯虚虚实实之戒。

病案

汪某,女,31 岁。1979 年 6 月 20 日初诊。1977 年 12 月 3 日足月顺产一子,当时出血不多,产后第二十八天突然大出血,在某医院急诊行刮宫术,刮出胎盘组织,此后即血止。当时无休克、腹痛、发热等现象,未予输血。1978 年 11 月断奶,至今月经未潮。西医疑为"席汉综合征"。妇科检查:外阴正常,宫颈轻度炎症,子宫前倾、略小,附件阴性。

经西医做人工周期治疗月经仍未转, 神倦无力, 畏寒腰酸,下肢不温, 幸胃纳尚好。脉细弱, 舌质偏淡。脉证合参, 乃因肾精亏损, 精不生血, 以致经水化源不足, 冲任脉衰, 遂致经闭不行。治宜温肾益精, 以养营血。方用:鹿角片 9g, 紫石英 15g,肉桂末^吞0.9g, 炒川芎 2.4g, 仙灵脾 15g, 炒当归 15g, 制香附9g, 阿胶^{烊冲}15g, 仙茅 9g, 鸡血藤 30g, 陈艾叶 4.5g。

二诊:自诉按上方连续服二十余剂, 于 7 月 15 日经转量少,色尚鲜红, 一日即净, 伴有少腹胀痛, 腰酸不适, 仍续服原方。

三诊:上方随证加减服三十余剂。八九两月经汛均超前五天,量较多, 色紫暗, 行经期自觉症状明显减轻, 服中药期间未服用过任何西药。脉细, 苔薄白, 舌质红润。治守前法:鹿角片 9g,仙灵脾 15g, 仙茅 9g, 紫石英 15g, 丹参 30g, 制香附 9g, 陈艾叶 4.5g, 炒当归 15g, 肉桂末^吞0.9g, 陈阿胶 15g。以后月经渐复正常。

[**按语**]

患者因产后亡血, 同时自行哺乳, 乳为血变, 则气血重虚,肾气亏损, 冲任脉衰, 致断乳半年后, 经水仍未行。盖冲任隶属肝肾, 而肾藏精, 血由精化, 故冲任之不足, 血海之空虚, 实由肾精亏损所致。"治病必求其本", 方用加味桂仙汤为主, 配鹿角片 (代鹿角胶)、陈阿胶血肉有情之品, 入肝以养血, 入肾以补精,两药合用, 俱顾阴阳, 使肾气充足, 精能化血, 如是则冲任得养,血海充盈, 而月经按时自下矣。

5. 痛经

凡在经期或经行前后，出现周期性小腹疼痛，或痛引腰骶，甚至剧痛晕厥者，称为"痛经"，亦称"经行腹痛"。西医学把痛经分为原发性痛经和继发性痛经，前者又称功能性痛经，系指生殖器官无明显器质性病变者，后者多继发于生殖器官某些器质性病变，如盆腔子宫内膜异位症、子宫腺肌病、慢性盆腔炎等。本病的发生与冲任、胞宫的周期性生理变化密切相关。主要病机在于邪气内伏或精血素亏，更值经期前后冲任二脉气血的生理变化急骤，导致胞宫的气血运行不畅，"不通则痛"，或胞宫失于濡养，"不荣则痛"，故使痛经发作。常见的分型有肾气亏损、气血虚弱、气滞血瘀、寒凝血瘀和湿热蕴结。

病案

何某，女性，36岁。1962年6月初诊。病延数载，曾在行经期涉水行步。经前3天腹痛感冷，至经行三五天腹痛加剧难忍，得温略减，不能进食，呕吐清水，卧床不起，经水逾期而来，经色暗淡，经量少，腰酸腹坠，面色苍白憔悴，形态忧愁，经常不能参加生产劳动。脉沉涩，苔薄白。证属寒湿凝滞，治当助阳逐瘀。药用：桂枝4.5g，炒白芍9g，当归12g，川芎4.5g，炙甘草3g，艾叶4g，丹参15g，香附9g，郁金6g，木香9g，炮姜4.5g，肉桂末^{研粉和丸吞}2.4g。

二诊：前方服后，腹痛减轻，略能进食不呕，自汗已除，面色转华，精神喜悦。脉象迟缓，苔薄白。前方有效，原法出入。药用：桂枝4.5g，炒白芍9g，当归9g，川芎3g，艾叶3g，丹参12g，香附9g，续断9g，炮姜3g，肉桂末^{研粉和丸吞}1.5g。

三诊：迭进温通行血法，胞宫寒凝得暖而散，腹痛已除，嗣后每于行经前,服上方 5 剂,诸恙未现,腹痛若杳,恢复正常活动。

[**按语**]

该例患者由于行经期不注意生活调摄,涉水行步,寒湿之邪入侵下焦,客于冲任、胞中,寒凝血滞,使经血行而不畅,故经前经期小腹冷痛、得温痛减;胞脉系于肾,故痛连腰脊、腰酸腹坠;血为寒凝,故经色淡暗、经汛后期、经行量少;脉沉涩、苔薄白均为寒凝血滞之象。案中呕吐清水、面色苍白憔悴并非脾胃亏虚证,当为寒湿停滞、困阻脾阳、健运失司、水湿不化、阴寒内生所致。其治法当温经散寒、行瘀止痛,药用温经汤加减。方中加桂枝乃取其甘温助阳可行里达表、温通一身阳气之意,既可温通脾阳以消除痰饮水湿,又可加强肉桂温通经脉、散寒止痛之功,使胞宫寒凝得暖而散,诸症自除,疾病向愈。

6. 绝经前后诸证

绝经前后诸证,是指女绝经前后,出现阵发性烘热汗出、五心烦热、烦躁易怒、情绪不稳、头晕耳鸣、心悸失眠、面浮肢肿或皮肤蚁走样感等症状,称为绝经前后诸证,亦称"经断前后诸证"。这些症候往往参差出现,轻重不一,持续时间或长或短,短者仅数月,长者迁延数年。本病的发生与妇女绝经前后的生理特点密切相关。七七之年,肾气渐衰,天癸渐竭,冲任二脉逐渐亏虚,月经将断而至绝经,在此生理转折时期,如素体阴阳有所偏衰,素性抑郁,宿有痼疾,或家庭、社会等环境变化,易导致肾阴阳平衡失调而发病。本病之本在肾,常累及心、肝、脾等。临床以肾阴虚居多,由于体质或阴阳转化等因素,亦可表现为偏肾阳虚,或阴阳两虚或心肾不交,并由于诸种因素,绝经前后常可兼夹气郁、血瘀、痰湿等复杂病机。

病案

周某,51岁。1978年4月10日初诊。绝经期经来量多如崩,已两年余。面色㿠白,神烦头晕耳鸣,胃纳不振,心悸失眠,腰酸肢软,自汗潮热。现值经期,脉细缓,舌质淡红。由于肾虚不能固摄冲任。治宜补肾固摄:煅龙牡各30g,赤石脂^包12g,炙龟板30g,续断炭9g,桑寄生9g,补骨脂9g,狗脊炭9g,煅牛角腮30g,冬桑叶30g,香附炭9g。5剂。

二诊:1978年4月15日,药后经来量已减少,仅感腰酸,腹坠,头晕耳鸣,神烦潮热自觉改善。脉舌同前。再从原法,佐以益气,为经后调理方:赤石脂^包12g,炙龟板30g,木贼草9g,补骨脂9g,桑寄生9g,墨旱莲9g,生牡蛎30g,冬桑叶30g,续断炭15g,狗脊炭12g,紫贝齿30g,孩儿参30g。7剂。

三诊:1978年6月22日,前投补肾固摄益气之法,经律按期,经量显减,未有拖日,自觉症状已完全消失。脉细,苔薄,舌质转红。再守原意,继服以资巩固。

[**按语**]

绝经前后诸证是指妇女于月经将绝未绝,肾气渐衰,脏腑机能日趋减退之际所出现的一系列症状和体征。其临床表现如情绪烦躁、易怒,烘热、汗出,心悸、失眠梦多,浮肿,眩晕耳鸣,食欲不振,腰背酸痛,精神倦怠等。本例患者年过半百,按《黄帝内经》说:"七七任脉虚,太冲脉衰少,天癸竭……"此时由于肾气虚衰,冲任失固以致经来量多如崩,伴有头晕耳鸣,神烦失眠。病延两年余,已入怯途。方中以龟板、牡蛎固护营阴,冬桑叶清血中之热,续断、狗脊、桑寄生、补骨脂补肾强筋(填精),牛角腮、赤石脂固涩,香附调气以和肝,香附制炭者,敛肝行气而止血。病系肾虚冲任不固,况冲任隶属于肝肾,故用补肾益气,以图其本，清热固涩，以治其标。标本兼顾，始得奏效。

7. 带下病

带下的量、色、质、味发生异常，或伴全身、局部症状者，称为"带下病"。正如《女科证治》所云"若外感六淫，内伤七情，酝酿成病，致带脉纵弛，不能约束诸脉经，于是阴中有物，淋漓下降，绵绵不断，即所谓带下也"。"夫带下俱是湿症"，任脉损伤、带脉失约是带下过多的基本病机。临床常见分型有脾虚湿困、肾阳虚、阴虚夹湿、湿热下注、湿毒蕴结。

病案

刘某，31岁。1985年1月5日初诊。子宫次全切除术后6个月，带下淋漓不绝，色黄伴有腥秽；头晕目眩，耳鸣腰酸，眠差便溏，右侧少腹常感隐痛。妇检：宫颈糜烂，右侧附件切除，残端增厚。脉弦小滑，苔薄腻舌质淡。治用补气健脾、清热化湿之剂，药用炒党参9g，清炙芪9g，炙鸡内金9g，怀山药10g，茯苓10g，炒白术6g，马齿苋10g，炒谷麦芽各9g，炒杜仲9g，炙白鸡冠花12g，川草薢12g。配合外洗：川黄柏9g，苏叶3g，苦参9g。

二诊：1月14日，药后，带下减少，夜寐转安，大便正常，腰酸腹痛仍有，前意化裁，药用炒党参9g，清炙芪9g，炙鸡内金9g，茯苓10g，炒白术6g，炙白鸡冠花12g，炒杜仲10g，马齿苋10g，天仙藤12g，炙甘草3g，怀山药10g。外洗：同上。

［按语］

黄带之病，虽属脾经郁热所致，但其病因不同，诊治亦异。本例患者为手术后冲任受损，精血亏虚，元气衰弱而带下淋漓不绝，故方中用参芪者以补其气而调营卫，使气血运行，加用山药、白术、草薢、马齿苋促脾健、湿化、热清、痛除，使邪去正复，获效显著。

8. 胎漏胎动不安

妊娠期阴道少量出血，时下时止，或淋漓不断，而无腰酸腹痛者，称为"胎漏"。若妊娠期出现腰酸腹痛，小腹下坠，或阴道少量出血者，称为"胎动不安"。胎漏、胎动不安的主要病机是冲任损伤，胎元不固，虚者多因肾虚、气血虚弱，实者多因血热、血瘀，临床多见虚证或虚实夹杂者。应根据阴道出血、腰酸、腹痛和小腹下坠四大症状的轻重变化，结合必要的辅助检查，判断病情的进退、胎元的存亡和预后。

病案

唐某，女性，30 岁。1986 年 2 月 15 日初诊。妊娠两个半月，阴道不规则出血，量多少不一，色或紫或红已 10 余天，少腹时有隐痛，腰酸下坠；脉细滑，苔薄，舌淡。辨证属脾肾两虚，胎元不固。治宜健脾益气养血，补肾安胎。药用：党参炭 25g，菟丝饼 12g，升麻炭 4.5g，阿胶珠 12g，黄芪炭 15g，怀山药 12g，炒白芍 9g，陈棕炭 12g，苎麻根炭 30g，晒白术 9g，炙甘草 2.4g，桑寄生 12g。3 剂。

二诊：2 月 18 日，药后腹痛好转，腰酸减轻，阴道出血量少，色不鲜。脉细滑，舌质淡。药中病所，仍守前法，药用党参炭 15g，怀山药 12g，椿根皮 12g，陈棕炭 15g，黄芪炭 15g，狗脊炭 12g，石榴皮 9g，苎麻根炭 30g，升麻炭 4.5g，地榆炭 15g。3 剂。

三诊：2 月 21 日，出血已净两天，腹痛除，腰酸亦瘥，续用健脾益肾安胎之剂而善其后。

[**按语**]

胎漏、胎动不安之气血虚弱型，多因脾肾不健、生化乏源所致，使胎失所养，胎元不固。本例妊娠出血，伴有腹痛，显系流产之兆，而舌淡，脉细滑，腰酸下坠是辨脾肾两虚、胎元不固证的着眼点。首方以党参、黄芪、白术、炙甘草补脾益气，复加升麻以举下陷之中气而托胎；又以菟丝子、山药、桑寄生之类以补肾固胎；佐苎麻根炭、陈棕炭固涩之品以止血安胎。合之共奏健脾补肾、止血安胎之效。药既中病，故嗣后二诊均以原法增减，乃获全功。

9. 产后恶露不绝

产后血性恶露持续 10 天以上，淋漓不尽者，称"产后恶露不绝"。本病的主要病机为冲任为病，气血运行失常。常见的病机有气虚、血瘀和血热。本病首在根据恶露的量、色、质、臭气等辨其寒、热、虚、实。治疗应虚者补之，热者清之，瘀者化之，并随证选加相应止血药标本同治。

病案

邬某，女性，36 岁。1978 年 11 月 1 日初诊。1978 年 5 月 29 日人工流产后阴道流血淋漓不止，于 7 月 15 日行诊断性刮宫术，刮出物病理检查为"血块及少量内膜组织"。术后阴道仍反复不规则流血，量或多或少，色紫暗夹块。诉 8 月 16 日从阴道排出 2cm×1.5cm×4cm 膜样组织，病理检查为"退变的绒毛组织"。经西药治疗效不显，故于 11 月 1 日转我院中医妇科。现感小腹隐痛，腰酸如折，脉弦细，苔薄白干燥，质偏绛带紫。证属瘀血内滞胞宫，治以祛瘀生新为主，佐以清热解毒。处方：炒五灵脂 4.5g，黄芩 9g，炒川芎 4.5g，益母草 15g，炒黑蒲黄 12g，大黄 4.5g, 赤芍 9g, 香附炭 9g, 忍冬藤 15g, 炒当归 6g, 贯众 9g, 续断炭 9g, 狗脊炭 9g, 牡丹皮 9g。5 剂。

二诊: 1978 年 11 月 4 日, 药后阴道流血增多如月经样, 现已净, 腰酸减轻, 脉细, 苔薄白。治用清热补肾。处方: 贯众炭 12g, 黄柏炭 4.5g, 狗脊 9g, 黄芩炭 9g, 蒲黄炭 9g, 椿根皮 9g, 忍冬藤 15g, 续断炭 9g, 参三七末^吞2.4g, 石榴皮 12g。3 剂。

三诊: 1978 年 11 月 8 日, 迭投祛瘀生新、清热补肾之剂, 阴道出血未作, 近带下黏稠, 左侧少腹隐痛不适, 腰脊酸楚。治用清热补肾。处方: 白花蛇舌草 9g, 忍冬藤 12g, 狗脊炭 15g, 柞木根 30g, 红藤 15g, 桑寄生 9g, 半枝莲 15g, 石榴皮 12g。5 剂。

四诊: 1978 年 11 月 27 日, 昨日转经, 量较多, 腰酸肢楚, 头晕心悸。治用养阴补肾。处方: 续断炭 15g, 桑寄生 9g, 香附炭 4.5g, 狗脊炭 15g, 当归炭 4.5g, 煅龙牡^各30g, 炒党参 9g, 川芎 2.4g, 天冬 9g, 麦冬 9g, 炒绿萼梅 4.5g, 炒白芍 9g。3 剂。

五诊: 1978 年 11 月 29 日, 经量已减少将净, 少腹尚感隐痛, 舌红, 苔薄白, 治用清养, 以资巩固。处方: 生熟地各 24g, 忍冬藤 12g, 煨狗脊 9g, 青皮 4.5g。5 剂, 以收全功。

再诊月经已净, 腹痛已除, 诸症已消。

[按语]

该案乃人工流产术后残留所致, 经诊断性刮宫术及阴道排出物病检确诊。由于病程日久, 瘀血内阻, 郁而化热, 瘀热互结, 热扰冲任, 新血难安, 则诊断性刮宫术后恶露仍淋漓不尽, 且伴小腹隐痛; 堕胎伤肾加之久病伤肾, 则腰酸如折; 脉细弦, 苔薄白干燥, 质偏绛带紫乃瘀热互结, 蕴阻胞脉之象。此为虚实夹杂之证, 初诊之时以标实为主, "急则治其标", 裘老以祛瘀生新为主,佐以清热解毒之法治之，药后阴道流血短暂增多，此为破血祛瘀之过程，只要血量不超过平时月经，不必惊慌，瘀去热清，出血自然停止。三诊虽阴道出血已止，但仍感左侧少腹隐痛、带下黏稠，此为余邪未净之象，裘老以清热补肾之剂扶正祛邪，经转后加补肾益气滋阴养血之品以补虚扶正，固护气血，少佐忍冬藤清其余邪，而获良效。

10. 不孕症

女子婚后夫妇同居 1 年以上，配偶生殖功能正常，未避孕而未受孕者，或曾孕育过，未避孕 1 年以上未再受孕者，称为"不孕症"，前者称为"原发性不孕症"，后者称为"继发性不孕症"。古称前者为"全不产"，后者为"断绪"。男女双方在肾气盛，天癸至，任通冲盛的条件下，女子月事以时下，男子精气溢泻，两性相合，便可媾成胎孕，可见不孕主要与肾气不足、冲任气血失调有关。临床常见有肾虚、肝郁、痰湿、血瘀等类型。治疗重点是温养肾气，调理气血，使经调病除，则胎孕可成。

病案

钱某，28 岁，1976 年 12 月 8 日初诊。婚后四年未孕。经律正常，经前乳胀，两侧少腹酸胀，伴腰酸肢软。子宫输卵管碘油造影为"两侧输卵管通畅，子宫极度曲位"。脉来沉细，舌红润。肾气不足，肝郁气滞。拟补肾疏肝，方用五子衍宗丸合蒺藜散化裁，药用菟丝子 9g，五味子 4.5g，白蒺藜 9g，橘核 4.5g，橘络 4.5g，柴胡 9g，大麦芽 15g，车前子[包]9g，熟地黄 30g，薄荷梗 4.5g，覆盆子 9g，枸杞子 9g，制首乌 15g。14 剂。

二诊：1976 年 12 月 24 日，昨日经转，量中等，乳胀减轻。脉细缓，舌红润。再拟原方出入，药用炒当归 9g，路路通 9g，熟地黄 30g，菟丝子 9g，炒川芎 4.5g，荆芥穗 4.5g，制首乌 9g，车前子 9g，制香附 9g，炒赤芍 9g，枸杞子 9g。7 剂。

三诊：1977 年 1 月 10 日，案列前方，治守原法。

四诊：1977 年 2 月 11 日，停经 48 天，时有恶心。尿妊娠试验阳性。诊断为早孕。

[按语]

本例不孕症乃因肾虚所致，故初诊以五子衍宗丸填精益肾，蒺麦散疏肝解郁。药后经行，乳胀减轻。二诊适值经期，五子衍宗丸中覆盆子、五味子暂不取用，以其味酸性涩，恐影响经水畅行。三诊仍守原法，俾肾旺则胞宫得荫，血充则冲任得养。如是则摄精受孕，病遂告愈。

11. 滑胎

自然流产连续两次以上者，每次流产往往发生在同一妊娠月份，称为"滑胎"。滑胎主要因先天不足、房劳过度或孕后纵欲损伤肾气、胎失所系；或素体气血不足，大病久病失血耗气，胎失所养；或素体阴虚内热，胞络不固等引起。

病案

林某，女性，33 岁，1986 年 3 月 9 日初诊。患者先后流产两次，第一次妊娠 2 月余流产，第二次 1984 年 11 月，妊娠 6 个半月而早产，胎儿死亡，某院诊断为"母子血型不合"。现妊娠 4 月余，测 IgG 抗 B 抗体效价为 1∶512（四区），孕妇血型为 A 型，男方为 AB 型。常感心悸、胸闷，头晕腰酸，苔薄，舌质淡红，脉细滑。治当清热利湿，凉血安胎。药用：生黄芪 15g，生甘草 6g，女贞子 10g，炒黄芩 9g，黄毛耳草 15g，焦山栀 9g，绵茵陈 30g，大青叶 10g，冬桑叶 15g，青竹茹 6g，丝瓜络 5g，炒杜仲 15g，制远志 6g。嘱每日空腹饮淡盐开水 250mL,忌滋腻之物,多吃水果。服药 2 月。

二诊: 5 月 8 日,复测 IgG 抗 B 抗体效价为 1:1024(四区)。在原方基础上加重黄芪与绵茵陈的用量。

三诊: 再连服月余,复测 IgG 抗 B 抗体效价为 1:256(三区)。

原方继续服到 1986 年 8 月 3 日分娩,婴儿体重 3900g,B 型血。当时婴儿眼圈有轻度黄疸,服婴儿退黄散 3 剂,黄疸退,观察 20 天出院,免疫抗体正常。

[**按语**]

ABO 血型不合的病例,其治疗的重点在于降低母体体内的免疫抗体,使胎儿出生后不发生溶血性黄疸。该病可出现滑胎、胎动不安、漏胎等,证属本虚标实,肝经郁热、脾经湿热是该病的病机之一,肾气不固、封藏失职是病机之二,用验方"裘氏异功保胎散"标本兼顾,以清肝解郁、化湿解毒治标实,预防胎儿发生溶血性黄疸,重用黄芪、女贞子益气补肾,提高免疫功能,作用较党参、升麻强。孕妇血清抗体效价高者,用黄毛耳草、大青叶、败酱草、白花蛇舌草加强清热解毒作用,抵抗母体产生的免疫抗体,使母子血型不合的患者避免发生溶血及胎儿死亡。

12. 产后身痛

产后身痛,是指产妇在产褥期内,出现肢体或关节酸楚、疼痛、麻木、重着者,称为"产后身痛",俗称"产后风"。产褥期中因风湿、类风湿引起的关节痛、产后坐骨神经痛、多发性肌炎、产后血栓性静脉炎出现类似症状者,可与本病互参。本病的发病机理主要是产后营血亏虚,经脉失养或风寒湿邪乘虚而入,稽留关节、经络所致。本病以内伤气血为主,而兼风寒湿瘀,临床表现往往本虚标实,治疗当以养血益气补肾为主,兼活血通络祛风止痛。养血之中,应佐以理气通络之品以标本同治;祛邪之时,当配养血补虚之药以助祛邪而不伤正。《沈氏女科辑要笺正》云:"此证多血虚,宜滋养,或有风寒湿三气杂至之痹,以养血为主,稍参宣络,不可峻投风药。"

病案

陈某,女性,31岁,1997年4月14日初诊。产后过劳,腰膝疼痛7年,放射至足部,形寒肢冷,经汛尚规,末次月经1997年4月14日,量中色暗,月经初潮17岁,7/30天,已婚,孕2产2,绝育,6年,舌淡泛紫,苔薄,脉弦细沉。证属肾虚精亏、经络失养,治宜补肾养血、通络止痛。药用:续断10g,狗脊10g,杜仲10g,菟丝饼10g,桑枝片15g,络石藤15g,鬼箭羽15g,柴胡9g。薄荷3g,当归9g,牛膝10g,羌活9g,独活9g,枸杞子10g。7剂。

二诊:4月21日,药后诸症改善,但劳则再现,伴有腰酸,纳谷不馨,夜寐欠安,末次月经4月14日,量中色暗,5天净,舌脉如前,治以前意增删:桑枝片15g,络石藤15g,半枝莲9g,狗脊10g,杜仲10g,羌活5g,独活5g,桑寄生12g,炒山楂10g,谷芽9g,麦芽9g,夜交藤15g,远志6g。14剂。

药后腰膝疼痛缓解,续以原法调治月余而愈。

[按语]

患者产后肢体疼痛,以下肢足部尤甚,结合舌脉乃为产后精血亏虚,加之调理失慎,耗伤肾精,肢体失于濡养所致。病已7年,久病入络,瘀血阻滞,裘老以补肾养血、通络止痛之剂治之,加鬼箭羽苦寒入足厥阴经,功能破血通瘀,合牛膝活血祛瘀、强腰壮骨，柴胡、薄荷疏肝解郁，通畅气机，更入菟丝饼、枸杞子温肾养肝，桑枝片祛风通络。诸药合用则于补肾养血、强腰壮骨的同时活血祛瘀，通络止痛，使经络通畅，气血调和，瘀血得除，多年沉疴得以治愈。

13. 产后小便不通

新产后产妇发生排尿困难，小便点滴而下，甚则闭塞不通，小腹胀急疼痛者，称"产后小便不通"，又称"产后癃闭"。以初产妇、滞产及手术产后多见，为产后常见病。《素问·灵兰秘典论》云："膀胱者，州都之官，津液藏焉，气化则能出矣。"尿液的正常排出，有赖于膀胱的气化，而膀胱的气化功能，又与肺、脾、肾三脏密切相关。若肺脾气虚、肾阳不足或瘀血阻滞，可导致膀胱气化失常，发为小便不通。虚者宜补气温阳，化气行水以助膀胱气化复常，或滋肾养阴，通利小便。实者应活血化瘀、理气行水以利膀胱气化。因病在产后，不可滥用通利小便之品。临证还应注意产后耗气伤津之特点，酌情选用补气与养阴之品，以防邪去正伤。

病案

胡某，30 岁，工人。第一胎足月产，临产时伴有先兆子痫，第二产程延长，曾一度胎心变慢，用胎头吸引器助产。产后至今已 10 天，一般情况尚佳，唯感排尿困难，经导尿、理疗、针灸等治疗，均未见效，改服中药。诊得脉弦细无力，苔薄白质淡红。产后恶露未尽，小溲潴留不能自解，腰酸，夜寐不安。药用：肉桂末^吞1.5g、车前子^包9g、生黄芪 9g、炒当归 9g、川芎 2.4g、泽泻 9g、甘草 3g、杜仲 9g、冬葵子 9g。3 剂。

二诊：药后小便已能自解，较通畅，尚感腰酸。前方去冬葵子、甘草，加桑寄生、菟丝子、红枣，再进 4 剂而获痊愈。

[**按语**]

裘老认为本案乃因滞产而致膀胱受压过久，气机不畅，瘀血阻滞而致膀胱气化不利所引起，治当行气活血，利水通淋，丹溪云："吾以吐法通小便，譬如滴水之器，上窍闭则下窍无从泻通，必上窍开而下窍之水出焉。"裘老仿丹溪治癃闭之探吐法，以黄芪既能补益肺气，开启水之上源，又以肉桂、车前同用，开上达下，且气能行血，血行滞散则膀胱气化恢复，尿自正常；当归、川芎养血活血，泽泻、冬葵子利水通淋，其效更显矣。

14. 妇人脏躁

妇女精神忧郁、烦躁不宁，无故悲泣，哭笑无常、喜怒无定，呵欠频作，不能自控者，称"脏躁"。脏躁者，脏阴不足也。精血内亏，五脏失于儒养，五志之火内动，上扰心神，以致脏躁。本病是以精神情志异常为主的病证，可发生于妇女各个时期。与患者的体质因素关系密切，易发于阴液不足之体，临床以虚证多见。生活要有规律，要注意摄生，避免紧张和情绪过激，保证充足的睡眠时间。在药物治疗过程中可配合精神心理疗法。

病案

王某，女性，45 岁，1979 年 9 月 4 日初诊。心悸怔忡，情烦意躁，夜来失眠，头晕目眩，神倦胸闷，甚则悲伤欲哭，月经不规，后期而转，色量如常。脉沉细，苔薄，质红。证属营血不足、痰蒙清窍，治用养血宁心、镇静安神。药用：紫丹参 24g，琥珀末冲 1.2g，辰伏神 12g，磁石 30g，青龙齿 15g，紫贝齿 30g，九节菖蒲 3g，淮小麦 30g，红枣 15g，炙甘草 6g。14 剂。

二诊：1979 年 9 月 22 日，心悸怔忡减轻，夜寐梦少，已能小睡，胸闷已减，头晕目眩不若前甚。治守原法加生脉饮，14 剂。

三诊：1979 年 10 月 16 日，迭进养血宁心安神之剂，心悸怔忡若失，胸闷烦躁已除，夜寐已安，自云悲伤欲哭之状已入云霄，脉细缓，舌润苔薄。治宗原法，治疗月余，自觉症状渐见痊愈。

[**按语**]

《黄帝内经》曰："七七任脉虚，太冲脉衰少，天癸竭……"该患者年近四旬，脾肾两虚，精血不足，心神失养，而现心悸失眠；脾虚健运失司，水湿内停，聚液成痰，上蒙清窍，则头晕目眩，神倦胸闷，甚则悲伤欲哭等症。初诊治用二齿安神汤（验方）和甘麦大枣汤镇惊开窍，养心安神；嗣后再入生脉饮以益阴生津，滋养心肾而获痊愈。

15. 盆腔炎（盆腔炎性疾病）

盆腔炎性疾病是指女性上生殖道的一组感染性疾病。中医古籍无盆腔炎之名，在"热入血室""带下病""产后发热""癥瘕""不孕"等病症中可散见记载，1983 年《中国医学百科全书·中医妇科学》首次编入"盆腔炎"。急性盆腔炎的主要发病机制是热、毒、湿交结，与气血相搏，邪正相争。盆腔炎性疾病后遗症的主要病机为正气未复，余邪未尽，风寒湿热、虫毒之邪乘虚内侵，导致气机不畅、瘀血阻滞，蕴结胞宫胞脉，反复进退，耗伤气血，缠绵难愈。

病案

梁某，女性，28 岁，1997 年 5 月 10 日初诊。患者于 5 月 7 日行人工流产术，术后少量阴道出血，色暗，下腹隐痛，5 月 9

日出现身热恶寒，下腹部疼痛拒按，阴道下血量增，色红，质黏稠，有异味，咽干口苦，大便干结，小便短赤，舌红，苔黄厚，脉滑数。证属人流术后，体弱胞虚，气血不足，邪毒乘虚内侵，客于胞宫，滞于冲任，化热酿毒而致。辨为急性盆腔炎之热毒炽盛证。治当清热解毒化湿、凉血活血祛瘀。药用裘老经典方二藤汤加减：红藤30g，忍冬藤20g，蚤休15g，制大黄10g，紫草15g，大青叶10g，赤芍10g，制延胡索15g，川楝子10g，丹参15g，牡丹皮10g，乳香5g，炙甘草5g。5剂。

二诊：5月15日，前方服后，热势减退，腹痛减轻，阴道出血量减少，色红，无明显血块，感腰酸，脉细数，苔薄黄。继予清热化湿，凉血行气止痛。药用：红藤30g，忍冬藤20g，败酱草30g，马齿苋15g，大青叶6g，赤芍10g，制延胡索15g，川楝子10g，丹参15g，牡丹皮10g，广木香9g。7剂。

三诊：5月22日，服药后阴道流血已净，腹痛除，腰酸亦减轻，带下量少，色黄，纳便尚可，脉细缓，苔薄白。再进清化健脾之剂：红藤15g，忍冬藤15g，白花蛇舌草10g，赤芍10g，半枝莲12g，茯苓10g，丹参12g，狗脊10g，续断10g，黄芪10g，白术10g，泽泻10g，炙甘草5g。10剂。

四诊：6月3日，服药后诸证除，带下量少，前方继服7剂以资巩固。末次月经6月12日，量中色红，5天净，无腹痛。

[**按语**]

患者人流术后，正气偏虚，邪毒乘虚内侵，与冲任胞宫气血相搏结，邪正相争，营卫不和，故发热、腹痛拒按。首诊选二藤汤为主方清热解毒，祛瘀化湿。重用红藤加强清热解毒、活血止痛之功，加乳香行气止痛，牡丹皮、赤芍凉血活血，控制热毒蔓延，大青叶清心胃实火，兼解邪毒。二诊时热势已退，阴道流血未净，故加马齿苋清热凉血止血。现代药理研究证实其有明显的收缩子宫止血的作用，再加广木香通调三焦，行气健脾止痛，三诊再加用狗脊 10g，续断 10g，黄芪 10g，白术 10g，泽泻 10g 等强腰补肾、健脾利水，生芪不仅可补气利水益卫，而且有增强机体免疫功能的作用。用药遣方合理，故药到病除。

马大正医案

　　马大正（1949— ），浙江温州人，温州市中医院主任中医师。浙江省国医名师，全国第三、五、六批老中医药专家学术经验继承指导老师，享受国务院政府特殊津贴，温州市中医妇科主任委员，"医读文化"首倡者，"马氏传统中医"列入温州市非遗目录。出版《中国妇产科发展史》《妇科证治经方心裁》等著作11部，精研中医妇产科发展史、药物学、经方、治疗方法学、中医文献学。创制了"温肾安胎汤""凉血清海汤""抑亢汤"等有效方剂。

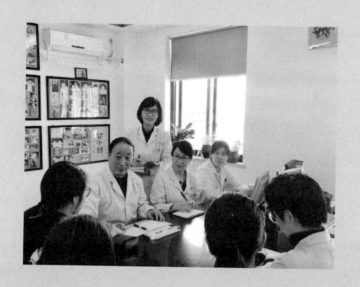

1. 闭经

女子年满 16 周岁，月经尚未来潮，或已经建立起月经周期规律后又因病停止 6 个月以上，或根据自身月经周期计算停止 3 个周期以上者，称为闭经。前者为原发性闭经，约占 5%；后者为继发性闭经，约占 95%。闭经首载于《黄帝内经》，《素问·阴阳别论》称"女子不月"，《素问·评热病论》称"月事不来"。闭经病因病机复杂，但归纳起来不外乎虚实两端。虚者多为肾气不足，或肝肾虚损、精血匮乏、冲任不盛，或阴虚血燥、血海干涸，或脾胃虚弱、气血乏源，以致血海空虚，无血可下；实者则为气滞血瘀、痰湿阻滞冲任胞宫，血海阻隔，经血不得下行。

病案

陈某，28 岁。2006 年异位妊娠手术之后，继发不孕已经 2 年，月经周期延后，2～6 个月一潮，5～6 天净，带下不多，纳便正常。现停经半年未转，B 超检查子宫内膜厚度 6mm，两侧卵巢呈多囊性改变。身高 1.57m，体重 70kg。妇科检查：外阴无殊，阴道通畅，宫颈光滑，子体后位，大小正常，质地中等，活动，轻压痛，两侧附件无压痛。舌淡红，苔薄白，脉细。拟诊：多囊卵巢综合征。治法：化痰通下，燥湿活血。方剂：小半夏加茯苓汤合礞石滚痰丸加味。半夏 12g，茯苓 12g，生姜 6 片，礞石 15g，制大黄 10g，炒黄芩 10g，沉香 4g，荷叶 15g，苍术 10g，丹参 15g，益母草 12g。7 剂。

二诊：2008 年 3 月 24 日。月经未潮，性激素测定：雌二醇 123.0pmol/L，孕酮 1.0nmol/L，泌乳素 252.85mIU/L。舌脉如上。中药守上方加川牛膝 30g。7 剂。

三诊：2008 年 4 月 15 日。3 月 27 日月经来潮，10 天净，舌

脉如上。中药守 3 月 14 日方去益母草。7 剂。

[按语]

肥胖之人，躯脂壅塞，多痰多湿，痰湿壅阻经隧，胞脉闭塞而经不行。如《女科切要》云："肥白妇人，经闭而不通，必是湿痰与脂膜壅塞之故也。"《素问·三部九候论》称："必先度其形之肥瘦，以其气之虚实，实则泻之，虚则补之。必先去其血脉，而后调之，无问其病，以平为期。"用《金匮要略》小半夏加茯苓汤合礞石滚痰丸化痰利湿，加苍术燥湿化痰，荷叶味苦、性平，古人用以活血化瘀，唐代孟诜《食疗本草》称其能"破血"，加丹参、益母草、川牛膝活血行经。对于脾虚失运，痰湿过盛占据胞宫，胞脉不通导致的闭经、不孕等，用小半夏加茯苓汤合礞石滚痰丸治疗，疗效颇高。此类疾病缠绵，治疗过程一般稍长，如抽丝剥茧，不可急于求成。

2. 崩漏

崩漏是指经血非时暴下不止或淋漓不尽，前者称崩中，后者称漏下，由于崩与漏两者常相互转化，故概称崩漏。

病案

陈某，归国华侨，35 岁。初诊：2008 年 4 月 10 日。月经 3 月 5 日来潮，8 天净。3 月 20 日阴道出血，至今 22 天未净，血量不多，先红后紫，小腹及腰酸痛，倦怠乏力。因在外多年打拼，心力交瘁，失眠 10 余年，每晚需要服用安定片。现已连续 8 天未曾合睫，纳欠，二便正常。月经史：15 岁初潮，周期 18～20天，经期 8～10 天。生育史：2-0-0-2。舌淡红，苔薄白，脉细。治法：养心安神止血。方剂：甘草小麦大枣汤合百合地黄汤加味。炙甘草 6g，小麦 30g，大枣 10 个，百合 20g，生地黄 15g，夜交藤 20g，侧柏叶 20g，柏子仁 20g。4 剂。

二诊：2008 年 4 月 14 日。进药 3 剂，阴道出血即净，昨晚已能入睡 2 个小时，纳谷不香。舌脉如上。中药守上方去生地黄，加茯苓 12g，加夜交藤至 50g，加鸡内金 6g、炒谷芽 10g。3 剂。

［按语］

患者为归国华侨，在异国多年创业操劳，处心积虑，心力交瘁，长期失寐，心神久惫，又途中劳顿，八日未眠。心主脉，心伤导致脉伤，脉伤导致冲任受损。甘草小麦大枣汤是《金匮要略》治疗脏躁的方剂，所谓的脏躁，其病在心，系心阴不足所致。甘草小麦大枣汤是一张味甘的食疗方，方中小麦养心，甘草、大枣味甘性补，甘可缓急。全方养心安神为主，止血者仅侧柏一味。百合地黄汤是《金匮要略》治疗百合病的方剂，具有滋阴清养的作用。纵观百合病的症状，行止异常，如有神灵，亦属心病。这两张养心滋阴的方剂合用，虽均与治疗崩漏无涉，治心不止血，而崩漏自愈，是此案的特点。该案是针对病因治疗，效如桴鼓。

3. 带下过多

带下过多是指因任脉不固，带脉失约引起的带下量明显增多，色、质、气味异常，或伴有全身、局部症状。《神农本草经》称"沃""白沃""赤沃"，又称"漏下赤白"。《金匮要略》称"下白物"。《傅青主女科·带下》以此列为首篇，提出"夫带下俱是湿证"。带下过多的辨证要点主要是根据带下的量、色、质、气味的异常以辨寒热虚实。

病案一（实证）

胡某，26 岁。体质壮实，带下量多且臭已 3 年，色黄，质稠如涕，无阴痒，伴腰部酸痛。月经无殊，正常，纳可，二便正常。

妇科检查：外阴无殊，阴道通畅，宫颈重度炎症，子宫后位，大小正常，质地中等，活动，无压痛，两侧附件压痛。舌淡红，苔薄白，脉细。西医诊断：①慢性子宫颈炎；②两侧附件炎。治法：攻逐痰饮，清化湿热。方剂：十枣汤合三妙丸。芫花6g，甘遂5g，大戟9g，大枣10个，炒黄柏10g，苍术10g，怀牛膝15g。3剂。并嘱患者根据大便硬软情况酌情减量使用。

二诊：2007年6月23日。进药2剂，大便如常，带下消失，舌脉如上。中药守上方续进4剂以善后。

[**按语**]

十枣汤是《金匮要略》治疗悬饮的一张方剂，又因有芫花、甘遂、大戟三味峻猛攻逐水饮的药物，故平人视为鸩毒，莫敢试用。清代吴本立《女科切要》称"肥人有带多是湿痰"，白带因"冤滞而病热不散，先以十枣汤下之"，还称"如结痰白带，以小胃丹"先服。小胃丹药有芫花、甘遂、大戟、制大黄、黄柏，也就是十枣汤去大枣，加大黄、黄柏而成。由此看来，十枣汤是可以用来治疗实证的带下病。实证带下若用通常清理湿热之法，无异隔靴搔痒。

该案身体壮实，带下黄稠如涕又臭，历时多年，腰部酸痛，当为痰饮下注，"冤滞而病热不散"者，故"如结痰白带"，先以十枣汤小试，清热攻逐痰饮，通过下法直达冲任，决渎胞宫，治疗湿、热、痰胶结闭阻引起的带下可取捷效，乃攻下法治疗带下。方中合三妙丸者，实仿小胃丹之意，既能清热燥湿，又能引药下行。一方中鸩，发人深省。该案十枣汤之剂型、分量虽与原著有别，但其意则一，芫花、甘遂、大戟入煎者，可损其逐下之力。

病案二（虚证）

周某，37岁。因"小腹受凉后疼痛，出现水样白带增多6个月"

就诊，保暖之后腹痛消失，水样白带略减。平素月经正常，乳胀轻微，腰酸，纳寐可，大便溏，小便调。妇科检查：外阴无殊，阴道通畅，分泌物量中等，呈透明水样，宫体后位，质地中等，正常大小，无压痛，左附件无压痛，右附件压痛。生育史：0-1-2-1（剖宫产）。舌淡红，苔薄白，脉沉。诊断为阴道炎、盆腔炎。病属带下，证属脾肾两虚，治宜温肾助阳，化气行水，拟真武汤加味。药用淡附片6g，茯苓10g，炒白芍10g，炒白术10g，肉豆蔻10g，益智仁10g，补骨脂10g，生姜6g。7剂。

二诊：药后无腹痛，无带下，倦怠，舌脉如上。仍守上方加党参15g，再服药7剂。

三诊：患者无带下，耳鸣，便软。舌淡红，苔薄白，脉细。守上方去党参，改生姜为炮姜6g。7剂。

［按语］

《素问·至真要大论》称："诸病水液，澄澈清冷，皆属于寒。"患者受凉后腹痛、带下增多，清稀如水，得温则痛减带消，腰酸脉沉，大便溏薄，责之脾肾阳虚，气化失常，而致水湿内停。治疗原则是"益火之源，以消阴翳"。采用温阳利水法，主方用张仲景真武汤，真武汤是治疗"阳虚水泛"的代表方剂，有扶阳、祛寒、镇水之功，治少阴阳虚有寒，水气不化。加肉豆蔻、益智仁、补骨脂以温补脾肾，固涩。复诊倦怠乏力，故加党参大补元气。三诊无带下，倦怠消失，去党参。脉由沉转细，病情向愈，改生姜为炮姜，化攻为守，培本固元以善后。

4. 子悬

子悬，是指妊娠期间出现胸胁胀满，甚或喘急，烦躁不安的症状，西医多视为妊娠期的神经官能症状，且妊娠期用药多有禁忌，以期待疗法为主，未能有很好的治疗方法，而中医中药往往有很好的疗效。

病案

郑某，31岁。因"孕7$^+$月，呼吸困难3月"来我院就诊。患者近3月来自觉呼吸困难，胸闷，每需抬肩深呼吸，天突深陷，影响睡眠，吸氧2次无效。面部皮肤脱屑，口渴。舌淡红，苔薄白，脉细滑。诊断为子悬。治宜补肾纳气，药用生晒参^{调}6g，麦冬10g，五味子6g，胡桃肉30g，沉香^{冲}1g，蛤蚧1只，山茱萸12g，杜仲10g，枸杞子10g。水煎服，日1剂，共2剂。

二诊：服药2剂，症如上，似不效。生晒参改为10g，山茱萸改为20g，枸杞子改为15g，再进3剂。

三诊：患者自觉呼吸困难减轻，深吸气频率减少。上方去杜仲，加覆盆子10g，生晒参改为12g。3剂。

四诊：患者自诉诸症消失，呼吸平顺。

［按语］

妊娠七月，肩息似喘3月，影响睡眠，吸氧乏效，肤燥口渴。肺主呼气，肾主纳气。故呼吸者，关乎肺肾。妊娠7月，肾气养胎，子盗母气，肾气易虚，纳气不得，发为子悬。肺主皮毛，肺阴不足，呼气不利，肤燥口渴。证属气阴不足，肾不纳气。治宜补肺阴，益肾气。方用生脉散补益肺阴，配蛤蚧成参蛤散，增强补气纳之效；加胡桃肉补肾纳气，沉香降气纳气，五味子配山茱萸、覆盆子，味酸滋肺肾而收敛，添杜仲、枸杞子补益肾之阴阳。以往医家治疗子悬，多以健脾疏肝为主，往往忽略了肾虚不纳气这一病因，马老师用益肾纳气法治子悬，实为独创。对肾虚不纳气型子悬疗效尤著。

5. 子嗽

子嗽在中医学中亦称妊娠咳嗽，主要是指妇人妊娠期间出现咳嗽或久咳不已的症状。

病案

潘某，29 岁。妊娠 4 个月，阵发性咳嗽，少痰半月，咽干，咳剧时不能卧睡。舌淡红，苔薄白，脉细滑。治法：疏肝清热止咳。方剂：四逆散加味。柴胡 10g，枳壳 6g，生甘草 5g，白芍 10g，生地黄 20g，桔梗 6g，牛蒡子 10g。3 剂。

二诊：2011 年 2 月 15 日。咳嗽明显好转。中药守上方，3 剂。药毕咳除。

[**按语**]

《素问·咳论》记载："五藏六腑皆令人咳⋯⋯肝咳之状，咳则两胁下痛，甚则不可以转，转则两胠下满。"肝受邪气，上犯于肺，肺失肃降，上逆则咳，邪气滞留肝经，故咳则两胁下痛。又因"女子以肝为先天"，孕时首伤肝阴。肝血下注以养胎元，情志郁怒不解，易导致肝气上冲犯肺，予疏肝法治疗子嗽，方选《金匮要略》四逆散加减。以柴胡为君药，入肝胆经，可升发阳气、疏肝解郁、透邪外出；白芍敛阴柔肝、补养肝血、条达肝气为臣药，既助柴胡升散又防耗伤阴血；佐以枳实理气解郁、泻热破结，相配柴胡，一升一降，加强舒畅气机之功，并奏升清降浊之效，又与白芍相配，理气和血，使气血调和；以炙甘草为使药，调和诸药，益脾和中；再配桔梗、生地黄、牛蒡子，一可增强君臣药清肺养阴生津之力，二则发挥其化痰止咳之能。故药毕咳除。

6. 胎漏

胎漏是指妊娠期阴道少量出血，时下时止，或淋漓不断，而无腰酸腹痛者，称为"胎漏"，亦称"胞漏"或"漏胎"等。若治疗后阴道出血迅速停止，兼症消失，多能继续妊娠。反之，若流血逐渐增多，兼症加重，确属胎堕难留者，切不可再行安胎，宜以去胎养母为要。

病案

金某，32岁，因"体外受精胚胎移植（IVF-ET）术后91天，反复阴道出血2月余"请马大正主任会诊，住院期间曾予"黄体酮针、地屈孕酮片"等保胎，"舒普深针"抗感染，"间苯三酚针、硫酸镁针"抑制宫缩等治疗，阴道出血时有反复。诊见：腹隆如孕四月，阴道出血或黯，或略红，大便硬结如羊屎，口苦。偶有下腹紧缩感，每日2～3次，程度不剧。体检：下腹膨隆，腹肌紧张，宫底脐下一横指，未及明显宫缩。舌淡红，苔薄白，脉细软。B超见宫内单胎（约15周），胎儿双顶径32mm，股骨长17mm，羊水最深径约43mm，宫腔内妊娠囊左前方及下方可见范围约100mm×20mm×57mm的不规则液暗区，内可见少量絮状回声。宫颈长度约35mm。诊断为先兆流产。病属胎漏，证属脾肾两虚，瘀久化热，治宜化瘀清热，益气安胎，药用大黄炭10g，三七^{调冲}5g，苎麻根50g，莲蓬10g，桑叶15g，蒲黄炭10g，生白芍15g，艾叶炭6g，阿胶^{烊冲}10g，太子参15g，生白术15g，糯米1撮。4剂。并予成药铁皮枫斗晶口服。

二诊：药后排出血较多凝血块，B超复查：宫内液性暗区缩小至原来1/3（47mm×14mm×54mm），大便顺畅。舌淡红，苔薄白，脉细，较前有力。仍守上方去桑叶，加荷叶蒂10g、南瓜蒂一枚，再服药 4 剂。

三诊：阴道出血已止，大便正常，纳可，下肢抽筋，舌脉如上。随症加减，继续服药 2 周，B 超见：宫内单胎存活（约 18$^+$ 周），宫内见 56mm×7mm×40mm 的液暗区。宫腔积血续减，病情平稳出院。后孕 30$^+$ 周剖宫产一男婴，体健。

［按语］

《金匮要略》记载："妇人宿有癥病，经断未及三月，而得漏下不止……所以血不止者，其癥不去故也，当下其癥。"患者胞宫瘀血积结，为癥瘤也，反复下血，因癥不散也。观其血色，凝块不散者，滞也；紫黑色者，滞而夹热也。且大便硬结如羊屎，口苦，乃阴液渐亏，肠道失润，内有积热所致。病愈久而母愈虚，故治不专在攻瘀，亦在扶正也。以化瘀清热，益气安胎为法。方以大黄炭为君，破瘀生新，釜底抽薪，既活血又通便。配伍三七、蒲黄炭、莲蓬，清热化瘀行瘀，诸药为动；重用苎麻根至 50g，生白芍 15g、桑叶 15g，凉血养血安胎，防止活血动胎太过；艾叶炭配阿胶，止血安胎；太子参伍生白术、糯米益气安胎，诸药为静。动静结合，使癥下而血止，瘀散而胎安。教科书记载大黄、三七、蒲黄乃妊娠用药所忌，然而有是症，当用是药，犹如胎寒之用附子、胎热之用石膏，皆为去病安胎之良药。二诊服药后排出较多血块，《素问·五常政大论》言："大毒治病，十去其六。"现宫内积血已去大半，尊《黄帝内经》之训，宜去桑叶，免除凉血敛血。《得配本草》称荷叶蒂可"除恶血，留新血，初产者必需……烧研末，糯米泔调服，安胎"。《中国医学大辞典》称"凡瓜熟皆蒂落，惟南瓜蒂坚牢不脱，故保胎用之甚妙"。故两药相伍，可助安胎之功。

7. 癥瘕（盆腔巨大血肿）

妇人下腹结块，或胀或痛或满或异常出血者，称为"癥瘕"。

病案

徐某，25岁。6月24日顺产1男婴，恶露未净，今阴道有少量血液，色鲜，右少腹酸胀不适，无腹痛及腰酸，食用较硬食物胃痛，二便调，7月8日因腹痛伴发热，最高达39.4℃，于某医院住院抗感染治疗后症状好转。7月14日血常规检查：WBC $6.5×10^9$/L，Hb 104g/L，CRP 38mg/L，7月18日B超检查：右侧附件区见条索状扭曲无回声区104mm×40mm×46mm，子宫前方无回声区103mm×88mm×95mm，诊断：盆腔腹膜炎？建议行穿刺治疗，患者拒绝，7月19日自动出院。生育史：1-0-0-1。今我院B超检查：盆腔囊性包块110mm×98mm×104mm。舌淡红，苔薄白，脉细弦。治以活血健脾，清热止血。方药：当归6g，炒白芍15g，川芎6g，苍术10g，茯苓10g，泽泻10g，贯众炭20g，炮姜5g，马齿苋15g，荆芥炭10g，海螵蛸20g，阿胶[烊,冲]10g。3剂。

二诊：2014年7月29日。阴道出血减少，咖啡色，舌脉如上。治以健脾除湿，清热止血。方药：薏苡仁20g，炒白扁豆20g，炒白术10g，萆薢10g，地榆15g，槐花15g，马齿苋20g，阿胶[烊,冲]10g，仙鹤草20g，益母草10g，海螵蛸20g，椿根皮15g。4剂。

三诊：2014年8月2日。阴道出血今净。舌淡红，苔薄白，脉细。治以活血消癥，散结利水。方药：消癥汤（三棱10g，莪术10g，半枝莲15g，白花蛇舌草15g，皂角刺12g，石见穿20g，牡蛎30g，海藻20g，荔枝核12g，橘核12g，制乳香4g，制没药4g）加减。

牡蛎15g，海藻15g，皂角刺10g，石见穿10g，白花蛇舌草

12g，荔枝核 10g，橘核 10g，半枝莲 12g，薏仁米 30g，浙贝母
10g，青皮 10g，丹参 10g。7 剂。

四诊：2014 年 8 月 9 日。妇科检查：外阴无殊，阴道通畅，
仍有少量鲜红出血，子宫颈光滑，子宫前可及一较大囊性肿块，
无压痛，两侧附件无压痛。今 B 超检查：子宫内膜厚度 4mm，
宫体三径之和 15.6cm，盆腔囊性包块 117mm×98mm×104mm。
HCG 1.2U/L，CEA 1.8ng/mL，CA125 91.9u/mL，CRP 14mg/L，
WBC 4.9×10^9/L，PLT 101×10^9/L。方药：消癥汤加薏仁米 30g，
浙贝母 10g，7 剂。

五诊：2014 年 8 月 15 日。B 超 检 查：盆 腔 囊 性 包 块
105mm×83mm×97mm，便秘。方药：消癥汤加昆布 15g，虎杖
20g，大腹皮 15g。7 剂。阿魏化痞膏下腹部外贴。

六诊：2014 年 8 月 22 日。8 月 16 日 B 超检查：子宫左前方
囊性暗区 97mm×82mm×90mm，大便结。方药：中药守 8 月 15
日方，虎杖加至 30g。7 剂。阿魏化痞膏下腹部外贴。

七诊：2014 年 8 月 29 日。无不适，自觉肿块缩小，大便正常。
中药守上方 7 剂。阿魏化痞膏下腹部外贴。

八诊：2014 年 9 月 5 日。B 超检查：盆腔包块消失，纳便正常。
当归芍药散加味，7 剂。

［按语］

患者初诊时产后恶露尚未净，色鲜红，伴腹胀胃痛，辨其为
肝脾两虚，血瘀湿滞，予当归芍药散健脾活血，再加清热止血。
二诊腹胀胃痛消失，阴道出血减少并转咖色，继予健脾利湿、清
热止血后恶露基本净。三诊开始以自拟经验方消癥汤为主，去三
棱、莪术、乳香、没药破血逐瘀之猛药，改加丹参活血化瘀，并
加浙贝母、薏苡仁健脾散结化痰，青皮破气消积。此后以消癥汤

活血消癥，散结利水，共口服 28 剂，同时配合阿魏化痞膏外用消癥散结后盆腔包块消失。

张景岳《景岳全书·妇人规》言："瘀血留滞作癥，惟妇人有之，其证则或由经期，或由产后，凡内伤生冷，或外感风寒，或恚怒伤肝，气逆而血滞，或积劳积弱，气弱而不行。总由血动之时，余血未净，而一有所逆，则留滞日积而渐成癥矣。"患者产后血留滞于胞宫外引起下腹结块，恶露未净，消癥汤中三棱、莪术、皂角刺、石见穿，共为君药。张锡纯指出"三棱、莪术为化瘀血之要药，以治女子癥瘕、月经不调，性非猛烈而建功甚速"，皂角刺、石见穿散结消肿，而石见穿散结消肿外具有活血化瘀、清热利湿的作用；海藻、牡蛎散结消癥，化痰软坚共为臣药，其中牡蛎咸寒，具有清热生津作用。半枝莲、白花蛇舌草、乳香、没药、橘核、荔枝核均为佐药，半枝莲、白花蛇舌草清热解毒，改善"瘀而化热""热结瘀滞"，乳香、没药为常用药对，《本草纲目》云："乳香活血，没药散血，皆能止痛、消肿、生肌，故二药每每相兼而用。"两者同用能起到气血同治的作用，橘核、荔枝核行气散结止痛，因此六药合用清热活血理气，为协助君臣消散癥瘕，另加薏苡仁、浙贝母加强散结功效，昆布化痰散结，虎杖活血化瘀消癥。阿魏化痞膏（由香附、厚朴、三棱、莪术、当归、生草乌、大蒜、使君子、白芷、穿山甲、木鳖子、蜣螂、胡黄连、大黄、蓖麻子、乳香、没药、芦荟、血竭、雄黄、肉桂、樟脑、阿魏组成）是一张经典的外用黑膏药，具有化痞消积的作用，用于气滞血瘀证癥瘕痞块、脘腹疼痛、胸胁胀满疗效颇佳。本案例内外同治，殊途同归，故取效迅捷。

8. 不孕

不孕症是女子与配偶同居 1 年，性生活正常，未避孕未孕者；或曾有过妊娠，未避孕而 1 年未再受孕者。

病案

麻某，31 岁。因未避孕 2 年未孕就诊。平素月经周期 20 天～ 5 个多月不等，经量较多，经色鲜红，无痛经，经前无不适。上次月经 3 月 17 日来潮，末次月经 8 月 1 日，相隔将近 5 个月。下肢脚踝处凹陷性水肿 3 年，小便短频，尿常规检查正常，白带不多，大便溏，日解 3 ～ 4 次，纳可。生育史：0-0-2-0，2002 年下半年孕 3 个多月自然流产，胎物残留行清宫术，2004 年 5 月份孕 2 个多月胚胎停止发育行清宫术。B 超检查：子宫三径之和为 10.6cm。妇科检查：外阴无殊，阴道通畅，宫颈光滑，宫体后位，略小，活动，质地中等，无压痛，两侧附件无压痛。舌淡红，苔薄白，脉细。

西医诊断：①功能性水肿；②继发不孕；③子宫偏小；④月经稀发；⑤反复自然流产。中医诊断：①水分；②不孕。治法：通阳清热，健脾利水。方剂：越婢加术汤加味。炙麻黄 6g，石膏 10g，生姜 6 片，甘草 5g，炒白术 10g，大枣 6 个，当归 9g，杏仁 10g，薏苡仁 30g，赤小豆 30g。5 剂。

二诊：2006 年 8 月 28 日。性激素检测：雌二醇、睾酮、泌乳素均在正常范围，孕酮仍处于卵泡期，B 超检测子宫内膜厚度为 5mm。舌脉如上。治法：通阳清热，健脾利水。方剂：越婢加术汤合五苓散加味。炙麻黄 6g，石膏 10g，生姜 6 片，甘草 5g，炒白术 10g，大枣 6 个，茯苓皮 30g，猪苓 12g，泽泻 10g，桂枝 5g，赤小豆 30g，薏苡仁 30g。7 剂。河车大造丸每次 3 粒，一日 3 次吞服。

三诊：2006 年 9 月 4 日。下肢水肿减退，月经未潮，舌脉如上。中药守上方加益母草 30g。7 剂。

四诊：2006 年 9 月 25 日。经水未转，下肢水肿已经完全消退，尿妊娠试验阳性。舌淡红，苔薄白，脉细。建议住院保胎治疗。

［按语］

患者下肢脚踝处凹陷性水肿 3 年，继后出现经量过少，甚至闭经将近 5 个月，这是先水肿，后闭经，属于"水分"。水湿于身，外溢而成肢体水肿；水湿内渍，伤及胃肠，而成腹泻；伤及胞宫，则导致经少、闭经、流产或不孕。患者水湿为病，内症外症，一应俱全。由于患者是因不孕症前来就诊的，如果离开水湿直接去治疗不孕症，抑或选择性治疗腹泻、经少、闭经，必定是舍近求远，或误入歧途。陈自明《妇人大全良方》引《圣惠方》妇人脚气论中说："妇人脚气与丈夫不同……女子以胞络气虚，为风毒所搏……致令月侯不通。"立论之下有小字注说："凡妇人有脚气疾者，必无生育。"可见，脚气是一种与妇科关系密切的疾病。《诸病源候论》说："若风盛者，宜作越婢汤加术四两。"虽然《金匮要略》越婢加术汤只是一张治疗"里水"的方剂，本与不孕症无关，但因为此方可以通阳清热、健脾利水，而成为消退水肿、调节月经、治疗不孕的主方。舍不孕而求水肿，是该案的治疗特色，属于针对病因的治疗。

9. 腹胀（卵巢过度刺激综合征）

卵巢过度刺激综合征（OHSS）是一种现代辅助生殖过程中，应用促排卵药物后发生的医源性并发症。由于卵巢组织对促排卵药物反应过度，从而导致多个卵泡发育，产生大量的雌激素，毛细血管通透性增加，液体渗出形成胸水、腹水，甚至心包积液、全身水肿，继而引起血容量减少、血液浓缩、低血容量性休克、肝肾功能衰竭等。症状和体征以双侧卵巢增大，腹水或伴胸水、电解质酸碱失衡、血液高凝状态、高雌激素血症、血液浓缩和少尿为特征。

病案

林某，29岁，婚后半年未孕，月经15岁初潮，月经周期37天，月经来潮需要"黄体酮"药物反复治疗，基础体温呈单向。B超检查：子宫正常大小，两侧卵巢正常大小，见较多小卵泡发育。停经3个月，内分泌检查：雌二醇186.6pmol/L（黄体期正常值202.0～774.0 pmol/L），泌乳素381.5uIU/mL，孕酮0.75nmol/L（黄体期正常值10.62～81.28 nmol/L），睾酮2.8nmol/L（正常值0.5～2.6 nmol/L），月经周期第3天测卵泡刺激素4.4mIU/mL，促黄体生成素18.7mIU/mL，促黄体生成素/卵泡刺激素＞4。妇科检查提示子宫颈炎、两侧附件炎。经过2个月经周期的"妈富隆片"口服和抗感染治疗之后，血清卵泡刺激素3.6mIU/mL，促黄体生成素2.9mIU/mL，睾酮＜0.35 nmol/L。8月份给予中药助孕和注射绒毛膜促性腺激素针，未见卵泡发育，9月份给予枸橼酸氯米芬胶囊＋尿促性腺激素针，仅见小卵泡发育。末次月经10月24日来潮。舌淡红，苔薄白，脉细。西医诊断：①多囊卵巢综合征；②子宫颈炎；③两侧附件炎；④卵泡发育障碍。

使用促使卵泡发育和促使卵泡排出的枸橼酸氯米芬胶囊＋尿促性腺激素＋绒毛膜促性腺激素方案后，出现下腹胀甚，尿意频短，尿检正常。11月4日B超显示：子宫内膜厚度11mm，左侧卵巢大小59mm×40mm（内见20mm×19mm，17mm×14mm，22mm×15mm，20mm×14mm，20mm×16mm，15mm×13mm，

18mm×13mm，15mm×11mm，14mm×13mm 囊性暗区，壁光滑，内透声佳），右侧卵巢大小 65mm×44mm（内见 16mm×14mm，13mm×12mm，14mm×9mm，20mm×16mm，19mm×12mm，14mm×11mm，17mm×10mm，17mm×13mm，13mm×10mm，16mm×14mm，16mm×15mm，13mm×13mm，14mm×13mm，16mm×10mm 囊性暗区，壁光滑，内透声佳）。舌淡红，苔薄白，脉细。西医诊断：卵巢过度刺激综合征。

中医诊断：腹胀（水湿内停）。治法：温阳化气，利水渗湿。方剂：五苓散合五皮散（《华氏中藏经》）加减。茯苓皮 30g，猪苓 20g，白术 30g，泽泻 10g，桂枝 6g，大腹皮 20g，陈皮 9g，桑白皮 10g，赤小豆 45g，车前子^{包煎}10g，槟榔 10g，天仙藤 10g。5 剂。

二诊：2003 年 11 月 10 日。下腹胀减轻，小便转长。B 超检查：子宫内膜厚度 16mm，左侧卵巢大小 72mm×54mm，可见 44mm×38mm，36mm×24mm，32mm×23mm，38mm×34mm，20mm×16mm，20mm×16mm，30mm×25mm 囊性暗区，壁光滑，内透欠声佳。右侧卵巢大小 80mm×51mm，可见 42mm×30mm，42mm×43mm，38mm×33mm，38mm×31mm，23mm×18mm 囊性暗区，壁光滑，内透欠声佳。子宫直肠凹见 19mm 液性暗区。舌淡红，苔薄白，脉细。中药守上方，加槟榔至 20g。5 剂。四磨汤口服液每次 1 支，每日 2 次口服。

三诊：2003 年 11 月 17 日。下腹胀除，偶觉隐痛，小便正常，舌脉如上。治法：和血行气，渗湿清热。方剂：当归芍药散加味。当归 9g，白芍 12g，川芎 6g，白术 12g，茯苓皮 20g，泽泻 12g，蒲公英 15g，红藤 20g，大腹皮 15g，延胡索 10g，川楝子 10g，赤小豆 45g。5 剂。四磨汤口服液每次 1 支，每日 2 次口服。

四诊：2003 年 11 月 29 日。月经 11 月 21 日来潮，净已 3 天，腹部已无不适。B 超检查：子宫 51mm×46mm×49mm，子宫内膜厚度 6mm，左侧卵巢大小 50mm×28mm，见 30mm×17mm 囊性暗区，右侧卵巢大小 49mm×37mm，见 26mm×17mm 囊性暗区，子宫直肠凹未见液性暗区。

[**按语**]

OHSS 临床表现以腹水、胸水为主要特征，中医属于"水病""水肿""子肿""鼓胀""癥瘕"等范畴。脾为中州之脏，《素问·经脉别论》称："饮入于胃，游溢精气，上输于脾，脾气散精，上归于肺，通调水道，下输膀胱，水精四布，五经并行。"脾在水液运化的过程中，起到十分重要的转承作用。

仲景称水病为"水气"，提出治疗水气病主要是恢复气化，而气化则必须借助阳气，通过振奋阳气来祛除水气。水为阴邪，非温药不化，正如在痰饮病篇中，明确指出："病痰饮者，当以温药和之。"所举方剂之中，便有五苓散。OHSS 患者腹胀、尿急短频等与水饮内停的症状类似，故治以温阳化气，利水渗湿，应用《金匮要略》五苓散合五皮散加减（改汤剂）主之。方中使用桂枝以温阳化气而通利水道。现代药理研究发现，桂枝其挥发油含有桂皮醛，具有扩张血管、促进血液循环的作用，有助于利尿；泽泻、茯苓（皮）、猪苓利水；白术健脾消肿。五皮散出自《华氏中藏经》，具有利湿消肿、理气健脾的功效，主治一身悉肿，肢体沉重，心腹胀满，上气喘息，小便不利，该方体现了行气与利水同用的配伍特点，使气行则水行。现代多以五苓散、五皮散作为消水肿之通用方剂，赤小豆以加强健脾利水渗湿的功能；同时配槟榔、天仙藤，开顺下焦之郁滞，助膀胱气化，有《妇人良方大全》中天仙藤散之意，理气行滞、疏肝通络，能治气滞之肿胀。车前子清热利湿、通淋，可祛除尿短而频。患者四诊腹胀已除，小便自利，予以和血行气，渗湿清热的当归芍药散加味善后。

儿科病症篇

俞景茂医案

　　俞景茂（1942— ）浙江平湖人，浙江中医药大学教授、主任中医师、博士生导师，浙江省首届国医名师、浙江省名中医、全国第四批老中医药专家学术经验继承指导老师。俞景茂教授在长达五十余年的医疗、教学、科研实践中，治学严谨，对中医经典、中医儿科各家学说有很深的造诣，点校注释多部儿科古医籍，主编多本儿科专著。俞教授临证时强调辨证论治、整体观念、先证而治、治未病，重视小儿的生理病理特点。对儿科疑难杂症均具有丰富而独到的经验。

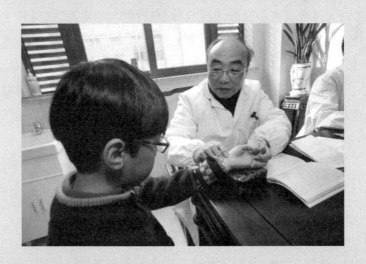

1. 哮喘（支气管哮喘）

哮喘是小儿时期的常见肺系疾病，以发作性喉间哮鸣气促、呼气延长为特征，严重者不能平卧。哮指声响，喘指气息，临床上哮常兼喘。本病包括了西医学所称喘息性支气管炎、支气管哮喘。本病发作有明显的季节性，以冬季及气温多变季节发作为主，年龄以 1～6 岁多见。95% 的发病诱因为呼吸道感染，发病有明显的遗传倾向，起病愈早，遗传倾向愈明显。

病案

患儿，许某，男，13 岁，杭州人。就诊日期：2009 年 12 月 12 日，反复咳喘 10 年余就诊，患儿自 1 岁起即出现反复咳嗽，喘息发作，诊断为支气管哮喘。每年发作 5～6 次，曾用沙美特罗替卡松气雾剂、孟鲁司特钠等药，用时哮喘发作减少，但停药后又反复发作。4 年前来服膏方，近 4 年来感冒减少，今年流感亦未染上。已逐渐停用西药，病情稳定，哮喘已 3 年未发。现鼻稍塞，不咳嗽。一般可，气平，咽稍红，心肺听诊阴性，舌红，苔薄白，脉数而小。患儿平时易感冒，易咳喘，有婴儿湿疹史。中医诊断：哮喘，肺脾气虚。西医诊断：支气管哮喘缓解期。治则治法：健脾益气，养血疏风。

方药：太子参 150g，炒白术 150g，黄芪 200g，茯苓 200g，当归 90g，白芍 120g，铁皮石斛 60g，浙贝母 90g，炙款冬花 120g，制玉竹 120g，生山楂 90g，丹参 90g，参三七 30g，枸杞子 60g，蝉衣 30g，辛夷花 60g，炙甘草 30g，红枣 250g，阿胶 250g，冰糖 250g，黄酒 150mL。以上依法制成膏，早晚空腹各服一勺，忌服萝卜、海鲜、辛辣食品等。遇有感冒、吐泻则停服。

［按语］

哮喘的反复发作与伏痰关系密切，而痰的产生又责之于肺不能布散津液，脾不能运化转输水津，肾不能蒸腾气化水液，以致津液停聚为痰饮，伏于肺，成为哮喘的夙根。哮喘发作期可用西药抗炎平喘，但治标容易根治难。哮喘的治疗重在如何预防反复发作。因此哮喘缓解期的治疗尤其重要。哮喘应采用综合治疗，如冬春服药、夏季敷贴、冬令膏方等，有利于疗效的提高。通过冬令膏方调理，补肺健脾益肾，扶正以祛邪，增强免疫功能，以达到根治哮喘的目的。

俞老师认为哮喘缓解期治本需补益肺脾肾三经，提高小儿的抵抗力、耐寒力与抗过敏能力。哮喘由伏痰所致，即所谓的气道慢性炎症，故治痰是关键，缓解期当扶脾益肾，培土生金，调理脏腑功能，以治无形之痰。加丹参、当归、蝉衣、辛夷花等养血疏风之药以抗过敏。久病入络，必兼有瘀滞，故应适当配合丹参、参三七等活血化瘀药以改善患儿因长期缺氧而形成的微循环障碍。小儿膏方宜在辨证基础上使用，不宜滥用。宜以太子参、黄芪、铁皮石斛等平补，不宜用别直参、紫河车等峻补，以免出现性早熟等。一般小儿膏方剂量是平常药量的10倍左右，依法制成膏后，早晚空腹各服一勺，一个月内服完，服药期间忌服萝卜、海鲜、辛辣食品等。遇有感冒、吐泻则停服。

本例患儿服用膏方已4年，哮喘控制良好，已停用所有西药，平时亦未服中药，仅在冬令时节服用1个月膏方，哮喘已3年未发。

2. 泄泻（秋季腹泻）

泄泻是以大便次数增多，粪质稀薄或如水样为特征的一种小儿常见病。西医称泄泻为腹泻，发于婴幼儿者称婴幼儿腹泻。本病以 2 岁以下的小儿最为多见。虽一年四季均可发生，但以夏秋季节发病率为高，秋冬季节发生的泄泻，容易引起流行。

病案

患儿，郑某，女，2 岁，杭州人。初诊日期：2010 年 1 月 12 日，腹泻 3 天就诊，患儿 3 天来腹泻，大便黄色水样，日解十余次，多泡沫，无黏液脓血，鼻稍塞，时有哭吵，正值秋季腹泻流行，便常规示轮状病毒阳性，胃纳减少，口干，不欲饮，小便黄少。已服双歧杆菌三联活菌、蒙脱石散等药，仍腹泻。一般可，口唇稍干，咽红，心肺听诊阴性，腹稍胀气，肠鸣音活跃。舌红，苔薄白，脉浮数。患儿既往体质较差，平时易感冒，易腹泻，胃纳较差，有支气管哮喘史。

中医诊断：泄泻，脾虚夹风寒泻。西医诊断：病毒性肠炎伴轻度脱水。治则治法：清上和中，表里双解。方药：七味白术散加减。葛根 12g，白术 6g，茯苓 9g，防风 4.5g，砂仁^后下 6g，山药 6g，山楂炭 6g，薏苡仁 12g，麦芽 12g，黄芩 4.5g，北沙参 6g，炙甘草 2g。4 剂。

寒热虚实夹杂，治拟清上和中，表里双解，逆流挽舟。重用七味白术散之葛根，既能解表，又能升发脾胃清阳之气而止泻，且能生津；防风祛风解表胜湿；黄芩清里；炒白术、茯苓、山药、薏苡仁以健脾利湿止泻；砂仁性温行气化湿，温中止泻；山楂炭、麦芽止泻助运；北沙参养阴生津。

二诊：2010 年 1 月 16 日。患儿大便已成形，稍干，腹胀肠鸣已消，咽红已解，尿量增多，稍咳，脉浮数，舌红，苔薄白。治法：从中调以善后，加浙贝母、川贝母以清肺止咳。

处方：北沙参 6g，白术 6g，茯苓 6g，薏苡仁 12g，麦芽 12g，炒稻芽 12g，山楂炭 6g，鸡内金 6g，黄芪 4.5g，砂仁^后下

6g，红枣 12g，浙贝母 6g，川贝母 3g，炙甘草 2g。7 剂。

[**按语**]

秋季腹泻系指由于感染轮状病毒而引发的肠炎，流行于秋冬季，多见于 2 岁以内的婴幼儿，本病起病急，常伴上呼吸道感染症状，大便量多，常在 10 次以上，易造成脱水及酸中毒。由于本病系病毒感染性疾病，目前西医治疗以补液维持水电解质、酸碱平衡为主，无特效的抗病毒药物。本病的治疗，中药具有较大的优势，可缩短疗程，改善恢复期症状，以及减少输液等优点。

本例患儿素体肺脾虚弱，平时易感，有哮喘史，胃纳不佳，大便时溏，故肺脾虚弱为本。卫外不固，感受时邪而成外感泄泻，泻下无度致阴液渐伤，故患儿寒热虚实夹杂，寒热均不明显。老师既未用温燥之藿香正气散，亦未用苦寒之葛根芩连汤，而取七味白术散之义，表里双解，逆流挽舟。重用葛根，解表生津，升发脾胃清阳之气而止泻；防风以祛风解表胜湿；黄芩清里；炒白术、茯苓、山药、薏苡仁以健脾利湿止泻；砂仁性温行气化湿，温中止泻；山楂炭、麦芽止泻助运；北沙参养阴生津。整方寒热虚实兼顾，既无藿香正气散温燥伤阴，又无葛根芩连汤苦寒伤胃，正合小儿易虚易实、易寒易热之特点。方药口味亦为小儿能接受，故能数剂而起效。

3. 遗尿

遗尿是指 5 岁以上的小儿不能自主控制排尿，经常睡中小便自遗，醒后方觉的一种病症。婴幼儿时期，由于形体发育未全，脏腑娇嫩，"肾常虚"，智力未全，排尿的自控能力尚未形成；学龄儿童也常因白天游戏玩耍过度，夜晚熟睡不醒，偶然发生遗尿者，均非病态。

病案

患儿，张某，女，12岁，杭州余杭人，初诊日期：2009年11月28日，小便不约8年余就诊，小便难约，夜间有少许漏出，白天亦漏出始觉，无尿频尿痛，平时易感冒、发热，扁桃体肥大日久。一般可，咽充血，扁桃体Ⅲ°肿大，心肺听诊阴性，脉浮数无力，舌红，苔薄白。患儿体质欠佳，平时易感冒，扁桃体易发炎、高热，有肺炎病史，喜食油炸食品。

中医诊断：遗尿，脾肾两虚；乳蛾，热毒壅结。西医诊断：遗尿症；扁桃体炎。治则治法：清上温下。处方：浙贝母9g，山海螺15g，黄芩6g，北沙参9g，玄参9g，生地黄15g，金银花12g，三叶青6g，牛膝6g，菟丝子9g，巴戟天9g，补骨脂6g，皂角刺9g，炙甘草3g，麦冬6g。7剂。

二诊：2009年12月5日。扁桃体肥大，小便仍未约，尿出次数减少，脉数，舌红，苔薄白。处方：浙贝母9g，山海螺12g，黄芩6g，铁皮石斛6g，生黄芪12g，山药9g，三叶青6g，生地黄15g，制山萸肉6g，龟板12g，太子参9g，炙甘草3g，炙麻黄3g，北沙参9g，补骨脂6g，菟丝子9g。7剂。原方加减继服2周。

三诊：2009年12月26日。咽红好转，扁桃体肿大改善，小便已能约，每次尿量增多，脉沉小，舌红，苔薄白。原方加减继服2周好转停药。

[按语]

小儿5周岁以上夜间仍不能自主控制排尿即为遗尿，早在《素问·宣明正气》就明确指出："膀胱不约为遗尿。"《诸病源候论·小儿杂病诸候》说："遗尿者，此由膀胱有冷，不能约于水故也。"历代医家多认为小儿遗尿多系虚寒所致，常用温补之法治之。

患儿素体肺、脾、肾三脏不足，平时易感，故肺脾气虚，上虚不能制下；肾气不足，下焦虚寒，气化失调，不能固摄膀胱，则夜间频频遗溺。故辨证为脾肾两虚证。但患儿又有热毒蕴结于乳蛾不去。故本例患儿寒热虚实夹杂。

俞师以清上温下为治疗原则，根据病情变化而有轻重不同，病初扁桃体红肿明显，以清上为主，经治后好转，转而以温下为主，又恐过于温热，阴虚生热，扁桃体红肿更甚，故仍兼以清上。正是《素问·标本病传论》"间者并行"治法的体现。患儿通过补益脾肾、清热消结治疗后，小便能自约，易感纳差、扁桃体肿大等诸症亦有改善，疗效显著。

4. 感冒

感冒是小儿时期常见的外感性疾病之一，临床以发热恶寒、头痛鼻塞、流涕咳嗽、喷嚏为特征。感冒又称伤风。感冒可分为两种，普通感冒以受风邪所致，一般病邪轻浅，以肺系症状为主，不会造成流行；时行感冒为感受时邪病毒所致，病邪较重，具有流行特征。

病案

患儿，童某，男，4岁，杭州人。初诊日期：2009年11月7日。发热咳嗽4天就诊，4天来患儿高热不退，持续在40℃左右，汗出不畅，用布洛芬混悬滴剂等退热药，热退后体温又旋升，伴咳嗽，阵咳有痰，无气促，已用多种抗生素静滴无好转。胃纳差，咽不利，夜寐不宁，二便尚调。一般可，咽红，心肺听诊阴性，面赤，舌红，苔薄白，脉浮数。患儿平时体质偏差，易感冒，有多次肺炎史，有2次喘息性支气管炎史。

中医诊断：感冒，风热证。西医诊断：急性上呼吸道感染。治则治法：辛凉解表，宣肺止咳。方药：银翘散加减。金银花 12g，连翘 9g，淡竹叶 9g，鲜芦根 20g，牛蒡子 6g，淡豆豉 12g，桔梗 4.5g，荆芥 9g，黄芩 6g，三叶青 6g，青蒿 6g，蝉衣 3g，生甘草 3g，炙麻黄 2g，杏仁 6g，大青叶 6g，鲜铁皮石斛 9g，羚羊角粉^吞0.3g。4 剂。

金银花、连翘、蝉衣疏风解表清热；鲜芦根、淡竹叶清热生津除烦；荆芥、淡豆豉辛温透表，助辛凉药散表达邪外出；桔梗、牛蒡子疏风散热，宣肺利咽；高热加三叶青、大青叶、黄芩清热解毒，青蒿透热；热盛伤阴加鲜铁皮石斛以养阴生津；羚羊角粉清热解毒凉血。患儿既往有喘息史，咳嗽较多，加炙麻黄、杏仁以宣肺降逆、止咳，以防止喘息发生。

二诊：2009 年 11 月 10 日。体温降至 37.5℃左右，咳嗽逐渐增多，有痰难咯出，咽红，心肺听诊阴性，舌红，苔薄白，脉浮数。风热外邪渐祛，肺气失宣。治法：辛凉疏解，宣肺止咳。处方：金银花 12g，连翘 9g，炙麻黄 2g，杏仁 6g，黄芩 6g，鲜铁皮石斛 9g，青蒿 9g，鲜芦根 20g，牛蒡子 6g，大青叶 6g，炙款冬花 6g，瓜蒌皮 6g，桑白皮 6g，浙贝母 9g，生甘草 3g，羚羊角粉^吞0.3g。4 剂。原方去淡豆豉、桔梗、荆芥、三叶青、蝉衣；加炙款冬花、瓜蒌皮、桑白皮、浙贝母加强宣肺止咳，降逆平喘防止喘息发生。

三诊：2009 年 11 月 14 日。热退，咳嗽好转，喘息未发作，胃纳欠佳，神疲乏力，咽稍红，舌红，苔薄白，脉浮数。治法：和解表里，益气固表。处方：柴胡 6g，黄芩 6g，太子参 6g，姜半夏 9g，茯苓 9g，蝉衣 4.5g，浙贝母 9g，丹参 6g，蛇舌草 12g，生玉竹 9g，炙甘草 3g，红枣 12g，黄芪 6g，炒白术 6g，防风 4.5g，铁皮石斛 6g。7 剂。以和解表里方合玉屏风散和解表里，益气固表以善后。

［按语］

儿科门诊中十之五六为上呼吸道感染的患儿，病原十之八九为病毒，西药尚缺少安全特效的抗病毒药物，病毒性感冒用抗生素治疗无效，不规范使用可产生耐药性，造成体质虚弱，反复易感。中医中药治疗病毒感染有优势，可因人、因时、因地制宜。尤其在甲型流感的防治中，取得了很好的疗效。

小儿纯阳之体，感冒易于寒从热化，或热为寒闭，形成寒热夹杂证，单用辛凉药汗出不透，单用辛温药助热化火，故常以辛凉辛温药并用。故俞老师选用银翘散加减治疗小儿感冒。老师认为治外感总以解表为第一要义，治疗原则为逐邪外出，使表邪仍从表解。所以古人有言："善治者治皮毛。"逐邪外出，不留病根，不使外邪内陷为首要。治外感病需从里达表，切忌见高热以大剂苦寒药强遏，反致外邪凉遏而内伏，故老师很少用石膏等药，因其过于寒凉而不利于透邪，且易败胃。治疗时行感冒时，需加重清热解毒之品，如大青叶、板蓝根、三叶青等。

小儿感冒多兼夹证，可夹滞，夹痰，夹惊，从中医辨证论治，处方因人而异。此例患儿体质较差，每次感冒后很快就发展为肺炎，因此，此次外感疫邪较重，稍有不慎，即可发生变证，发展成肺炎喘嗽，故需先证而治，即"治未病"。患儿经中药治疗后，体温平稳下降，咳嗽未加剧，未发展成为肺炎，家长对此颇为满意。

5. 咳嗽

凡因感受外邪或脏腑功能失调，影响肺的正常宣肃功能，造成肺气上逆作咳、咯吐痰涎的，即称"咳嗽"。本症相当于西医学所称的气管炎、支气管炎。古代关于本症的认识较为全面，从临床症状、病机、治则到方药均有详细记载。目前咳嗽在临床上发病率较高，冬春季节及寒温不调之时尤为多见，多发生于幼儿。咳嗽作为一个症状，可见于诸多疾病中，当咳嗽以突出主症出现时，方可称谓咳嗽。

病案

患儿，葛某，女，4岁，杭州人。初诊日期：2009年2月3日。因"反复咳嗽2月余"就诊，患支原体肺炎后反复咳嗽2月余，晨起及夜间易咳，阵发性咳嗽，咳嗽甚时呕吐，有痰难咯出，无气促，无喘息，无发热，伴鼻塞有涕，曾服用头孢类、阿奇霉素、开瑞坦等药，仍反复咳嗽，胃纳尚可。舌红，苔薄白，脉浮数。

中医诊断：咳嗽，风邪犯肺。西医诊断：上呼吸道咳嗽综合征。处方：炙麻黄2g，杏仁6g，炙款冬花6g，桔梗6g，百部6g，陈皮4.5g，浙贝母6g，川贝母3g，荆芥6g，紫菀6g，白前6g，丹参6g，蝉衣4.5g，黄芩6g，炙甘草3g。4剂。

二诊：2009年2月7日。咳嗽未已，夜间咳多，咳剧时作呕，咽稍红，纳可，鼻塞有涕，舌红，苔薄白，脉浮数。处方：桔梗6g，紫菀6g，荆芥6g，百部6g，陈皮6g，白前6g，丹参6g，炙麻黄2g，杏仁9g，浙贝母6g，川贝母4.5g，炙款冬花9g，佛耳草9g。3剂。

三诊：2009年2月10日。药后咳嗽明显减少，胃纳一般，鼻塞有涕，舌质红，苔薄白，脉浮数。处方：桔梗6g，紫菀6g，荆芥6g，百部6g，陈皮6g，白前6g，杏仁9g，浙贝母6g，川贝母4.5g，炙款冬花9g，炙麻黄2g，丹参6g，北沙参6g，制玉竹6g。7剂。

［按语］

支原体肺炎近年来在儿童中发病呈上升趋势，经阿奇霉素等药治疗后，患儿病情好转，但部分患儿可出现慢性咳嗽，属感染后咳嗽，抗生素治疗往往疗效欠佳。研究证实支原体感染除可引起黏膜损伤外，激活的 β 淋巴细胞还可以刺激机体产生特异性 MP-IgE，增加气道炎症介质的释放和趋化性，部分可发展为哮喘。因此，支原体肺炎患儿常出现气道高反应性症状如咳嗽、喘息，而且持续时间长。如以咳嗽为主要症状，亦可属于过敏性咳嗽范畴。

支原体感染后长期咳嗽是介于外感与内伤咳嗽之间的一种虚实夹杂型的咳嗽，其特点是反复咳嗽，多因外感或内伤饮食诱发而咳。可辨为风咳，因此治疗时应注意祛风抗敏。发病时，治以泻肺止咳，祛风抗敏，症状缓解后，以补肺固表、疏风养血之法治疗。

该患儿患支原体肺炎后，气道呈高反应性，对环境中致敏因子过敏，而使咳嗽迁延不愈，又喜饮冷，形寒饮冷则伤肺，故患儿易外感、易咳，可属"风咳"范畴。咳甚时给予止嗽方加麻黄、杏仁等以降逆止咳，祛风抗敏。症状缓解后，以补肺固表，疏风养血之法缓图以增强体质，减少呼吸道感染。

6. 肺炎喘嗽

肺炎喘嗽是小儿时期常见的肺系疾病之一，以发热、咳嗽、痰壅、气急、鼻扇为主要症状，重者涕泪俱闭、面色苍白、发绀。肺炎喘嗽的病名首见于《麻科活人全书》，该书叙述麻疹出现"喘而无涕，兼之鼻扇"症状时，称为"肺炎喘嗽"。本病全年皆有，冬春两季为多，好发于婴幼儿，一般发病较急，若能早期及时治疗，预后良好。本病包括西医学所称支气管肺炎、间质性肺炎、大叶性肺炎等。

病案

患儿,周某,男,8个月,杭州人。初诊日期:2009年2月7日。因反复咳喘1月余就诊,患儿于1月前患毛细支气管炎后,咳嗽、喘息反复不已,喉间痰鸣,时有气促,汗出较多,抗生素等西药治疗已两周余,仍咳喘。查体:神清,精神可,气稍促,咽稍红,听诊闻及少许痰鸣音,舌红,苔薄白,指纹淡紫。

中医诊断:肺炎喘嗽,风寒闭肺。西医诊断:毛细支气管炎。处方:炙麻黄1.5g,杏仁6g,浙贝母4.5g,炙款冬花6g,姜半夏4.5g,桑白皮4.5g,黄芩4.5g,地龙6g,葶苈子6g,炙甘草2g,丹参4.5g,川贝母2g,荆芥4.5g,蝉衣2g。7剂。

二诊:2009年2月14日。咳嗽渐平,气已顺,纳欠佳,咽稍红,听诊阴性,舌红,苔薄白,脉浮数。处方:炙麻黄1.5g,杏仁6g,川贝母3g,浙贝母6g,炙款冬花6g,桑白皮6g,陈皮4.5g,姜半夏4.5g,黄芩4.5g,地龙6g,炙甘草3g。7剂。患儿病情趋于稳定,拟前方加减治疗1月。

三诊:2009年3月24日。咳已平,喘未作,活动时稍气短,大便干结,咽稍红,心肺听诊阴性,舌红,苔薄白,脉浮数。处方:太子参4.5g,炒白术6g,姜半夏6g,陈皮4.5g,茯苓9g,杏仁6g,浙贝母6g,川贝母2g,炙款冬花6g,枳壳4.5g,无花果6g,火麻仁12g,麦冬12g,炙甘草2g,丹参6g。14剂。

[**按语**]

毛细支气管炎又称喘憋性肺炎,是指由多种致病源感染引起的急性毛细支气管炎,以喘憋、三凹症和喘鸣为主要临床特点。本病以6个月左右婴儿发病为最多,患毛细支气管炎后,气道常处于高反应状态,部分患儿可反复出现喘息,喉间痰鸣,抗炎平喘治疗疗效欠佳,最终可发展为哮喘。毛细支气管炎可属中医哮喘及肺炎喘嗽范畴。中医治疗，可分期论治，病初以定喘汤、麻杏石甘汤加减泄肺清热平喘，迁延期以平喘清肺化痰，恢复期当以健脾益气，养血疏风以杜生痰之源，改善气道高反应，防止向哮喘发展。

本患儿系早产儿，人工喂养，故肺脾肾三脏本虚，而患毛细支气管炎后，正气无力祛邪外出，肺气失宣，痰热蕴肺，故咳喘反复迁延，喉间痰鸣，故患儿本虚而标实，肺脾肾本虚，而痰热为实。治疗初起以定喘汤加减清肺平喘，咳喘平后当守方再治，待病情稳定后再从肺脾肾图治，兼以疏风养血抗过敏，从而防止向哮喘发展。

宣桂琪医案

宣桂琪（1942—），浙江杭州人，浙江中医药大学教授，主任中医师，浙江"宣氏儿科"第三代传人，浙江省名中医，全国老中医药专家学术经验继承指导老师，全国首批中医药学术流派传承工作室——"宣氏儿科流派传承工作室"负责人。全面继承发扬流派学术精髓，在理论上探索创新，丰富了流派学术内涵，尤其在小儿神经系统疾病的治疗具有较大优势，率先开展小儿高热惊厥的中药防治研究和小儿多发性抽动症的临床探索，在全国具处于领先地位。

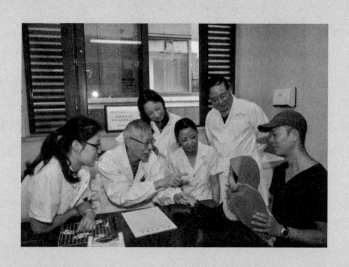

1. 肝风（抽动障碍）

儿童抽动障碍是儿童或青少年时期一种神经精神障碍性疾患。以不自主、反复、突然、快速的，难以控制的，反复、无节律性的一个或多个部位运动抽动和（或）发声抽动为主要特征。本病男孩多于女孩，好发年龄 5～10 岁。国内外文献报道，本病占学龄儿童的 5～10%。发病与遗传、环境、产伤等有一定关系。

病案

患儿，男，8 岁，杭州人，首诊：2016 年 2 月 2 日，因抽动症发作半年余就诊，反复眨眼，耸鼻，喉间清嗓声，伴有鼻塞流涕，面色欠华，咽红而肿，胃纳可，喜食荤腥，剖腹产，幼时反复扁桃体炎，扁桃体肥大，舌红，苔薄腻，脉弦细数。

西医诊断：抽动障碍。治则：平肝祛风，清热利咽，镇静安神。处方：生龙齿 10g，生白芍 5g，茯苓 10g，天麻 5g，全蝎 2g，郁金 5g，石菖蒲 5g，桑叶 6g，制胆南星 5g，辛夷 5g，焦山栀 3g，玄参 5g，射干 3g，板蓝根 6g，蚤休 5g，丹参 6g，远志 3g，生山楂 10g，绵茵陈 10g。21 剂。

二诊：2016 年 3 月 1 日。患儿服药后眨眼好转，异声较多，咽痛，扁桃体Ⅱ度肿大，充血明显，胃纳、二便无殊，舌红，苔薄黄，脉弦细数，拟原法出入。上方去射干，加僵蚕 6g，天冬 6g，浙贝母 6g 利咽化痰散结，继服 21 剂。

三诊：2016 年 3 月 29 日。患儿眨眼、异声明显减少，消化不良，舌红，苔黄腻，脉弦细滑。原方去天冬，浙贝母，加槟榔 5g，鸡内金 10g，川朴 5g，连翘 5g，继服 7 剂。后巩固半月，抽动症状完全缓解，嘱其节制饮食，避风寒，随访 10 月未复发。

[按语]

外风是引发抽动的重要原因之一，本例患儿反复上呼吸道感染，以扁桃体炎为主，属于风邪留恋，外邪为主，因此在平肝息风镇静基础上，加以疏风清热、解毒利咽、散结消肿。全方以"宣氏抽动方"为基础，方中龙齿、生白芍、天麻养阴平肝祛风；茯苓宁心安神；全蝎、葛根搜风解痉；郁金、菖蒲理气开窍以增安神息风之效；制胆南星涤痰；桑叶、焦山栀、板蓝根疏风清热解毒；玄参、射干、蚤休、僵蚕、浙贝母、天冬清热利咽，散结消肿，辛夷祛风解表通窍，再以茵陈、川朴、槟榔、连翘、山楂清热利湿消食。全方以平肝祛风为主，兼以利咽通窍，做到咽鼻同治，外邪祛而抽动止。

2. 咳嗽

凡因感受外邪或脏腑功能失调，影响肺的正常宣肃功能，造成肺气上逆作咳，咯吐痰涎的，即称"咳嗽"。本证相当于西医学所称的气管炎、支气管炎。古代关于本证的认识较为全面，从临床症状、病机、治则到方药均有详细记载。目前咳嗽在临床上发病率较高，冬春季节及寒温不调之时尤为多见，多发生于幼儿。咳嗽作为一个症状，可见于诸多疾病中，当咳嗽以突出主症出现时，方可称谓咳嗽。

病案

患儿，男，9岁，首诊：2010年6月27日，患儿发热半天，体温38℃，咳嗽，汗出不多，面红目赤，咽喉红肿，两侧扁桃体Ⅱ度肿大，纳食减少，大便二日未行，舌红，苔黄腻，脉浮数，此乃内有蕴热，外感时邪。

中医诊断：风热咳嗽。西医诊断：急性扁桃体炎。治则：清解达邪，利咽通便。处方：银翘散合凉膈散加减。金银花 15g，连翘 9g，板蓝根 15g，焦山栀 6g，玄参 6g，牛蒡子 6g，薄荷 6g，荆芥 6g，生大黄 6g，鲜芦根 15g，山豆根 5g，广郁金 5g。2 剂。

二诊：6 月 30 日。昨日体温退至 37.5℃（口），今日已正常，大便已解但干，仍咳嗽，咽喉红肿，扁桃体Ⅱ°肿大，舌红苔转薄黄。外邪已解，内热未清，再以原法出入。处方：金银花 6g，鲜芦根 30g，连翘 9g，牛蒡子 6g，焦山栀 6g，玄参 6g，薄荷 6g，淡竹叶 9g，炙鸡金 6g，炒枳壳 4.5g，瓜蒌仁 9g。2 剂。

三诊：7 月 2 日。体温正常二天，咽喉充血明显好转，纳食增加，精神已正常，大便已解略干，舌红，苔薄黄，脉细数。治以清热利咽。处方：金银花 6g，鲜芦根 30g，连翘 6g，牛蒡子 6g，焦山栀 5g，玄参 6g，炙鸡金 6g，炒枳壳 4.5g，瓜蒌仁 9g，生地黄 10g。

[按语]

宣老认为形成咳嗽的病因主要是感受外邪，以风邪为主，肺脾虚弱是其内因。病位主要在肺脾。感受外邪主要为感受风邪。小儿冷暖不知自调，风邪致病，首犯肺卫。肺主气，司呼吸，肺为邪侵，壅阻肺络，气机不宣，肃降失司，肺气上逆，则为咳嗽。风为百病之长，常夹寒夹热，而致临床有风寒、风热之区别。本案例以咳嗽、发热、扁桃体肿大为主证，一派热像，故可用银翘散、凉膈散加减。方中鲜芦根，连翘，牛蒡子，薄荷，荆芥解表清热；焦山栀，玄参，山豆根，板蓝根，金银花清热解毒利咽；大黄清热泻火，泄下通便；郁金理气助邪外出，服药后二天，便解热退，扁桃体肿大渐缓解，故 6 天而痊愈。

3. 惊风

惊风是小儿时期常见的一种急重病证，以临床出现抽搐、昏迷为主要特征。又称"惊厥"，俗名"抽风"。任何季节均可发生，一般以 1～5 岁的小儿为多见，年龄越小，发病率越高。其病情往往比较凶险，变化迅速，威胁小儿生命。所以，古代医家认为惊风是一种恶候。如《东医宝鉴·小儿》说："小儿疾之最危者，无越惊风之证。"《幼科释谜·惊风》也说："小儿之病，最重惟惊。"

病案

患儿，男，2 岁 3 个月，首诊：2016 年 12 月 30 号。因 10 天前外感后发热、伴惊厥 1 次就诊。身热高达 40.1℃，双眼上视，四肢抽搐，神志不清，面色稍青，无口吐白沫，历时约 3～5 分钟，予安定静推及降温等对症处理后，身热渐退，惊厥未再作，神经系统查体阴性，后查脑电图提示临界状态。既往 10 月龄后反复呼吸道感染，每次发热均伴有惊厥发作，持续时间 3～5 分钟不等。刻诊：偶有单声干咳，咽痒不适，形体偏瘦，面色欠华，鼻梁现青筋，夜寐欠安，盗汗明显，胃纳一般，大便偏干，乳蛾红肿，舌边尖红，苔薄黄，指纹浮紫。

中医诊断：惊风，风热动风，余邪未净。西医诊断：复杂性热性惊厥。治则：利咽、祛邪、平肝。处方：玄参 6g，射干 3g，板蓝根 6g，木蝴蝶 3g，焦山栀 3g，钩藤^{后下}6g，天麻 4.5g，生白芍 6g，石决明^{先煎}10g，郁金 5g，石菖蒲 5g，瓜蒌仁 6g，地骨皮 2g，茯苓 10g。7 剂。

二诊：干咳已止，咽痒好转，大便转顺，夜寐转安，乳蛾无明显红肿，舌尖红，苔薄，指纹淡紫。治拟养阴平肝，健脾助运。处方：南北沙参各 6g，茯苓 10g，炒白术 6g，怀山药 10g，薏苡仁 6g，天麻 4.5g，钩藤^{后下}6g，生白芍 6g，石决明^{先煎}10g，蝉衣 5g，郁金 4.5g，石菖蒲 4.5g，炙远志 5g，当归 5g。14 剂。

三诊：胃纳渐增，面色转华，夜寐安，无明显盗汗，乳蛾无红肿，舌红，苔薄，指纹淡紫。继续以前方巩固治疗 1 周，复查脑电图提示无明显异常，嘱节饮食，防感冒。后随访 1 年余，患儿呼吸道感染、发热次数明显减少，仅有 2 次，惊厥均未发作。2017 年 5 月，患儿不慎急性支气管炎，最高体温 38.9℃，予布洛芬混悬液口服，中医治以疏风、宣肺、清热为先，兼以平肝，惊厥未作，咳嗽痊愈后予"宣氏防惊方"加减治疗 3 周。2018 年 3 月患儿不慎急性扁桃体炎，最高体温 38.8℃，惊厥未作。

［按语］

患儿素体阴虚火旺，肺脾不足，感邪之后，卫表郁而发热，邪热不解，内扰心肝，心神不宁，惊厥发作，刻诊见偶有干咳，咽红而肿，鼻梁现青筋，夜寐不安，结合舌象、指纹，考虑余邪未净，故予玄参、射干、板蓝根、木蝴蝶利咽消肿以除余邪，天麻、钩藤、生白芍、石决明平肝息风，焦山栀、地骨皮清泻余热，郁金、石菖蒲行气活血、醒神开窍，以瓜蒌仁润肠通便，使余留之邪热无所依附，再加茯苓健脾宁心。二诊诸症好转，乳蛾无明显红肿，考虑余邪已除，为防惊厥反复发作，须调整患儿阴虚火旺、肺脾不足之体质，扶助正气，减少外感次数。故二诊时去前方之玄参、射干、板蓝根、木蝴蝶，加南北沙参益肺养阴生津，合茯苓、炒白术、怀山药、薏苡仁健脾助运，再以当归合生白芍养肝柔肝，又予炙远志合茯苓宁心安神。三诊见诸症平稳，胃纳渐增，面色转华，夜寐已安，则知脾土渐运，肺金渐益，故守方继进。连服 28 剂，患儿体质好转。

随访 1 年余，患儿因外感发热 2 次，根据"急则治其标"的原则，以疏风、清热、祛邪为先，兼以少许平肝之品，惊厥未发；邪去之后，继以"宣氏防惊方"加减调理体质，外感次数明显减少，惊厥未再发作。

4. 感冒

感冒是小儿时期常见的外感性疾病之一，临床以发热恶寒、头痛鼻塞、流涕咳嗽、喷嚏为特征。感冒又称伤风。感冒可分为两种，普通感冒为冒受风邪所致，一般病邪轻浅，以肺系症状为主，不造成流行；时行感冒为感受时邪病毒所致，病邪较重，具有流行特征。

病案

首诊：2008 年 6 月 2 日，患儿，女，7 岁。患儿高热一天，体温 40.1℃（口），汗出不多，面红目赤，咽喉红肿，两侧扁桃体Ⅱ度肿大，纳食减少，大便三日未行，血常规：白细胞 8.3*10^9/L，中性粒细胞 82%，淋巴细胞 17%，单核 1%。舌红，苔黄腻，脉浮数，此乃内有蕴热，外感时邪，治当清解达邪，利咽通便，银翘散合凉膈散加减。

中医诊断：感冒，风热感冒。西医诊断：急性上呼吸道感染。处方：金银花 15g，连翘 9g，牛蒡子 6g，板蓝根 15g，焦山栀 6g，玄参 6g，薄荷 6g^{后入}，荆芥 6g，生大黄 6g，鲜芦根 45g，山豆根 5g，广郁金 5g。2 剂。另加紫雪丹每日 1 支，分服。

二诊：6 月 4 日。昨日体温退至 37.5℃（口），今日已正常，大便已解仍干，咽喉红肿，扁桃体Ⅱ度肿大，舌红苔转薄黄。外邪已解，内热未清，再以原法出入。处方：金银花 6g，鲜芦根 30g，连翘 9g，牛蒡子 6g，焦山栀 6g，玄参 6g，薄荷^{后入}6g，淡竹叶 9g，炙鸡金 6g，炒枳壳 4.5g，瓜蒌仁 9g。2 剂。

三诊：6月6日。体温正常两天，咽喉充血明显好转，纳食增加，精神已正常，大便已解略干，舌红，苔薄黄，脉细数。血常规：白细胞 3.7×10^9/L，中性粒细胞 58%，淋巴细胞 42%。治以清热利咽。处方：金银花 6g，鲜芦根 30g，连翘 6g，牛蒡子 6g，焦山栀 5g，玄参 6g，炙鸡金 6g，炒枳壳 4.5g，瓜蒌仁 9g，生地黄 10g。

[**按语**]

宣老认为，该患儿内有蕴热，复感温毒时邪，二热相搏于咽喉，以致血腐肉烂，发为本病。宣老指出：治疗本病初期必须在清热解毒的基础上，表里双解最为上策，故可用银翘散、凉隔散加减。方中鲜芦根、连翘、牛蒡子、薄荷、荆芥解表清热；焦山栀、玄参、山豆根、板蓝根、金银花清热解毒利咽；大黄清热泻火，泄下通便；郁金理气助邪外出，服药后二天，便解热退，扁桃体表面分泌物渐解，故6天而痊愈。

盛丽先医案

盛丽先（1944—），浙江杭州人，浙江中医药大学教授，硕士生导师，主任中医师，浙江省名中医，第五批全国老中医药专家学术经验继承指导老师。从事中医临床、教学、科研工作50多年，擅长治疗小儿呼吸、消化及泌尿系统疾病，尤其对小儿肾脏疾病及慢性咳嗽、哮喘的诊治具有丰富的临床经验。学术上重视顾护脾胃，临床上善于运用和法治疗儿科病证，处方用药轻灵活泼，以适应小儿脏气清灵、随拨随应之生理特点。

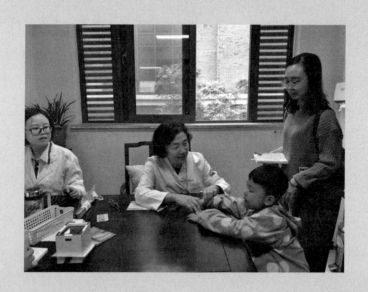

1. 紫癜（过敏性紫癜）

紫癜亦称紫斑，以血液溢于皮肤、黏膜之下，出现瘀点瘀斑，压之不褪色为其临床特征，是小儿常见的出血性疾病之一。常伴鼻衄、齿衄，甚则呕血、便血、尿血。本病属血证范畴，中医古籍中所记载的"葡萄疫""肌衄""斑毒"等病证，与本病有相似之处。本病包括西医学的过敏性紫癜和血小板减少性紫癜。过敏性紫癜发病年龄多为 3～14 岁，尤以学龄儿童多见，男性多于女性，春季发病较多。

病案

患儿，丁某，男，10 岁，2013 年 07 月 28 日初诊。双下肢皮疹 2 周余。皮疹稠密，色鲜红，纳差，大便干结，舌质红，苔黄腻，脉滑数。

中医诊断：血证，血热妄行。西医诊断：过敏性紫癜。治则：清热解毒，凉血止血。处方：水牛角 30g，生石膏 30g，生地黄 9g，黄连 3g，知母 9g，连翘 6g，赤芍 6g，玄参 9g，牡丹皮 9g，紫草 9g，桔梗 9g，蝉衣 6g，甘草 9g。7 剂。

二诊： 皮疹隐退，大便转润，治拟原法出入。继守上方去生石膏、黄连、水牛角，加姜半夏 9g。继服 14 剂。药后诸恙均和，随访年余，未见新发。

［按语］

过敏性紫癜以皮疹为主时可归中医学"血证"范畴。本案因邪热入血，迫血妄行，血溢脉外而成，治拟清热解毒，凉血止血。方选清瘟败毒饮加减治疗，药证相符，契合病机，疹退人和。清瘟败毒饮是气血两清的代表方剂，由白虎汤、犀角地黄汤、黄连解毒汤三方加减而成。方中重用石膏配知母、甘草，法白虎剂，意在清热保津；黄连、黄芩、栀子共用，仿黄连解毒汤，意在通泻三焦火热；犀角（水牛角代）、生地黄、赤芍、牡丹皮相配，即犀角地黄汤，意在清热解毒，凉血散瘀；加入连翘、玄参"解散浮游之火"；桔梗、竹叶取其"载药上行"，共奏清瘟败毒之功。

清瘟败毒饮虽是为治疗温热病所设，但盛丽先教授临床运用并不局限于传染病。盛丽先教授认为整个方剂以清泻气分大热为主，并清血分之热，防止温邪直入营血，且清中有透，清透相合使邪有出路，遵循温病"先安未受邪之地""入营尤可透热转气"的治疗原则，而小儿"稚阴稚阳"之体，发病容易，传变迅速，特别是一些儿科杂病如过敏性紫癜、紫癜性肾炎、传染性单核细胞增多症、川崎病等，只要抓住热毒火邪充斥内外、气血两燔的病机特点，即可应用本方，充分体现了"异病同治"的辨证论治精神。

如过敏性紫癜、紫癜性肾炎，儿科发病率高，累及消化道易出现危症、重症，肾脏损害严重者预后较差，加入中医药治疗具有重要的临床意义。盛丽先教授运用清瘟败毒饮治疗时抓住两个辨证要点，一是急性起病阶段，表现为热证、实证；二是皮肤紫癜鲜红稠密或尿镜检红细胞较多、甚则肉眼血尿，舌质红、苔黄腻，脉滑数。若热毒不甚、紫癜渐退，去石膏、知母、黄连、焦山栀、水牛角；以血尿为主，酌加茜草、白茅根、紫草、地榆、侧柏叶、小蓟草；若见蛋白尿，酌加玉米须、泽泻、蝉衣；若见发热、咳嗽、咽痛等外感风热症状，酌加金银花、牛蒡子、荆芥、淡豆豉。

关于本方剂量，余氏根据疫证轻重而制定了生石膏、生地黄、犀角（水牛角代）、川黄连的不同用量，原书用法云："六脉沉细而数，即用大剂；沉而数者用中剂；浮大而数者用小剂。"盛丽先教授临床多取小剂，一因火毒邪气尚轻浅，二因小儿生机蓬勃、脏气清灵，稍拨即应。

2. 紫癜（特发性血小板减少性紫癜）

紫癜亦称紫斑，以血液溢于皮肤、黏膜之下，出现瘀点瘀斑，压之不褪色为其临床特征，是小儿常见的出血性疾病之一。常伴鼻衄、齿衄，甚则呕血、便血、尿血。本病属血证范畴，中医古籍中所记载的"葡萄疫""肌衄""斑毒"等病证，与本病有相似之处。本病包括西医学的过敏性紫癜和血小板减少性紫癜。血小板减少性紫癜发病年龄多为 2 ~ 5 岁，男女发病无差异，其死亡率约 1%，主要致死原因为颅内出血。

病案

患儿，赵某，8 岁，2013 年 4 月 10 日初诊。双下肢紫癜 1 月余。在当地医院住院治疗，诊断为特发性血小板减少性紫癜，治疗后皮疹渐消退。出院后，紫癜反复，下肢为著，紫癜鲜红色，量多，无便血，咽红，纳便正常，尿检无殊。舌质红，苔白腻，脉滑。

中医诊断：紫癜，血热妄行。西医诊断：特发性血小板减少性紫癜。治则：凉血清利，祛风化湿。处方：犀角地黄汤加味。水牛角 15g，生地黄 9g，赤芍 9g，牡丹皮 9g，荆芥 6g，防风 6g，姜半夏 9g，蝉衣 6g，白茅根 30g，茜草 9g，紫草 10g。14 剂。

二诊：治疗 2 周，患儿紫癜明显消退，偶发，量少，能自行消退，无腹痛，无关节痛，纳便正常，咽红，舌淡红，苔薄腻，脉细弦。治拟益气升阳，清热除湿。处方：姜半夏、炒白术、茯苓、甘草、柴胡、独活、防风、陈皮、紫草、白茅根、牡丹皮。颗粒剂各 1 包，7 剂。药后病情稳定，紫癜已隐，舌净纳可，二便均调。随访半年，未见新发。

［按语］

患儿初诊时紫癜色鲜红、量多、咽红、便干、舌质红、苔白腻、脉细滑，中医辨证素有湿热内蕴，热邪炽盛，迫血妄行。方选犀角地黄汤加味。方中犀角地黄汤加紫草凉血清热，荆芥、防风、蝉衣祛风泻热，清透达邪，白茅根、茜草凉血清利，姜半夏燥湿，佐治凉药。服药2周，紫癜明显消退，但湿热未尽，故二诊健脾升阳，清热除湿，另加凉血止血清利之品，标本兼顾。

犀角地黄汤原名芍药地黄汤，出自东晋陈延之《小品方》(原书已佚，今见《外台秘要》引卷2《小品方》)。该方用于治疗伤寒及温病，应发汗而不发之，内有蓄血，其人脉大来迟，腹不满，自言腹满以及鼻出血，吐血不尽，内有瘀血，面黄，大便黑者。为热毒炽盛于血分、迫血妄行所致出血而设。叶天士《外感温热篇》云"入血就恐耗血动血，直须凉血散血"，历代医家多认为该方是温病血分证之代表方，主要用于治疗热入血分证。

3. 水肿（肾病综合征）

小儿水肿是指体内水液潴留，泛溢肌肤，引起面目、四肢甚至全身浮肿、小便短少的一种常见病证。根据其临床表现分为阳水和阴水。阳水多见于西医学急性肾小球肾炎，阴水多见于西医学肾病综合征。小儿水肿好发于2～7岁的儿童。阳水发病较急，若治疗及时，调护得当，易于康复，预后一般良好；阴水起病缓慢，病程较长，容易反复发作，迁延难愈。

病案

患儿，赵某，男，2岁5月，因"反复全身浮肿少尿20天，加剧伴咳嗽4天"于2010年4月4日初诊。患儿症见全身浮肿，眼睑及下肢甚，咳嗽，鼻塞，流涕，咽红，腹略膨，舌淡红，苔薄白，指纹淡红。表邪未解，急者先治标。

中医诊断：水肿，风水相搏。西医诊断：肾病综合征。治则：宣肺利水，解表散寒。处方：桂枝加厚朴杏子汤合五皮散加减。桂枝6g，白芍6g，川朴9g，杏仁3g，枳壳9g，桑白皮6g，大腹皮9g，茯苓20g，泽泻6g，玉米须20g，益母草9g。7剂。

二诊：2010年4月11日，患儿咳嗽、鼻塞鼻涕缓解，浮肿较前减退，眼睑及下肢略肿，咽不红，舌淡红，苔薄白，指纹淡红。外邪渐解，湿邪为患。治以利水退肿，引而竭之。方用猪苓汤合五皮散加减。处方：猪苓9g，茯苓15g，泽泻9g，滑石9g，阿胶珠9g，玉米须20g，淡竹叶9g，枳壳9g，大腹皮9g，益母草9g。7剂。

三诊：2010年4月29日，患儿尿检蛋白仍未转阴，尿量少而色黄，每天约500mL，大便时干时溏，易吵易惊，胃纳可，少眠，咽红，舌淡红，苔白腻，指纹淡红。气化不利，阳虚水停。治以通阳化气，健脾化饮。方以五苓散、苓桂术甘汤、桔梗汤加减。处方：淡附子3g，桂枝6g，茯苓10g，白术10g，玉米须30g，大腹皮9g，桑白皮9g，泽泻9g，猪苓9g，桔梗6g，甘草6g。

四诊：2010年8月1日，尿蛋白1+，小便仍数，大便溏，日4～5次，纳欠振，眠不宁，舌红苔薄白，指纹淡紫。清阳下陷，浊阴有余。治以健脾升清温运。方以补中益气汤加减。处方：黄芪10g，炒白术6g，陈皮6g，柴胡6g，升麻6g，太子参6g，通草6g，茯苓9g，甘草3g，炮姜6g，防风6g，苍术6g。7剂。

五诊：2010年8月8日，患儿尿检蛋白阴性，大便成形，日1次，尿频减，纳稍增，眠可，舌质淡红，苔薄白，指纹淡紫。继予前方加减巩固治疗1月，尿频缓解，复查小便未见异常。

［按语］

本案患儿系肾病综合征初发，感染是肾病综合征的重要诱因和常见并发症，因患儿免疫蛋白大量漏出，组织水肿而循环不良，激素抑制免疫功能，饮食限制而使营养摄入不足，以呼吸及泌尿道感染多见。

本案肾病伴有感染的治疗，西医考虑为上呼吸道感染，予抗生素治疗，中医辨为肾病标实为主，急则先治标，因势利导，驱邪外出。病因主要为风邪、寒邪，病所主要在上下二焦，故用桂枝加厚朴杏子汤以宣肺疏风、解表散寒。猪苓汤及五皮散加减利水退肿，引而竭之，并加益母草血水共治。待标实去而以本虚为主时则症见浮肿、少尿，病因主要为湿邪内蕴，病所在肺、脾、肾，湿为阴邪，非温不化，故取桔梗汤、苓桂术甘汤、五苓散之意通阳化气，健脾化饮；肾为元阴元阳寄所，不益火之源则无法消除阴翳，故加淡附子温阳温肾利水。

4. 泄泻

泄泻是以大便次数增多，粪质稀薄或如水样为特征的一种小儿常见病。西医称泄泻为腹泻，发于婴幼儿者称婴幼儿腹泻。本病以 2 岁以下的小儿最为多见。虽一年四季均可发生，但以夏秋季节发病率为高，秋冬季节发生的泄泻，最容易引起流行。

病案

患儿，王某，男，2 岁 8 个月，杭州人。初诊日期：2013 年 9 月 12 日，腹泻 3 天就诊，患儿 3 天来腹泻，大便黄色水样，日解十余次，多泡沫，无黏液脓血，鼻稍塞，时有哭吵，正值秋季腹泻流行，大便呈轮状病毒阳性，胃纳减少，口干，不欲饮，小便黄少。已服双歧杆菌三联活菌散、蒙脱石散等药，仍腹泻。

一般可，口唇稍干，咽红，心肺听诊阴性，腹稍胀气，肠鸣音活跃。舌红，苔薄黄，指纹红。患儿既往体质可。

中医诊断：泄泻，湿热泻。西医诊断：轮状病毒肠炎。处方：煨葛根 12g，白术 6g，茯苓 9g，防风 4.5g，蝉衣 6g，炒黄芩 6g，山楂炭 6g，薏苡仁 12g，麦芽 12g。4 剂。

二诊：2013 年 9 月 17 日。患儿大便次数减少，今解大便 1 次，糊状，胃纳渐增，小便正常，舌淡红，苔薄，指纹淡紫。处方：太子参 6g，白术 6g，茯苓 6g，薏苡仁 10g，麦芽 12g，炒稻芽 12g，黄芪 4.5g，砂仁 6g，红枣 12g，陈皮 6g，炙甘草 2g。7 剂。

[**按语**]

秋季腹泻系指由于感染轮状病毒而引发的肠炎，流行于秋冬季，常见于 2 岁以内婴幼儿，本病起病急，常伴上呼吸道感染症状，大便常在 10 次以上，量多，易造成脱水及酸中毒。由于本病系病毒感染性疾病，目前西医治疗以补液维持水电解质酸碱平衡为主，无特效的抗病毒药物。本病的治疗，中药具有较大的优势，可缩短疗程，改善恢复期症状，以及减少输液等优点。

5. 肺炎喘嗽

肺炎喘嗽是小儿时期常见的肺系疾病之一，以发热、咳嗽、痰壅、气急、鼻扇为主要症状，重者涕泪俱闭、面色苍白、发绀。肺炎喘嗽的病名首见于《麻科活人全书》，该书叙述麻疹出现"喘而无涕，兼之鼻扇"症状时，称为"肺炎喘嗽"。本病全年皆有，冬春两季为多，好发于婴幼儿，一般发病较急，若能早期及时治疗，预后良好。本病包括西医学所称支气管肺炎、间质性肺炎、大叶性肺炎等。

病案

患儿俞某,男,3岁4个月,2014年12月28日因"咳嗽1个月"初诊,患儿1个月前无明显诱因下咳嗽,阵发性,昼夜均咳,痰少,渐加剧,无气喘、发绀,无犬吠样咳,无鼻塞清涕,无发热,当地医院诊断"肺炎",予静滴"头孢类"药物1周,咳嗽减少,至今未净,有痰,时有呕吐,胃内容物,大便易溏,大便时无哭吵,胃纳欠佳。

中医诊断:肺炎喘嗽,肺脾两虚。西医诊断:肺炎。处方:姜半夏6g,茯苓6g,陈皮6g,生甘草3g,煨葛根6g,藿香6g,煨木香6g,桔梗3g,桂枝3g,炒白术6g,炮姜2g,太子参6g。7剂。

二诊:患儿服7剂后复诊,咳嗽明显减少,晨起偶咳,有痰,胃纳增加,大便调,舌淡红,苔薄白,指纹淡紫。拟益肺健脾化痰。处方:姜半夏6g,茯苓6g,陈皮6g,生甘草3g,炒白术6g,太子参6g,黄芪9g,防风3g,杏仁6g,山药6g。7剂。

[按语]

该案例患儿为肺炎恢复期,咳嗽月余,痰多,纳呆便溏,舌淡苔腻。辨证为脾虚痰湿,从脾胃论治,治其本,而不用解表之药,故用益肺健脾、温运化痰法,以七味白术散和苓桂术甘汤加味,取得较好疗效。《素问·咳论》曰:"五脏六腑皆令人咳,非独肺也。"这是对咳嗽病机的高度概括。"肺为贮痰之器,脾为生痰之源",因痰致咳者,痰为重,主治在脾;因咳动痰者,咳为重,主治在肺。即使其他脏腑所致的咳嗽,其痰浊的化除以及脏腑功能的调理,亦赖脾胃之气的健运。因此,对于各种咳嗽的治疗,除了注意治肺外,还应注意治脾胃。

董廷瑶医案

　　董廷瑶（1903—2002），浙江宁波人。国家级非物质文化遗产董氏儿科第四代传承人，全国首批名老中医，享受国务院特殊津贴。首届中华中医药学会儿科分会顾问，原上海市中医文献馆馆长，被誉为"当代中医儿科泰斗"。创立"推理论病、推理论治"的学术思想，提出了"临证九诀"与"用药六字要诀"。出版《幼科刍言》《董廷瑶幼科撷要》《中医临床家丛书·董廷瑶》《董廷瑶医案》等专著。

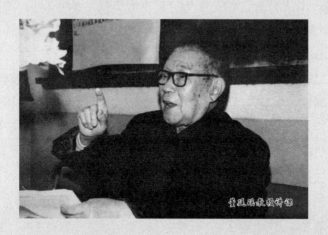

1. 泄泻

泄泻是以大便次数增多，粪质稀薄或如水样为特征的一种小儿常见的脾胃系统疾病。常因乳食积滞、脾运不健、湿热内滞，或久利伤阴、伤阳等所致，临床也不乏因母乳汁缺乏维生素 B_1 所引起的婴儿泄泻。

病案

邬某，男，3 月。泄泻 2 个月，近日来泄泻 10 余次，稀薄不化，中西药治疗均未见效，症见面色苍白、形神萎疲，睡时露睛，胃纳不振，四肢不温，腹部软满，小溲清长，舌淡苔润，经检查乳母发现膝关节反射消失。诊断为"脚气型泄泻"，但久泄脾阳已虚，治当温运。药用炒党参 4.5g，淡附片 4.5g，炒白术 9g，炒怀山药 9g，山楂炭 9g，炒麦芽 9g，广木香 2.4g，姜炭 2.4g，清甘草 2.4g，煨肉果 6g。3 剂。嘱：停食母乳，代以米汤。乳母补充维生素 B_1。

二诊：形神稍振，大便转稠、次数尚多，胃纳已醒，肢转温，病已转机，原意为主。药用炒党参 4.5g，炒白术 9g，炒怀山药 9g，广木香 2.4g，姜炭 2.4g，清甘草 2.4g，煨肉果 6g，石榴皮 5g，煨诃子 5g。3 剂。

三诊：便转正常，面色渐润，纳和舌净，腹软溲通，再进调养善后。药用炒党参 4.5g，炒白术 9g，炒怀山药 9g，陈皮 3g，清甘草 2.4g，广木香 2.4g，石榴皮 5g，煨诃子 5g，姜炭 2.4g。3 剂。

[**按语**]

脚气型泄泻，多因母乳中缺乏维生素 B_1 所致，临床治疗必须先停母乳，然后随症因施药，多可速愈。该患儿出生一月即有泄泻，次数频多，面白神萎，小溲清长，检查乳母发现膝关节反射消失，符合脚气型泄泻的特点；但由于其泄久，舌淡苔润，睡时露睛，四肢不温，乃已伤及脾阳，故治当温运脾阳，兼消乳食，并嘱暂停母乳。药用理中汤加入附片、煨肉果温中固涩；淮山、楂炭、麦芽、木香等运脾消乳，同时乳母补充维生素 B_1。服用三剂，形神转振，便通次多，脾阳已回，脾虚未复，故再以理中温中兼加肉果、石榴皮、诃子固涩之品。药后诸恙悉平，则以原意增损以巩固之。

2. 痢疾

痢疾，临床一般以便下黏液，红白脓血，里急后重，腹痛次频为特征。其因多为夏秋季节肠道传染，乃由疫邪致病，而其内因则是饮食不洁、脾胃不和、凝滞停积、蕴毒结作，更因寒暖不慎，暑湿内合或兼夹其他而致。

病案

李某，男，3岁。患儿平素多食生冷及炙煿之物。发热下痢，已有三天，体温在 39℃左右，便下黏冻脓血，里急后重，日十余次，肛周红炎，腹痛纳呆，舌红苔腻，诊为痢疾，治当清解导滞。药用川黄连 1.5g，苦参 5g，秦皮 10g，白头翁 10g，黄柏 5g，马齿苋 10g，白槿花 6g，槟榔 6g，白扁豆花 6g，枳壳 5g。3 剂。

二诊：药后热势下降至 37.8℃，便下次减量增，脓血已除，尚有黏液，腹痛减轻，舌苔薄黄，再以清解余毒。药用炒川连 1.5g，炒黄芩 5g，白头翁 10g，秦皮 10g，马齿苋 10g，白槿花 6g，槟榔 6g，广木香 3g，炒山楂 10g。3 剂。

三诊：药后热和，便下松散，日有 3 次，液冻已无，舌苔薄黄，纳谷不香，治以运脾为主。药用炒金银花 5g，马齿苋 10g，炒淮山 10g，茯苓 10g，炒谷芽 10g，生扁豆 10g，生甘草 3g，陈皮

3g，广木香 3g。4 剂。

药后便下得调，纳谷亦动，再以健运脾胃以巩固，并嘱饮食宜清淡。

［按语］

此例患儿因生冷炙煿蕴结肠胃导致湿（食）热互结，蒸郁发热，气滞不畅则腹痛，里急后重。下迫肠道，损伤血络而便脓血。故即白头翁汤加川连、白槿花、马齿苋清热解毒，槟榔、枳壳理气导滞。三剂以后，便下次减量增，黏冻已少，腹痛减轻，乃为气血渐以调顺，热势渐降。故再以原意追踪三剂，热和便下黏冻已无，其松散者，是为痢后脾运未复，故主以健运之品，少佐金银花、马齿苋，恐其余毒未尽而复发。若是渐次调治，而使痢愈脾健得复也。

3. 肠结（肠梗阻）

任何原因引起的肠内容物通过障碍统称为肠梗阻。它是常见的外科急腹症之一。其病因有机械性、动力性、血管性等。

病案

陶某，男，10 岁。患儿幼年曾做直肠尿道造型手术，此后大便失调，经常数日不通，以致腹痛难受。六天前腹痛又作，大便不下，呕吐不食，多次送急诊，西医诊断肠梗阻，经导便仍不解下。至今腹痛呻吟，按之满实，大便秘结，食进即吐，四末清冷，小溲短少，两脉沉弦，舌苔淡白。久病伤阳，寒实里结，亟须温通，主以温脾汤。药用肉桂后入 1.5g，淡附片 4.5g，干姜 3g，当归 6g，玄明粉 9g，生大黄后入 6g，党参 9g，清甘草 3g。2 剂。

二诊：服一剂后腹痛转缓，第二剂下，大便通利数次，吐平能食，腹软肢温，续以调扶中州。药用党参 9g，焦白术 10g，茯苓 10g，清甘草 3g，当归 6g，炒白芍 6g，肉桂^{后入}1.5g，陈皮 3g。3 剂。

三诊：腹痛未作，腹软肢温，纳谷已动，舌苔淡润，便下已通，再以原法。药用党参 9g，焦白术 10g，茯苓 10g，清甘草 3g，当归 6g，炒白芍 6g，肉桂^{后入}1.5g，陈皮 3g，炒谷芽 10g。5 剂。

其后症情已稳，调理数次而安。

[**按语**]

本案乃属急症，患儿便秘呕吐，腹痛肢冷，病史既久，气阳转衰，即脾阳不足，冷积内停。故投以温脾汤全方，应手而效。方中肉桂、淡附片与干姜温阳祛寒；生大黄荡涤积滞，玄明粉润肠软坚，助大黄泻下攻积；党参、当归益气养血，使下不伤正。全方由温补脾阳药配伍寒下攻积药组成，温通、泻下与补益三法兼备，寓温补于攻下之中，具有温阳以祛寒、攻下不伤正之特点。诸药协力，使寒邪去，积滞行，脾阳复。故服一剂后腹痛转缓，第二剂下，大便通利数次，吐平能食，腹软肢温，续以异功散加味调扶中州。

4. 肠结（肠套叠）

肠套叠是指一段肠管套入与其相连的肠腔内，并导致肠内容物通过障碍。肠套叠的发生，多因饮食、环境、气候变化，导致肠道气机逆乱，络脉瘀阻，若络瘀日久，每至整复后气血难畅，而致反复发作。为此本病的治疗当以温经散寒，活血理气，化瘀止痛为主。

病案

周某，男，4 岁。2 年来先后四次肠套叠发作，腹痛时发，痛剧叫嚷，辗转不安，但时停时作。今腹痛又发，按之较硬，舌红苔薄,汗出淋漓,纳少便干,二脉带弦,治以活血行气,使通则不痛也。方用少腹逐瘀汤加减。药用当归6g,赤芍6g,桃仁9g,醋炒五灵脂9g,红花5g,乳香5g,炒没药4.5g,肉桂^{后入}3g,广木香2.4g,延胡索9g。3剂。

二诊:服上药后,痛已停止,腹部转软,便下通利,药已见功,原法继进,以杜其根。药用当归6g,延胡索6g,赤芍6g,桃仁9g,川楝子9g,醋炒五灵脂9g,广木香2.4g,乳香5g,红花5g,炒没药4.5g。4剂。

三诊:腹痛未作,纳谷尚可,舌苔薄净,二便尚调,治以调和。药用当归5g,桃仁9g,枳壳5g,茯苓9g,陈皮3g,川楝子9g,炒谷芽9g,广木香3g。5剂。

药后腹痛已除,随访一年,肠套叠未再发作。

[**按语**]

小儿肠套叠一症,尤以反复发作者,多与气血瘀阻不畅有关,故临床治疗常随症而施活血理气之品,每获良效。该患儿2年内先后四次肠套叠发作,腹痛时作,痛剧叫噪,辗转不安,时停时作,乃络脉瘀阻,气滞不畅,不通则痛之症。故治当活血行气,使气血通畅,则病可除也。方以少腹逐瘀汤为主,方中当归、赤芍、桃仁、五灵脂、红花、没药祛瘀理血;木香、延胡索理气止痛;更少佐官桂以温通脉络,使之调和。服药三剂,腹痛则和,腹部转软,乃气血渐以通畅也。故原方去肉桂之温,续进四剂。若是调理二次,病已得治,肠套叠年余未作。

5. 哮喘

哮喘是小儿时期常见的一种反复发作的哮鸣气喘性肺系疾病。临床以反复发作性喘促气急,喉间哮鸣,呼气延长,严重者不能平卧，张口抬肩，摇身撷肚，唇口青紫为特征。其急性期可分为寒性哮喘、热性哮喘、寒包火哮喘等，本病欲得根治，必须平稳期从本调治。

病案

沈某，男，10岁。哮喘五年，时常发作，近日感寒，哮喘气促，易作吐恶，流涕恶寒，面色苍萎，舌苔薄白，脉象滑数。此乃寒饮内伏，感邪引动，证属外寒里饮，法须辛温。方用小青龙汤加减。药用炙麻黄2.4g，桂枝3g，细辛2.4g，淡干姜2g，炙甘草3g，旋覆花^包9g，姜半夏9g，白芍6g，炙苏子9g，生姜两片，红枣三枚。3剂。

二诊: 恶寒已无，痰如稀沫，哮喘夜剧，咳尚不利，胃纳一般，大便亦调，舌苔薄腻，两脉滑数，宿饮不化，仍以辛温化饮。药用炙麻黄2.4g，桂枝2.4g，细辛1.5g，紫菀6g，杏仁6g，旋覆花9g^包，陈皮3g，川朴3g，姜半夏9g，款冬花9g。3剂。

三诊: 哮喘已和，咳嗽尚有，胃和便调，舌苔白腻。治以温化痰饮。药用桂枝2.4g，炒白术9g，茯苓9g，清甘草2.4g，陈皮3g，旋覆花^包9g，姜半夏9g，杏仁6g，细辛1.5g，川朴3g。4剂。

［按语］

该患儿宿疾五年，饮恋阳虚，又复感新，引发哮喘，故治当温肺化饮以平喘。方以小青龙汤为主；加旋覆花以降气化痰；因其易于作恶，寒邪较重，故加生姜、红枣以散寒和胃；去五味子者，以其酸以制恶也。三剂以后，恶寒已除，哮喘夜剧，且苔转腻，此表寒虽除而寒饮未化也。故原方去生姜、红枣、苏子；加以川朴、陈皮、紫菀、杏仁以增化饮之力。复以三剂，喘平纳和，但咳嗽有痰，舌苔白腻，饮浊未得尽化，故于苓桂术甘汤以温阳化饮；合杏仁、川朴以健脾顺气而化痰。四剂以后，痰饮得化而咳嗽转和也。

6. 肺炎喘嗽

肺炎喘嗽是小儿时期常见的肺系疾病之一，以发热、咳嗽、痰壅、气急、鼻扇为主要症状，重者涕泪俱闭、面色苍白发绀。其病机主要为感受外邪之后，肺卫失宣，痰浊壅盛，化热化火，炼痰劫津，导致肺闭不宣，其传变过程可有表里顺传和卫营逆传之不同。

病案

李某，男，7 岁。患儿壮热不退，已有五天，体温 40～41℃，气急鼻扇，烦躁不安，腹胀腹痛，便下秘结，小溲短赤，舌红苔腻，偏燥，二脉数实（住院治疗，要求中药并用，胸片：两中下肺有散在片状阴影）。证属痰热闭肺，治以清气宣肺，兼以导滞。方用麻杏石甘合白虎汤为主。药用炙麻黄 3g，杏仁 6g，石膏^{先煎}20g，生甘草 3g，黄芩 6g，羚羊角 1.5g，象贝 10g，知母 6g，连翘 10g，芦根 20g，炒莱菔子 10g，枇杷叶^包10g，生军^{后入}4g。2 剂。

二诊：药后腑气已通，微微汗出，热势下降，体温在 38.5～39℃之间，气急稍瘥，病已转机，再以原法。药用炙麻黄 3g，杏仁 6g，石膏^{先煎}30g，生甘草 3g，黄芩 6g，知母 6g，象贝 10g，芦根 20g，炒莱菔子 10g，枇杷叶^包10g，连翘 10g，鱼腥草 10g。2 剂。

三诊：汗出热退，咳嗽不爽，便下干结，小溲通黄，舌红苔黄偏燥，治以清宣肺热。药用桑叶、皮各 10g，杏仁 6g，石膏^{先煎}20g，生甘草 3g，象贝 10g，黄芩 6g，瓜蒌仁 10g，竹茹 6g，枇杷叶^包10g，冬瓜子 10g，南沙参 10g。3 剂。

药后咳痰已松，纳谷渐动，再以清肺养肺和胃之品调治经旬，胸片复查，肺炎已吸收。

[**按语**]

该患儿壮热而烦，咳逆气促，为气分热盛、痰热闭肺之故，而腹满便秘，又为热积在腑，上不宣，下不通，病邪势必化燥化火渐而深入，故投以麻杏石甘合羚羊白虎汤以清气宣上；生军、莱菔子以通腑消积。药虽两剂，上下宣通，病势即挫，故撤去羚羊之大凉，加重石膏为30g继清气分之热。三剂时热退咳多，苔偏燥，邪热渐去，而肺津受耗也，故以桑叶皮易麻黄之辛温，加用沙参以养肺，渐次量诊调养，病体终得康复。

7. 肺炎喘嗽（病毒性肺炎）

病毒性肺炎，为伏毒与时热并发所致。其症多见心下烦闷，咽逆咳嗽，狂乱燥渴，咽喉肿痛，谵狂下利等症，亦有面赤发斑者。临床上若能抓住主因辨证用药，兼以特制"熊麝散"，确能起到极好的效果。

病案

朱某，男，9月。患儿因发热咳嗽气急两天入院，当时体温39.5℃，听诊两肺散在性湿啰音，胸透：右上肺片状阴影，合并右上后段不张。白细胞 $6.9×10^9$/L，中性粒细胞56%，淋巴细胞42%，幼稚粒细胞2%。入院后予抗生素治疗，体温更趋上升，出现烦躁气急，面色苍白，唇口青紫，加予激素治疗后，热度仍持续，第四天请中医会诊。初诊：9个月小孩，咳嗽3月，发热5天，体温39.5℃左右，汗出而喘，痰阻不活，烦吵不安，哭则无泪，便溏溲少，舌红苔润，两脉浮数，指纹青紫，直通三关。温毒犯肺，治以清肺解毒。方以麻杏石甘汤加熊麝散为主。药用麻黄 3g，生石膏^{先煎}15g，杏仁 6g，生甘草 3g，黄芩 5g。另：熊胆 1.5g，麝香 0.03g，研末化服。1 剂。

二诊：今热较平，体温 38.5℃，津津汗出，气急较缓，咳嗽尚多，胃气稍动，大便溏黏，日有两次，舌红润，脉滑数，病势渐瘥，再以原法加味。药用葛根 5g，黄连 1.2g，黄芩 5g，麻黄 3g，生石膏^{先煎}15g，生甘草 3g，杏仁 6g，橘红 3g，竹茹 5g，另：熊胆 1.5g，麝香 0.03g，研末化服。1 剂。

三诊：昨曾大汗，形体较软，但今晨已呈活泼，热度仍有升降，体温 38.2℃，痰稠不活，便下欠化，舌红苔灰薄黄，兹拟清肺化痰。药用桑叶 9g，川贝母 4g，竹茹 5g，紫菀 5g，生甘草 3g，橘红 3g，杏仁 6g，百部 6g，扁豆衣 9g，南沙参 9g。另：熊胆 1.5g，麝香 0.03g，研末化服。1 剂。

药后热度已和，咳痰亦清，便下成条，继予调养之品数次而安。

[**按语**]

该患儿发热 5 天，汗出而喘，舌红烦吵，便溏溲少，脉浮数，此为温毒犯肺，肺气失宣，热毒不解之故。治当清宣平喘，清热解毒。方中以麻杏石甘汤加黄芩以清肺宣肺；熊胆、麝香清解温毒。一剂后，热稍降而汗少，气喘亦缓，唯便下溏黏，此温毒虽瘥，热移大肠。故二诊时除继予原方巩固外，再合葛根芩连汤以清解表里。三诊时便黏已无，形神亦安，喘平有咳，余热未清，此温毒渐除，肠热得和，肺阴受伤而致痰稠不清也。故留熊、麝解余留温毒，再以南沙参、川贝母、竹茹、杏仁等以养肺化痰。再一剂后，热和，痰治，便调，则以养肺化痰之品调治数次而安也。方中熊胆、麝香（熊麝散）为董老善治病毒性肺炎热毒壅盛之方。其功能为清热泄毒，通壅开窍。熊胆苦寒无毒，凉血、退热、清心、平肝、开郁结、泻风热，虽一般以治肝胆之热，但李时珍指出其亦入"手少阴、厥阴"，故能用治小儿热盛神昏，急惊痰热之重症。麝香苦辛香温，善能通络开窍，透骨，解毒，定痰惊，辟秽浊，故有清窍之蒙蔽，振神回苏之力。缪希雍认为"凡邪气著人，淹伏不起"者，用之可使"自内达外，……邪从此而出"，亦即杨时泰所谓"用之开关夺路也"。故二品合用对于温毒深伏，邪壅心膈之症，有直入开窍，解毒泄毒之功。但使用二药，一必温毒实证，二应中病即止，原则不过三剂。

8. 癫痫

癫痫，是小儿常见的一种发作性神志异常的疾病。临床以突然仆倒，昏不知人，口吐涎沫，两目上视，四肢抽搐，发过即苏，醒后一如常人为特征。其发病原因有先天不足或受惊气乱，痰入心包，心热肝旺，或平素痰湿内盛，以上若骤为惊热，而致神气愦乱，痰气交结，阻络蒙窍而发为癫痫。另外，如产伤、脑伤，络脉瘀阻，或气阴亏损，虚风内动等均能导致癫痫的发生。

病案

陶某，女，4 岁。生时难产，受产钳之压，枕部见陷，时有惊痫，手足抽搐，右侧肢体软弱，喉中痰鸣，目珠呆滞，动作迟钝，不会言语，舌苔薄腻，二脉沉弦，先天元气受损，痰热犯脑，动风生惊，精神失司，姑先豁痰息风。药用钩藤^{后入}6g，当归 6g，天竺黄 4.5g，龙齿^{先煎}15g，竹沥半夏 9g，赤芍 9g，天麻 3g，陈皮 3g，全蝎 1.5g。3 剂。

二诊：昨发热又起，体温 38℃，痰多作恶，抽搐频发，神呆易惊，舌脉同前。痰热化风，仍须开窍逐痰。药用连翘 9g，干菖蒲 9g，天竺黄 4.5g，全蝎 1.5g，蜈蚣一条，胆南星 3g，竹节白附子 6g，钩藤^{后入}6g，姜竹茹 6g。7 剂。

另：保赤散 0.3g，分两次化服。

三诊：药后多次呕痰，便下浊涎，发热已平，惊搐亦减。因停药近月，痰鸣复作，大便秘结，足软而搐，起动易跌，脉沉苔薄。主因在痰，还需息风下痰。药用干菖蒲 9g，硃茯苓 9g，豨莶草 9g，天麻 3g，胆南星 3g，天浆壳五枚，川贝母 3g，川椒 1.5g，钩藤^{后入}6g，礞石滚痰丸^包10g。7 剂。

四诊：续有痰涎吐出，神识稍清，步行不跌，惊惕初平，大便亦通，但痰鸣未罢，夜眠难而昼喜寝，二脉沉滑，舌苔薄腻，顽痰未尽，仍须镇神豁痰。药用干菖蒲 9g，硃茯神 9g，远志 6g，钩藤^{后入}6g，竹节白附子 6g，龙齿^{先煎}15g，磁石^{先煎}15g，琥珀^{后入}3g，胆南星 3g，清气化痰丸^包9g。7 剂。

上方连服月余，痰涎续见呕出，惊搐均止，面色滋润，神清眼活，纳和便调，会讲短句言语，但智力尚低，夜眠欠安，仍须继续调治为上。

[按语]

本例患儿先天受损，智钝惊搐，原属难治。初诊时以其痰鸣、苔腻、脉弦，为痰浊犯脑而动风之症，故先以豁痰为主。方中以钩藤、天竺黄、全蝎、天麻等镇惊通络，豁痰息风；陈皮、姜半夏祛湿化痰；当归、赤白芍活血和血以从本；辅以龙齿镇惊安神。二诊时因热而惊搐频发，故法随症变，以清热豁痰为主，并加以全蝎、蜈蚣搜风通络；保赤散以清泄热痰。药后呕痰泄涎，其热即平，惊搐亦减。乃在化痰通络基础上，加以川椒目、豨莶草以强腰利足，祛风通络。药后痰吐不少，神识转清，步行渐稳，惊搐未作，病已趋稳，故随症而渐加以安神强肾之品，渐使神安搐平，渐言简语也。

9. 温毒（川崎病）

皮肤黏膜淋巴结综合征又称川崎病，是一种急性起病的局限性疾病。其发病特点为壮热持续，躯干部皮疹散发，眼结膜充血，杨梅舌，颈淋巴结肿大，手足背硬肿，恢复期血小板升高，可并发冠状动脉瘤、冠状动脉炎，动脉栓塞等。本病辨证当属温病范畴中的风温与暑温，初起即可见卫气同病，继而可有营血同见的演变规律。

病案

陈某，女，5 岁。患儿高热经旬，体温 39.5℃以上，烦躁不安，唇朱渗血，乳蛾红肿，口渴少饮，皮肤少量散在红疹，手足背硬肿，纳谷不香，便软溲赤，舌红少苔。血常规：白细胞 $12×10^9$/L，中性粒细胞 70%，淋巴细胞 29%，血沉 55mm/h，诊为川崎病，证属气营之证，因家属要求同服中药治疗，治以凉营清气，方用清营汤加减。药用连翘 10g，黄连 2g，淡竹叶 5g，金银花 10g，玄参 10g，生地黄 12g，麦冬 10g，黑山栀 10g，芦根 15g，羚羊角粉^{另炖服}1.5g。2 剂。

二诊： 药后微微出汗，热势稍降，体温 38.5℃，余证如前，病得转机，仍宗原法。药用连翘 10g，黄连 2g，淡竹叶 5g，金银花 10g，玄参 10g，生地黄 12g，麦冬 10g，黑山栀 10g，芦根 15g，羚羊角粉^{另炖服}1.5g。2 剂。

三诊： 热得下降，体温 37.8℃，烦躁已瘥，皮疹亦隐，手足背肿渐退，唇朱少苔，二便尚通。治以清养之。药用淡竹叶 5g，生石膏^{先煎}20g，金银花 6g，芦根 15g，生甘草 3g，麦冬 10g，北沙参 10g，川石斛 10g。3 剂。

药后热势转和，舌净纳动，则继予清养之品调理 10 余剂而安。

[按语]

该患儿高热经旬，持续不退，其症唇朱渗血，舌红少苔，皮肤少量散在红疹，邪已入营，但其烦躁不安，气分之热未尽也，宗叶氏"入营犹可透热转气"之旨，以清营转气为主，希冀邪从气分而解。故方以清营汤为主，以羚羊角易水牛角，合竹叶、连翘、金银花、黑山栀清泄气分之邪；生地黄清营分之热；芦根、麦冬、玄参滋阴降火。2剂以后，汗出微微，热势下降，乃邪热从气分而出之佳兆也。故原法追踪2剂，药后其热大势已去，余邪未尽，阴津亦伤，故以竹叶石膏汤加石斛清气养阴调养善后。

10. 烂喉丹痧（猩红热）

猩红热，古人又谓之烂喉丹痧、丹痧、疫喉痧等，此病有较强的传染性，其主要症状为壮热不清，皮疹连片，隐后脱屑，咽喉溃烂，杨梅舌等。本病之因以小儿素体内热偏盛，病毒疫邪乘时令不正之气，从口鼻而入，侵袭肺卫，进而于内热相搏，蕴结肺胃，累及营血。

病案

周某，男，5岁。患儿高热4天，体温40.0℃左右，烦渴不安，时有惊惕，躯干四肢密布痧疹，按之色淡，瞬息复原，咽喉红肿溃疡，唇周苍白，舌红绛起刺，少伴咳嗽，颈部核肿，便下干结，小溲短赤，脉数，治以凉营解毒。方用凉营清气汤加减。药用黄连2g，黄芩6g，石膏^{先煎}20g，芦根20g，牡丹皮5g，赤芍6g，知母6g，玄参10g，金银花10g，象贝10g，黑山栀10g，石斛10g。3剂。另：羚羊角粉0.3g炖服汤汁。锡类散吹喉，日2次。

二诊： 药后热势下降，体温38.5℃左右，烦渴稍瘥，皮疹色淡，颈核见小，咳嗽尚作，便干溲赤，治以清凉养阴。药用石膏^{先煎}15g，知母 6g，金银花 10g，黑山栀 10g，淡竹叶 10g，牡丹皮 6g，象贝 10g，玄参 10g，生地黄 15g，石斛 10g。3 剂。

三诊：皮肤脱屑，形神已安，颈核小，咳嗽和，唯低热不清，体温 37.5℃左右，口渴喜饮，便下干结，小溲短少，治以清养生津。药用生地黄 15g，北沙参 10g，地骨皮 10g，淡竹叶 10g，青蒿 10g，石斛 10g，天花粉 10g，生甘草 3g，芦根 15g。5 剂。

[**按语**]

该患儿初诊时已值本病中期，为痧毒炽盛，累及营血，故可见高热不退，肌肤密布痧疹；痧毒火热上熏，则咽肿溃疡，舌红起刺；毒结颈项，则颈部核肿；肺卫被袭，则见咳嗽；其便干、溲赤、脉数等均为邪毒热势炽盛之象，故治疗当以凉营解毒。方中黄连、黄芩、黑山栀、金银花清热泻火解毒；石膏、知母清气分之热；牡丹皮、赤芍、玄参清营凉血；芦根、石斛护阴清热；象贝止咳散结；又因惊惕不安，气分热盛，已有动风之势，故用羚羊角粉以熄之。三剂以后，毒邪减轻，病虽稍安，但热毒未尽，阴津已伤，故仍以凉解为主，佐以养阴。再以三剂后，毒势已去大半，唯留余邪，阴耗显露，故以竹叶、地骨皮、青蒿、生甘草清除余热；生地黄、沙参、石斛、天花粉、芦根养阴生津，若是调治数次，热净津复，而病得安。

骨伤科病症篇

肖鲁伟医案

　　肖鲁伟（1948—　），主任中医师，博士生导师，浙江省国医名师、全国老中医药专家学术经验继承指导老师、浙江省中医药学会会长，从事骨伤科教学、科研、临床四十余年，擅长骨与关节疾病的中西医结合治疗和相关研究。围绕股骨头坏死、骨性关节炎等疾病展开了系统的发病机制研究和中医药干预机制的研究。主持国家自然科学基金面上项目3项，省部级项目10余项，获得省部级科学技术奖励10余项，发表学术论文300余篇，发明专利（授权）3项。

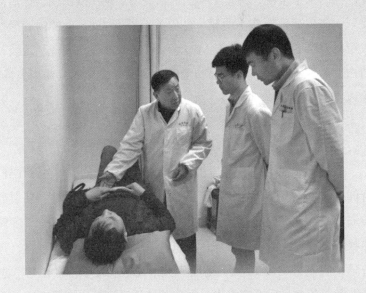

1. 肩部筋伤（肩袖损伤）

肩袖是覆盖于肩关节前、上、后方之肩胛下肌、冈上肌、冈下肌、小圆肌等肌腱组织的总称。肩袖的功能是上臂外展过程中使肱骨头向关节盂方向拉近，维持肱骨头与关节盂的正常支点关节。肩袖损伤将减弱甚至丧失这一功能，严重影响上肢的外展及后伸内旋功能。中医学认为肩袖损伤归属于"筋伤"范畴，是由于素体亏虚，不能推动气血运行，致局部筋骨失于濡养，复感风寒湿邪，闭阻经络，使肢体屈伸不利，久之关节僵硬，肌肉萎缩而致肢体活动受限。

病案

患者冯某，女，52岁，农民，因摔伤致左肩部及上臂疼痛1年，当时未予重视，持续1年症状未缓解。现疼痛加剧，伴活动受限，查体肩部压痛不明显，左肩关节外展45°，后伸内旋拇指仅可触及腰5至骶3处；查MRI示：可见肩袖损伤表现。舌淡苔薄白，脉沉细尺弱。病属筋伤范畴，证为气血虚弱，筋肉失养；治以补气养血，蠲痹通络。处方如下：党参10g，茯苓10g，麸白术10g，山药15g，阳春砂3g，桂枝15g，桑枝15g，片姜黄10g，炒葛根30g，陈皮10g，制厚朴10g，炒麦芽20g。14剂。

二诊：14剂后，觉左肩部疼痛减轻，左肩关节可外展65°，背伸拇指可触及腰2处。效不更方，稍许加减，去厚朴、葛根加伸筋草、酒地龙、延胡索，继以上方14剂内服后左肩关节疼痛症状明显缓解，活动度增加，嘱患者减少左肩关节提拉重物，每日早中晚左手爬墙10次，适度肩关节肌肉功能锻炼。随诊，患者继续服药2月后疼痛消失，左肩关节活动度基本恢复正常，至今未复发。

[按语]

肩袖损伤属于中医学"筋结""筋缩"等范畴，由于肢体损伤，营血离经，瘀血不除，导致气滞血瘀，若不及时治疗，在瘀血未除的情况下，局部正气亏损、风寒湿邪侵袭而加重筋脉不畅、肌肉萎缩等。肖鲁伟教授认为肩袖损伤是由于营血离经、气滞血瘀、正气亏损、气血虚弱等导致筋脉不畅，肢体屈伸不利，因此治疗以活血化瘀、祛风散寒、舒筋活络等为主。患者以左肩关节疼痛及活动不利为主症，脉沉细尺弱，考虑为气血虚弱，筋肉失养；治以补气养血，蠲痹通络；以四君子汤为基础方，补气养血，以桂枝、桑枝为引经药，引药上行直达病灶，加以姜黄、葛根蠲痹通络，陈皮、厚朴祛湿消肿，炒麦芽健脾养胃。

2. 痹证（强直性脊柱炎）

强直性脊柱炎是一种主要侵犯脊柱、骶髂关节和外周关节的慢性进行性炎性疾病，发病隐匿，且病情缠绵难愈，最终导致脊柱的骨性强直、畸形，患者的生活质量日益低下，难以逆转。中医学认为该病属骨，中医多从气血辨证，对于寒湿痹阻型应以祛风、散寒、除湿，化瘀通络之法治疗。因久病往往及肾，治疗必固元益督除痹，人体经脉，血之隧道，贯穿一身，血随气行，百体安和，运动无碍。风寒凝结而停滞，湿气黏附，气血失畅，瘀遏而不通，久成"顽痹"。中医将此病一般归为"痹证"，认为肝肾亏虚为该病发生的根本原因，若风、湿、寒、热之邪乘虚而入，人体督脉筋骨则可发病。

病案

患者章某,31岁,公务员。5年前因感觉腰部僵硬,晨间尤甚,于浙江省中医院拍 x 线发现骶髂关节锯齿状改变, HLA–B27 检测阳性，确诊为强直性脊柱炎。平素服用柳氮磺砒啶肠溶片治疗。近一周感症状加重，腰部活动不利，查体可触及双侧腰肌中度紧张，舌淡苔薄白，脉沉细，尺脉弱。病属骨痹范畴，因久病往往及肾，治疗必固元益督除痹。处方如下：独活 12g，桑寄生 20g，当归 10g，熟地黄 25g，阳春砂 5g，附子 8g，秦艽 12g，杜仲 20g，威灵仙 15g，葛根 30g，鸡血藤 20g，穿山龙 20g，蜂房 10g。14 剂。

二诊：14 剂后，觉腰部活动有所改善，晨僵好转，查双侧腰肌紧张度有所缓解，效不更方，继以上方 14 剂内服，并嘱患者配合针灸，避风寒，注意腰背部保暖，适度腰背肌功能锻炼。随诊，3 月后，患者腰部不适明显改善。

[**按语**]

由于历代医家对强直性脊柱炎的多元化认识，因此该病辨证分型未能有一个统一的标准。肖鲁伟教授认为，对于强直性脊柱炎的诊治都是在肝肾亏虚的基础上，根据寒、湿、瘀、痰、热、风、虚等因素表现出来的突出临床特征加以辨证，对于本病寒湿痹阻型，治法应以"补益肝肾、蠲痹通络"为根本大法。患者以腰部活动不利为主，脉沉细，尺脉弱，以独活寄生汤为基础方加减固元益督除痹，佐以威灵仙、葛根、鸡血藤、穿山龙活血通络，蜂房祛风止痛，阳春砂调和肠胃，附子温阳除痹。

3. 慢性腰痛

慢性腰痛是原发于腰部，不伴有神经根受累或腰部器质性病变的慢性腰痛，现代临床诊断包括了腰肌劳损、腰肌筋膜炎、腰三横突综合征、梨状肌综合征等多种疾病。目前无特效治疗办法，临床治疗以对症处理为主，疗效难以让患者满意，并且复发率较高。中医认为，腰痛与肾虚引起的督脉亏虚密切相关。督脉主人体一身之阳气，是阳脉之海，督脉空虚，则无力推动腰部气血，腰部气血凝滞，发为腰痛。

病案

患者宋某，47 岁，公司职员，常年感腰部不适，放射至左侧臀部，举重物、扭腰时疼痛加重，常有腰部僵直感，平卧后腰痛减轻。于当地医院检查均无明显异常，偶尔做针灸、推拿治疗疼痛有所缓解。近一周感腰痛加重，影响夜间休息。查体发现患者腰部及骶髂部压痛，下肢神经根支配区域的运动和感觉功能及反射正常，直腿抬高轻度受限，舌薄黄腻，舌底络脉瘀曲，脉沉细、尺脉弱。考虑为慢性腰痛，病属筋伤范畴，证为气滞血瘀，治宜活血祛瘀，通经止痛。处方如下：独活 9g，杜仲 15g，秦艽 12g，防己 10g，白芍 15g，厚朴 10g，炒枳壳 6g，桑寄生 15g，酒地龙 10g，茯苓 15g，黄芪 20g，炒苍术 15g，陈皮 10g，酸枣仁 15g。14 剂。

二诊：14 剂后，觉腰部疼痛有所改善，睡眠好转，查双侧腰肌紧张度有所缓解，效不更方，继以上方 14 剂内服，并嘱患者要长期锻炼身体，注意保暖，避免久坐、久站，保持正确站立和卧位姿势。随诊，3 月后，患者腰部不适明显改善。至今未发。

[按语]

慢性腰痛属中医学腰痛、腰脊痛、痹证等范畴，多因体虚外感风、寒、湿、热等邪气，客于筋脉，经络不畅，筋脉痹阻，不通则痛，或因跌仆闪挫，经络受损，气血瘀滞不通所致。肖鲁伟教授认为慢性腰痛基本病机为肾虚，外邪导致瘀血闭阻，脉络不畅；病位在肾，病性为本虚标实，以肾虚为本，瘀血为标。患者以腰痛为主症，舌薄黄腻，舌底络脉淤曲，考虑为气滞血瘀型腰痛，治以活血祛瘀，通经止痛。以独活寄生汤为基础方化裁，加酒地龙、白芍增强通络止痛之效；患者舌苔黄腻，加厚朴、枳壳、苍术、陈皮化湿，因患者夜寐差，佐酸枣仁以调节睡眠。诸药合用，共奏补肝肾、强筋骨、通络止痛之功效。

4. 痹证（跖筋膜炎）

跖筋膜炎又称足底筋膜炎，属于跟痛症的一种，是一组以负重后足跟下疼痛，疼痛范围由跟骨前下方内侧向前扩展到足底为主症的症候群，其主要发病机制为在：长期负重、肥胖、足纵弓异常和根骨骨刺等诱因的作用下使跖腱膜机械负荷过重，进而跖腱膜退行性改变。古代中医没有跖筋膜炎的病名，但根据临床表现，其归于中医学"筋伤""痹病"范畴。筋失于濡养，气血供应不足所导致。在病机上跟骨痛的发生则责之于与肾，因肾可主骨生髓，如果素体本有肾阳气虚，加上外风携带寒湿邪侵袭，可导致寒湿凝滞，足跟部经脉循行瘀阻，则形成瘀血，瘀血进一步阻滞气血，不通则痛而发病。近代中医家以从瘀、风、寒、湿论述跖筋膜炎居多，并强调肝肾的损伤是内因，是发生跟痛的基础。

病案

患者，盛某，女性，48岁。近1个月感足底局部疼痛，无明显外伤史，疼痛通常于休息后站起时明显，晨起时尤甚。当时未予重视，近1周感疼痛加重，查体发现跟骨结节内侧部分及其沿跖筋膜远端1～2cm处有明显压痛。足趾被动背伸时疼痛加重。站立负重位跟骨X线平片：可见跟骨骨赘，跟骨退行性变。脉沉细，舌略暗紫，苔薄白。诊断为跖腱膜炎，病属"筋伤"范畴，证为肾气亏虚型，治宜滋补肝肾，通络止痛。处方如下：知母20g，熟地黄24g，山茱萸12g，牡丹皮9g，牛膝20g，鳖甲

15g，栀子 9g，黄柏 10g，温山药 12g，茯苓 9g，阳春砂 5g，威灵仙 10g，炒白芥子 9g。14 剂。

二诊： 14 剂后，觉足底疼痛有所改善，查跟骨结节内侧部分及其沿跖筋膜远端 1 ～ 2cm 处压痛有所缓解，效不更方，继以上方 14 剂内服，并嘱患者要保持踝关节和足趾被动背伸的情况下牵拉按摩跖腱膜。随诊，3 个月后，患者足部不适明显改善。至今未发。

[**按语**]

跖筋膜炎属中医学"痹证"范畴，多因年老肝肾亏虚，筋骨失养，复感风寒湿邪或因慢性损伤，伤及筋骨，导致气血瘀滞，痰瘀内阻，其病程缠绵，久病伤肾入络，入侵于骨，致跟骨关节活动受损而成。跖筋膜炎有多种中医病机，因而临床运用中医治疗时，应根据疼痛性质如钝痛、刺痛、酸困样痛，结合伴随症及舌脉情况进行中医辨证分型治疗。按照中医辨证分型将其分为肾气亏虚型、气血瘀滞型、寒湿痹阻型。采用滋补肝肾，通络止痛；理气活血，化瘀止痛；温经散寒，祛风除湿中药治疗。此病案患者年龄为 48 岁，正处于女性的围绝经期，肖鲁伟教授认为该病病机在于肝肾亏虚，筋骨失养，故以六味地黄丸为基础方加减，以牛膝为引经药，使诸药下行，直达病所；佐鳖甲以增强益精填髓之效，因患者舌略暗紫，有血瘀之象，加栀子、黄柏清热泻火，凉血止痛；并加威灵仙、白芥子通利关节以强止痛之效，最后加阳春砂以调和肠胃促进药物吸收。

5. 腰腿痛（腰椎间盘突出症）

腰椎间盘突出症是因椎间盘发生退行性变后，纤维环破裂，髓核突出，刺激压迫神经根、血管或脊髓等组织所引起的腰腿疼痛、麻木为主要症状的病症。腰椎间盘突出症以腰4-5、腰5-骶1发病率最高，约占95%。腰椎间盘突出症属于中医学"腰腿痛""痹证""腰痹"等范畴，与瘀血、情志失调、寒湿、腰肌劳损等因素相关。根据古代医家记载，认为本病病机为"伤、痹、虚、瘀"四者合而为病。其中"痹、伤"为因，"瘀"贯穿其中，以"虚"为本。

病案

患者许某，女，75岁，退休，因反复腰部疼痛伴活动受限2年余前来就诊。自诉2年前无明显诱因下出现腰部疼痛，当时未予重视，后疼痛逐渐加重伴有下肢放射痛，腰部前屈功能受限明显。腰椎MR示：L3-4及L4-5椎间盘突出，腰椎退行性改变。患者步行进入诊室，胃纳欠佳，咽痛，双目干涩，夜寐尚可，脉沉细尺脉弱，舌质略紫暗，舌苔厚腻。诊断为腰椎间盘突出症，病属中医"腰痛"范畴，属肝肾不足证，治则补益肝肾。处方如下：知母15g，黄柏5g，生地黄15g，温山药12g，山茱萸12g，牡丹皮9g，炒白术10g，赤芍10g，鸡血藤20g，藿香10g，佩兰10g，僵蚕10g，蝉蜕10g。14剂。

二诊：14剂后，觉腰部及下肢疼痛缓解，效不更方，继以上方14剂内服后腰部及下肢疼痛明显减轻，腰部前屈功能改善。嘱患者减少负重，适当腰部肌肉锻炼。随诊，守方去僵蚕、蝉蜕，加陈皮、六神曲，坚持服用2个月后腰部疼痛及下肢放射痛基本消失，腰部活动无明显受限，至今1年未发。

[按语]

纵观古籍记载，认为本病病机为"伤、痹、虚、瘀"四者合而为病。其中"痹、伤"为因，"瘀"贯穿其中，以"虚"为本。伤即为劳伤、损伤之义；痹者，"风寒湿三气杂至合而为痹也"。

痹阻腰间，使腰部经络受阻，气血运行不畅。瘀即淤血，常见外感寒湿，寒凝血滞；或因外伤，离经之血不归于脉形成瘀血；或因久劳伤络，络脉阻滞而成瘀血阻络，腰部经气不利，故见腰痛。虚即是气血不足、肝肾亏虚。由此可见，肾虚为本病之基。以知柏地黄丸化裁为基础方，当补肾益阴，滋水涵木，所谓浇苗灌其根，治上求其。患者舌苔厚腻，以藿香、佩兰、炒白术理气化湿。患者咽痛不适，以僵蚕、蝉蜕清热利咽。患者年老舌苔紫暗，以赤芍、鸡血藤补血活血。二诊患者咽痛缓解，故去僵蚕、蝉蜕，加陈皮、六神曲燥湿健脾和胃。肖鲁伟教授认为，在腰椎间盘突出早期，应先积极争取通过中药、康复训练、针灸、推拿等保守治疗，若不及时治疗，将延误患者病情，导致出现膀胱、直肠症状或不完全性双下肢瘫痪等并发症，严重影响患者的身心健康。

6. 膝痹（膝骨关节炎）

膝骨关节炎是一种以膝关节软骨或软骨下骨原发性或继发性退行性改变所引起的以膝关节疼痛、肿胀、功能障碍为主要表现的关节病变，临床上以中老年患者为主，是导致老年患者关节活动不利甚至致残的主要疾病之一。中医学认为膝骨关节炎属于痹证中的"骨痹""痛痹"等范畴。《素问·长刺节论》："病在骨，骨重不可举，骨髓酸痛，寒气至，名曰骨痹"。《黄帝内经》提出骨关节病发生的主要病机是"肾阳衰弱，寒湿入骨"。《素问·痹论》曰："风寒湿三气杂至，合而为痹。其风气盛者为行痹，寒气盛者为痛痹，湿气盛者为著痹"。

病案

患者韦某，女，70岁，退休，因反复双膝关节疼痛伴活动不利1年余前来就诊。自诉1年前无明显诱因下出现双膝关节疼痛，当时未予重视，后疼痛加重伴有行走不利，膝关节屈伸功能明显受限。既往有糖尿病，高血脂病史数余年。患者扶拐杖步入诊室，面色少华，胃脘部时感不适，小便可，大便较干燥，右脉弦，左脉沉细，舌略暗紫，苔薄黄燥。西医诊断为膝骨关节炎，中医诊断为痹证，属肝肾亏虚证，治则滋补肝肾。处方如下：牡丹皮 15g，当归 15g，丹参 30g，蒲公英 30g，红花 10g，杏仁 10g，黄连 3g，玉米须 10g，黄芪 15g，黄精 15g，红景天 10g，柴胡 10g，海螵蛸 10g，浙贝母 15g。14 剂。

二诊：14 剂后，觉双膝关节疼痛减轻，效不更方，继以上方 14 剂内服后双侧膝关节疼痛明显减轻，膝关节屈伸功能较前改善。嘱患者减少负重及继续扶拐杖行走，加强股四头肌的锻炼。随诊，守方去柴胡、黄连，坚持服用方药 3 个月后双侧膝部疼痛基本消失，膝关节屈伸功能达到日常生活所需，至今 1 年未发。

[**按语**]

中医认为中老年人大多肝肾亏虚，筋骨失养，正气不足，卫外不固，风寒湿之邪乘虚而入，痹阻经络，血行不畅导致本病的发生。肝肾亏虚是本病之本，风寒湿邪是致痹的外因，瘀血是其病理产物。患者舌苔紫暗，大便较干，以牡丹皮、当归、丹参、红花、杏仁活血化瘀，润肠通便。患者年老体虚，故以黄芪、黄精补气养阴。患者素有糖尿病、高血脂病史，以蒲公英、玉米须、红景天清利湿热，化浊降脂。患者时感胃脘部不适，考虑胃酸偏多的缘故，予黄连、海螵蛸制酸止痛。以柴胡疏肝理气，升举阳气。全方在补益肝肾的同时，兼活血化瘀，行气止痛，随证施治。肖鲁伟教授认为不通则痛，不荣则痛，故对于痹证的治疗多配以活血化瘀，行气止痛之品。同时，对于中老年患者，对体虚、气虚不足者，多加滋阴之品，以补气养阴。

7. 肩痹（肩峰下滑囊炎）

肩峰下滑囊炎是临床常见病、多发病，常因肩部急性损伤或慢性劳损使肩峰下滑囊受到挤压，摩擦与机械性刺激使滑囊发生充血、水肿、渗出、增生、肥厚、粘连等无菌性炎症而发病，亦属中医学"痹证"范畴。《黄帝内经》有"肾主骨""肝主筋""风寒湿三气杂至，合而为痹也"等记载。《济生方·痹》云："皆因体虚，腠理空虚，受风寒湿气而成痹也。"

病案

患者曹某，女，49岁，公司职员，因反复左肩关节疼痛伴活动受限半年余前来就诊。诉半年前无明显诱因下出现左肩关节疼痛，活动不利，当时未予重视，后疼痛逐渐加重，持续时间延长，肩关节活动明显受限。查体：左侧肩峰下及肱骨大结节处压痛明显，左肩后伸内旋手指指向骶骨。患者步入诊室，胃纳夜寐尚可，大小便正常，舌绛，苔薄黄；脉沉细，尺脉弱。西医诊断为肩峰下滑囊炎，中医诊断为痹症，属气滞血瘀证，治则活血化瘀、行气止痛。处方如下：桃仁6g，红花10g，白芍15g，当归15g，片姜黄15g，桂枝12g，桑寄生12g，土茯苓20g，功劳叶30g，夏枯草30g，鸡血藤30g，桑枝10g，六神曲15g。14剂。

二诊：14剂后，觉左肩关节疼痛缓解，效不更方，继以上方14剂内服后左肩关节疼痛明显减轻，肩关节活动改善，左肩后伸内旋手指指向腰1-2水平。嘱患者加强功能锻炼。随诊，守方去桑枝、桃仁，加金银花、连翘，继续坚持服用原方3个月后左肩关节疼痛基本消失，肩关节外展内收等活动功能恢复尚可，至今2年未发。

［按语］

痹证是由于风湿、风寒、湿热等邪气闭阻经络，影响气血运行，导致肢体筋骨、关节、肌肉等处发生疼痛、重着、酸楚麻木，或关节屈伸不利、僵硬、肿大、变形等症状的一系列疾病。痹证有血瘀时可出现关节肿胀部位色暗，痛处固定，可触及肿块，舌有瘀斑，脉涩或结代。患者主要是以左上肢疼痛伴活动不利为主，以桃红四物汤化裁为基础方，活血养血，柔肝止痛，同时予桑枝、桂枝为导引，引诸药上行，到达患处。予姜黄、桑寄生、鸡血藤舒经活络，活血通经。同时予土茯苓、功劳叶、夏枯草祛湿消肿，消炎止痛，予六神曲健脾护胃。肖鲁伟教授认为肩峰下滑囊炎严重者可并发肩关节纤维性强直，风、寒、湿趁虚内袭，正气为邪气所阻，不能宣行，故予姜黄、桑寄生等药祛风除湿，舒经活络，活血通经。同时在痹证急性期，以毒为先；痹证缓解期，以瘀为重；虚为病之本，贯穿痹证始终。三者之间，相互联系，密不可分。

8. 骨痹（创伤性踝关节炎）

创伤性踝关节炎是一种由创伤而造成的以踝关节软骨退行性变化、继发的软骨增生及关节炎性病变为主要特征的骨科疾病，可引起踝关节疼痛、关节僵硬、关节反复肿胀及活动受限等临床症状。中医学认为创伤性踝关节炎属于痹证中"骨痹"范畴。《杂病源流犀烛》中记载："忽然闪挫，或坠伤扭伤，必使气为之震，故所壅凝之于一处，气运乎血，气凝则血凝矣，血本随气以周流，故至气滞血瘀，则诸变百出，作肿作痛。"《诸病源候论》曰："骨痹多由扭捩、闪控，或慢性劳损过度，致血瘀气滞，不通则痛，筋损骨伤，故骨骱疼痛，刺痛有定处，痛势剧烈。"

病案

患者王某，男，60岁，自由职业，因右踝关节反复疼痛肿胀1年余前来就诊。诉1年前因外伤致右踝关节疼痛肿胀，在当地卫生院治疗（具体不详）后好转，但后经常复发，伴行走不利。查体：右踝内外侧中度肿胀，局部皮温较左肢稍高，轻度压痛。患者步入诊室，胃纳夜寐可，二便无殊，舌淡红，苔白腻，脉沉细，尺脉弱。西医诊断为创伤性踝关节炎，中医诊断为痹证，属肝肾亏虚证，治则舒筋通络，培补肝肾。处方如下：厚朴10g，炒苍术15g，川牛膝20g，茯苓10g，土茯苓20g，夏枯草20g，功劳叶20g，独活10g，桑寄生10g，滑石10g，金银花15g，连翘15g，紫苏梗10g。14剂。

二诊：14剂后，觉右踝关节疼痛肿胀缓解，效不更方，继以上方14剂内服后右踝关节肿痛明显减轻，踝关节活动功能明显改善。嘱患者尽量减少负重，多休息。随诊，守方继续坚持服用2个月后右踝关节疼痛肿胀基本消失，踝关节外展内收等活动功能恢复尚可，步行较长时间自感无不适，至今半年未发。

［按语］

创伤性踝关节炎初起主要发病机制在于关节创伤、损伤或劳损所致局部脉络受阻、气血不畅、血溢脉外，加之风寒湿邪侵袭，风、寒、湿邪流注入关节，遏阻气血而发病。痹证日久则耗气伤精，导致气血不足，肝肾亏虚，再加上外邪的侵袭，则本虚标实，故在治疗时，常活血化瘀、滋补肝肾、补益气血，祛除风寒湿等外邪，随证施治。方中独活，辛苦微温，善治伏风，除久痹，且性善下行，可祛下焦与筋骨间的风寒湿邪。本证因痹证日久而见肝肾两虚，气血不足，遂佐入桑寄生、牛膝以补益肝肾而强壮筋骨，且桑寄生兼可祛风湿，牛膝尚能活血以通利肢节筋脉。厚朴、炒苍术、茯苓、滑石、紫苏梗可除内外之风及寒、湿邪。同时予土茯苓、功劳叶、夏枯草祛湿消肿，消炎止痛。予金银花、连翘清热解毒，有助于消除炎症。肖鲁伟教授认为该病以青壮年多见，多发于创伤后、承重失衡及活动负重过度的关节，对患者的生活质量及身体健康均造成严重影响。肖教授治疗中多予牛膝作为导引，引诸药下行至踝区，同时踝部反复肿痛者予金银花、夏枯草、功劳叶消除局部炎症。

9. 颈椎病

颈椎病又称颈椎综合征，是颈椎骨关节炎、增生性颈椎炎、颈神经根综合征、颈椎间盘脱出症的总称，是一种以退行性病理改变为基础的疾患。主要由于颈椎长期劳损、骨质增生，或椎间盘脱出、韧带增厚，致使颈椎脊髓、神经根或椎动脉受压，出现一系列功能障碍的临床综合征。本病属中医学"痹证""痿证""头痛""眩晕"等范畴。《卫生宝鉴》载："老年腰膝久痛，牵引少腹两足，不堪步履，奇经之脉，隶于肝肾为多"。《金匮要略·血痹虚劳病脉证并治》"人年五六十，其病脉大者，痹挟背行……皆因劳得之"。

病案

患者陈某，男，79岁，退休，因反复颈背部疼痛伴头晕不适2年余前来就诊。诉2年前无明显诱因下出现颈背部疼痛，呈抽搐样疼痛，伴有头晕不适，在当地医院治疗后效果不佳，后颈部疼痛逐渐加重，常感头晕不适。患者步入诊室，精神可，胃纳可，夜寐欠佳，二便正常，右寸脉洪，左脉弦，尺脉弱，舌略暗紫，苔薄黄燥。西医诊断为颈椎病，中医诊断为项痹，属肝肾亏虚证，治则滋补肝肾。处方如下：天麻9g，钩藤10g，山茱萸15g，生地黄 15g，枸杞子 10g，葛根 30g，麦冬 15g，炒白术 10g，片姜黄 10g，白薇 10g，紫苏叶 10g，炒白芍 12g，炒甘草 6g。14 剂。

二诊：14 剂后，觉左侧颈部抽搐样疼痛好转，头晕缓解，效不更方，继以上方 14 剂内服后颈背部疼痛明显减轻，头晕不适明显改善。嘱患者尽量减少低头，适当颈部锻炼。随诊，守方去白薇、紫苏叶，加杜仲、牛膝，继续坚持服用方药 3 个月后颈背部疼痛基本消失，无明显头晕不适，至今 2 年未发。

[**按语**]

中医学认为老年人大多肝肾亏虚，气血虚弱，筋骨失养，正气不足，卫外不固，风寒湿之邪乘虚而入，颈部经络痹阻，血行不畅导致本病的发生。气虚不能导血荣养筋脉而作麻，或因血虚无以荣养筋肉，以至经髓凝滞而作麻。肖鲁伟教授认为气血运行受阻，脑窍失于濡养，故见头晕。肝肾亏虚是本病之本，风寒湿邪是致痹的外因，瘀血是其病理产物。本方以天麻、钩藤之平肝祛风降逆为主，辅以山茱萸、枸杞子补益肝肾，以麦冬养阴以生津，白薇、生地黄均为清血热之品，白薇虽苦咸而长于清解，能透达一切时邪温病，使邪由内出外，生地黄甘寒而凉血滋阴。白术、紫苏祛除内外之风寒湿邪，不通则痛，予姜黄破血行气。方中重用葛根解肌止痉，濡润筋脉，主治项背强，取白芍一方面养阴柔肝，使筋有所生，肝有所养，另一方面可通脉络，缓挛急，止痹痛。诸药全用，共奏养血柔肝，润筋解肌，祛风止痛之功。

10. 骨蚀（股骨头无菌性坏死）

股骨头无菌性坏死是由于各种因素破坏了股骨头的血供，导致骨细胞和骨髓成分死亡，股骨头结构发生改变，出现塌陷和髋关节功能障碍，其病终可累及整个髋关节，使关节功能丧失，病残率很高。中医学通常认为该病当归属于"骨蚀"范畴。该病多因久患疮疡，毒邪入里，内着于骨，致骨损形坏、血败肉腐而发病。

病案

杨某，男，59岁，退休职工，因右髋部疼痛2年余，伴活动受限1年余，加重半年前来就诊。患者两年前无明显诱因下偶感右髋部隐痛，活动及负重时加重，休息后好转，未予重视并及时就诊，近半年来感疼痛日渐加重，呈持续性疼痛，曾就诊于当地医院，具体用药不详，症状未见好转。现患者自觉右髋关节持续疼痛伴右侧髋关节活动受限，伴腰部酸软畏寒，四肢冰冷，胃纳欠佳，眠差，查体：右下肢外展、内收活动受限，腹股沟处压痛阳性，"4"字试验阳性。骨盆平片示：右股骨头无菌性坏死合并髋关节退行性骨关节病，舌淡红舌体胖大舌根部见花剥，舌前部苔腻水润，舌下络脉曲张，脉沉弦。西医诊断为股骨头无菌性坏死，中医诊断为骨痹病，证属阴阳亏虚兼寒凝血瘀证，治以温肾阳，滋肾阴兼以通络蠲痹。处方如下：知母20g，黄柏9g，熟地黄24g，温山药12g，山茱萸12g，牡丹皮9g，砂仁5g，制附子^先煎6g，干姜3g，威灵仙10g，补骨脂10g，骨碎补10g，六神曲15g。14剂。

二诊：自诉关节疼痛缓解，睡眠好转，胃纳改善，效不更方，继以上方再服14剂，患者诉髋关节疼痛减轻，夜间睡眠明显改善，可自行缓慢步入诊室，嘱患者可适当进行髋部肌肉功能锻炼，勿长时间久立或行走，上方继服，现门诊复诊，自诉活动后髋部偶有酸胀不适，未诉明显疼痛，行走活动尚可自理，嘱患者如有不适随时就诊。

[按语]

股骨头无菌性坏死以肝肾亏虚为基础，气滞血瘀贯穿于该病发病的始终，邪之所凑、其气必虚，气血亏虚，邪侵脉痹是该病的一个重要原因，机体在正气虚的情况下风、寒、湿三邪侵犯人体而导致该病，故补益肝肾、温阳散寒、通络除痹是治疗本病的主要治则，以六味地黄丸为基础方，配以黄柏、知母、附子、干姜、骨碎补、威灵仙、补骨脂等。方中熟地黄甘温味厚，滋阴补血，益精填髓，肝肾同源，补肾必要养肝；山茱萸酸温，补肾养肝血，兼可固肾涩精，可防精血流失，以助封藏之功；先天之精，需要后天之充养，山药甘平，健脾益精固肾；附子、补骨脂、干姜温肾助阳，引火归原；阴血不足则生内热，伏热内扰，复耗阴血，故配黄柏、知母壮水以济火，牡丹皮清血中之伏热，以防耗伤阴血；骨碎补、威灵仙祛风除湿强骨，续伤通络止痛。研究表明六味地黄丸能够促进成骨细胞增殖，降低并抑制破骨细胞活性，有效改善了骨代谢，改善了骨骼生物力学状态。肖鲁伟教授认为，在股骨头坏死早期，应先积极争取通过中医辨证施治配合康复训练等保守治疗，尽可能挽救患肢，防止塌陷，重塑股骨头坏死区微循环功能，为坏死股骨头再生打下基础。

11. 骨痹（髋腰综合征）

髋腰综合征是指因髋关节的严重骨关节炎继而引起脊柱矢状面对位不良、曲度失衡，造成患者摇摆步态，进而引起下腰痛，最终出现腰及髋周疼痛、下肢麻木、放射痛等一系列髋、腰症状的临床综合征。本病在中医体系中当归属于骨痹范畴，《素问·长刺节论》如是云："病在骨，骨重不可举，骨髓酸痛，寒气至，名曰骨痹"。对于同时存在髋关节骨关节炎和腰痛的患者，一般主张应首先治疗髋关节骨关节炎。

病案

周某，女，60岁，农民，因右髋关节周围反复疼痛3年余伴腰部疼痛1年，加重1月前来就诊。患者3年前无明显诱因下出现髋关节周围疼痛，主要集中于腹股沟处及大转子区，呈间断性，活动后明显，休息后可缓解，于当地卫生医院就诊，予以抗炎镇痛治疗，疼痛稍好转，然症状反复，2年前又感右侧腰部酸困疼痛不适，继服消炎镇痛药物无效，近1月来，感髋部及腰部疼痛加重遂前来就诊，查腰椎CT提示：腰椎后小关节增生明显。查体：腰部僵硬，腰椎屈曲、背伸活动受限，脊柱退行性侧弯，髋关节屈曲、外展、内收功能减退，4字试验阳性，直腿抬高试验阴性，脉缓、沉细，舌淡红，舌体胖，苔白腻。西医诊断为髋腰综合征，中医诊断为骨痹病，证属肝肾亏虚兼痰湿阻络，治以补益肝肾、健脾祛湿、通痹止痛。处方如下：苍术12g，厚朴9g，陈皮10g，生甘草5g，炒白术10g，薏苡仁20g，白豆蔻10g，补骨脂10g，骨碎补10g，牛膝20g，酒地龙10g，威灵仙10g，枳壳10g。14剂。

二诊：14剂后患者自诉腰部疼痛较前好转，髋部活动后仍感疼痛，原方补骨脂、骨碎补改杜仲、制狗脊，加夏枯草、土茯苓、六神曲。继服14剂复诊，疼痛均有缓解，嘱患者原方继服。随访1年患者髋关节疼痛及腰痛等症状在忍受范围，可满足基本的生活要求。

[**按语**]

骨痹之病位主要在骨，主要累及肝、脾、肾三脏，其病理性质属虚实夹杂，病因主要是风、寒、湿等外邪客于虚体。体虚之人，腠理疏松，为风、寒、湿三邪所侵，正气不足，不能够随时驱散外邪，邪气日久入于肾，以致肾虚精亏。方中补骨脂、牛膝、骨碎补补肾强筋生髓；酒地龙、威灵仙祛风除湿、通络止痛；苍术、厚朴、陈皮、枳壳燥湿行气；白术、薏苡仁、白豆蔻健脾除湿。全方标本兼治，补益肝肾以治其本，祛风除湿、活血通络以治其标。肖鲁伟教授认为，痹症日久必有瘀，瘀血不去，新血不生，不荣则痛，不通则痛，故对于骨痹的治疗多配以活血化瘀，行气止痛之品，方中酒地龙长于通行经络，用于多种原因引起的经络阻滞，血脉不畅，肢节不利之证，威灵仙，性猛急，善走而不守，宣通十二经络，擅治顽痹、腰膝冷痛等症，两药合用，祛瘀通滞，调畅气机，气行则血行，瘀祛则新生。

12. 腰痛（慢性腰肌劳损）

慢性腰肌劳损是指因腰背部肌肉、筋膜、韧带等软组织慢性损伤，导致局部无菌性炎症，引起腰背部单侧或双侧弥漫性疼痛的临床综合征，本病在中医体系中属"腰痛"范畴，常因把持重物，体位不当，劳损过度，天气变化等因素诱发或加重，该病易反复发作、病程缠绵难愈，腰部多呈隐痛或酸痛。中医认为久病必虚，久病必瘀，正气亏虚是其内因，继而风寒湿邪乘虚而入，致筋络阻遏，气血壅滞，不通则痛。

病案

患者何某，女，56岁，农民，因反复腰背酸痛不适5年余，加重半年前来就诊。患者5年前因淋雨后次日感腰背两侧腰肌困重酸胀不适，因不影响劳作，故未重视，近5年来，腰部不适时作时休，且日趋频繁，酸胀疼痛日趋加重，近半年来疼痛明显，影响日常劳作，遂于今日前来就诊，现患者自觉腰背部酸胀疼痛，伴腰部冷痛，查体：腰背肌紧张，直腿抬高试验阴性，舌淡红，苔薄白，脉沉细。病属腰痛、伤筋范畴，证为寒湿痹阻兼肝肾亏虚，治以祛风除湿，滋补肝肾。处方如下：茯苓 10g，桂枝 10g，白术 10g，黄芪 20g，葛根 20g，薏苡仁 30g，防风 10g，杜仲 15g，制狗脊 15g，续断 15g，制附子^{先煎}5g，六神曲 15g。14 剂。

二诊：14 剂后，自诉腰背部酸胀疼痛不适好转，上方去桂枝、防风，加桑寄生、女贞子、墨旱莲再服 14 剂后感上述诸症俱消，嘱患者适当劳作，注意腰部保暖，勿受风寒，必要时佩戴腰围，加强腰部肌肉锻炼。2 月后随访，患者自诉 2 月来腰酸背痛未再发作，平日劳作后稍有不适，休息后与往常无异。

[**按语**]

《诸病源候论·腰脚疼痛候》记载"肾气不足，受风邪之所为也，劳伤则肾虚，虚则受于风冷，风冷与正气交争，故腰痛"。慢性腰肌劳损是临床较为常见的腰部疾病，多因长期劳累、体质虚弱、肝肾亏虚，风、寒、湿邪乘虚而入结于经脉、肌骨、筋骨，经络瘀阻，不通为痛，不荣亦痛。湿为重浊有质之邪，属阴，其性黏滞、弥漫。因湿邪黏滞，易阻遏气机，损伤阳气，气不行则湿不化，胶着难解，故湿邪导致的腰痛缠绵难愈，易反复发作。所谓"治湿不健脾，非其治也"，肖鲁伟教授在治疗腰痛病既注重补肝肾，强筋骨，祛风除湿以止痛，同时兼顾脾胃。脾主运湿，升清化浊，主四肢肌肉，脾虚则易为湿困，方中重用黄芪以健脾益气；白术苦温，健脾燥湿，强益气助运之力；佐以甘淡茯苓，健脾渗湿，苓术相配，则健脾祛湿之功益著；方中防风、葛根、桂枝祛风散邪，解肌调营卫，杜仲、狗、续断、制附子补肾壮阳、强健筋骨，以达扶正固本之效，薏苡仁、六神曲健脾利湿，除痹痛，诸药合用，共奏补肝肾、强筋骨、散寒除湿，通络止痛之功效。

13.骨痿（骨质疏松症）

骨质疏松症是以骨量减少、骨的微观结构退化为特征的，致使骨的脆性增加以及易于发生骨折的一种全身性骨骼疾病。该病常累及髋部、椎体及腕部等处发生骨折，严重影响患者的生活质量。中医将其归属于"骨痿""骨枯""骨痹"等范畴。《黄帝内经》曰："肾者水也，而生于骨，肾不生则髓不满""肾充则骨强，肾虚则骨衰"。《素问·痿论》曰："骨枯而髓减，发为骨痿。"

病案

滕某，女，86岁，退休职工，因腰背部疼痛10余年，加重半年前来就诊，患者年迈，10余年来腰背部及四肢骨干酸困疼痛，曾测骨密度L1-4椎体T值为-2.7SD，BMD 749mg/cm²，股骨颈T值为-2.2SD，BMD 602mg/cm²，诊断为骨质疏松症，平素服用抗骨质疏松三联药物，症状稍好转，仍觉骨痛，腰背疼痛，近半年来，患者感疼痛加重，影响睡眠，心烦，伴有大便不畅，舌暗紫，苔厚腻，左脉弦，右脉弦滑。西医诊断为骨质疏松症，中医诊断为骨痿，证为肝肾阴虚兼虚热内扰，治以滋补肝肾，养血安神。处方如下：党参20g，白术10g，茯神10g，当归10g，熟地黄24g，砂仁^吞5g，红景天10g，生黄芪20g，鸡血藤30g，酸枣仁20g，枳壳10g，薏苡仁30g，干姜5g。14剂。

二诊：患者自诉骨痛缓解，胃纳增加，心烦不寐等症好转，效不更方，继服14剂后患者心情舒畅，喜形于色，自诉睡眠明显改善，腰背痛减轻，疼痛可忍受，嘱患者继服，如有不适随诊。

［按语］

骨质疏松症的发生发展可以看作是机体衰老过程在骨代谢方面的体现，肖鲁伟教授认为气血亏损、肾精亏虚、髓海不足是骨质疏松症发病的根本原因，而血瘀是发病的重要环节，"肾虚""气血亏虚"与"血瘀"三者共同作用加速了骨质疏松症的发生发展。临证时结合脏腑、气血辨证，治疗上标本兼顾，补益肝肾、益气养血以为本，活血通络止痛以为标，标本兼施方能使髓充骨健，瘀祛新生。肖老对于本病的治疗着眼于肝肾，重视气血。方中熟地黄归肝、肾经，长于滋阴补血，益精填髓，配当归、鸡血藤、红景天养血和血，以助熟地黄益精化髓，"有形之血难以速成，无形之气当先及固"，气能行血、生血，故加党参、黄芪、白术益气健脾以助后天之本化生精血，配以砂仁、枳壳使全方补而能行，补而不滞。纵观全方精血同调，肝肾并治，使得机体生化有源，临床疗效显著。

14. 腰腿痛（退行性腰椎滑脱症）

退行性腰椎滑脱症多因腰椎椎间隙狭窄、椎间小关节退变性半脱位和增生、腰椎上下小关节间角度改变等因素导致腰椎椎体相对于下位椎体发生移位，以椎体前移为多见，同时不伴有椎弓的断裂或缺损，可因压迫脊髓和（或）神经根而引起相应症状。本病在中医体系中当属于"腰腿痛"范畴。《灵枢·经脉》记载"肝者，筋之合也"，筋骨为肝肾之外合，需气血之充养，方能使其坚韧刚强而束骨。因此，肝肾气血系筋骨之根本，辨证以此为要。

病案

患者王某，男，59岁，职工，因腰部疼痛困重半年余，加重 1 周前来就诊，患者半年前因弯腰持物后突感腰部疼痛不适伴活动障碍，立即于当地医院就诊，予以非甾体药口服及外用膏药贴敷处理，数日后症状好转，然近半年来反复出现腰部疼伴酸困不适，久坐不得超过 30 分钟，行走不得超过 1 公里，久坐及行走后加重，现患者感上述症状加重，坐下不得超于 15 分钟，影响日常工作，遂前来就诊，查腰部平片提示腰椎呈Ⅰ°滑脱，查体：腰背肌紧张，直腿抬高试验阴性，伴腰膝酸软畏寒，四肢冰冷，面色㿠白，纳寐可，二便无殊，舌淡红，舌边有瘀斑，舌下络脉曲张，苔薄白，脉细数。西医诊断为退行性腰椎滑脱症，中医诊断为腰痛病，证为外邪内侵兼瘀血阻络，治以祛风除湿、活血通络止痛。处方如下：葛根 30g，桂枝 12g，白芍 15g，大枣 15g，片姜黄 15g，桑枝 12g，防风 12g，羌活 15g，白芥子 6g，六神曲 9g，杜仲 15g。14 剂。

二诊：14 剂后复诊，患者自诉疼痛稍有缓解，效不明显，腰膝酸软、畏寒等症较前改善，原方加黄芪、防己、酒地龙、伸筋草、枸杞子、牛膝，继服 14 剂复诊，患者大悦，自诉疼痛明显好转，现久坐办公 1 小时不受影响，余症均好转，嘱患者勿受风寒，适当加强腰部功能锻炼，上方继服，随诊。

[**按语**]

腰椎滑脱症因其早期主要症状即为腰痛，可归属中医"腰腿痛"范畴。但随病程日久出现肢体关节疼痛麻木不仁，可按"痹证"辨治；若出现肢体肌肉痿软无力，则需依"痿证"辨治。肖鲁伟教授认为对于该病的临床辨证应以肝肾精气虚衰、虚邪贼风内侵为切入点，分期治疗，一期当注重祛除外邪，治以葛根汤为基础，方中桂枝性温，具有祛风散寒，配以白芍养血柔肝，共奏调和营卫之效；羌活、片姜黄祛风除湿，通络止痛；葛根乃阳明经药，发散而升，风药之性也，主诸痹，助羌活、片姜黄驱邪通络止痛之效。二期当以补益肝肾为要，方中加以枸杞、怀牛膝补肾填精；配防己、黄芪健脾益气，以助葛根，桂枝，羌活祛风之力；加酒地龙、伸筋草通经活络以止痛；全方共凑养肝益肾，祛风除湿，舒筋活络之效。

张玉良医案

张玉良（1962—），浙江杭州富阳人，杭州市名中医。国家级非物质文化遗产项目"富阳张氏正骨技术"第五代主要传承人，为国家临床重点专科（中医骨伤科）项目负责人，现任浙江省中医药学会骨伤科分会副主任委员。自幼随父张绍富先生从医，充分掌握手法整复、杉树皮外固定、百草膏外敷、辨证论治等张氏骨伤正骨技术精华，同时又有所创新，具有非常丰富的临床经验。已出版《张氏骨伤正骨复位与外固定技术》及《富阳张氏骨伤诊疗技术》等专著。

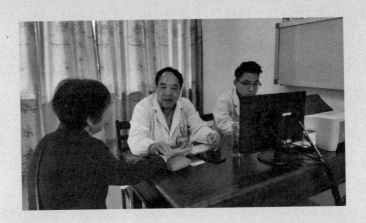

1. 颈椎病

颈椎病属中医学"项痹"范畴，主要是由于正虚劳损、气血亏虚、肝肾不足等导致筋脉失养，或风寒湿热、痰瘀等邪气闭阻经络，影响气血运行，以项部经常疼痛麻木，连及头、肩、上肢并可伴有眩晕等为主要表现的疾病。临床上辨证分型主要为风寒湿痹型、肝肾不足型、气血亏虚型、气滞血瘀型、痰湿阻络型。

病案一

毛某，女，74岁。因"颈部疼痛不适伴头晕两年余"就诊。患者自诉在无明显诱因下出现颈项部酸胀疼痛，喜揉喜按，尤其以双侧风池穴处酸胀感明显，活动后或吹风后加重，伴头晕不适，偶伴眩晕，夜寐多梦易醒，体虚乏力，胃纳少，二便正常。查体：颈项部肤温肤色如常，压痛（+），面色少华，舌淡苔腻，脉沉细。诊断：颈椎病（气血两虚型）。治则：益气养血，祛风止痛。方用当归10g，党参15g，菊花12g，藁本6g，川芎8g，细辛3g，黄芪25g，葛根25g，羌活8g，地龙15g，夏枯草15g，僵蚕6g，炒白芍15g。7剂。

二诊：颈项部酸胀感减轻，头晕症状改善，未见眩晕感，吹风时头晕加重，舌红苔薄，脉细。方用当归10g，党参15g，菊花12g，天麻9g，僵蚕8g，水蛭5g，葛根25g，羌活8g，川芎8g，黄芪25g，蝉蜕8g，炒白芍15g。7剂。

三诊：头晕症状基本消失，夜寐多梦症状改善，吹风时颈项部酸胀感减轻，舌红苔薄，脉细。方用当归10g，党参15g，菊花12g，天麻9g，枸杞子15g，川芎8g，蝉蜕6g，水蛭5g，羌活8g，葛根25g，黄芪25g，夏枯草15g。7剂煎服，病渐愈。

[按语]

本患者年老素体自虚，气血生化不足，复又感风寒之邪痹阻经脉，气血运行不畅，而致颈项部经脉失养，颈项酸胀。心神失于濡养，夜寐少安多梦。治疗上主以益气养血，佐以祛风止痛为原则。方中重用黄芪、党参大补元气，令气旺以促血行；当归活血通络而不伤血；川芎、炒白芍等协同当归以活血化瘀；地龙通经活络。因患者复感风寒之邪，故方中加细辛、羌活、防风、葛根以祛风止痛。又因患者伴有头晕不适，故加入藁本、菊花等发表散寒止痛。一诊过后，患者气血不足之证改善，但复感风热之邪，头晕症状加重，故在原方基础上加蝉蜕、天麻加强疏散风热之效。三诊时，患者诸症改善，故继续予以中药益气补血活血，兼以祛风止痛加以稳固。该病治疗主要体现在辨清病因病机，补行兼施，通经活络。

病案二

洪某，男，64岁。因"颈部疼痛不适伴双上肢放射性疼痛一月余"来我院门诊就诊。患者自述无明显外伤史，双侧颈肩部酸胀不适，屈伸、旋转不利，活动后加重，伴有双上肢放射性疼痛麻木，偶伴头晕但不眩，两目干涩，视物偶有模糊，耳鸣健忘，失眠，口干口苦，精神欠佳，胃纳可，舌淡苔薄白，脉细弱。体格检查：头顶叩击试验（＋），臂丛神经牵拉试验（＋），霍夫曼征（－）。影像学检查：颈椎 X 正侧位片示项韧带轻微钙化，颈椎生理曲度变直，多节颈椎椎体骨质增生明显，C4/C5、C5/C6 椎间隙狭窄明显。诊断：颈椎病（肝肾不足型）。治则：补益肝肾。方用炒杜仲 15g，枸杞子 15g，羌活 8g，葛根 25g，防风 6g，当归 10g，丹参 15g，威灵仙 9g，炒白芍 15g，地龙 15g，川芎 8g，泽兰 10g。7 剂。

二诊： 颈部疼痛不适感减轻，屈伸活动时疼痛不适减轻，双上肢放射性疼痛麻木减轻，头晕症状基本消失，但视物模糊仍存，舌红苔黄腻，脉弦数。效不更方，在上方的基础上加入菊花12g，蝉蜕6g，钩藤10g以清肝明目退翳，继续服用7剂后复诊。

三诊： 服药后前4天视物模糊以及头晕症状基本消失，近3天因天气转凉且阴雨天气偏多，视物模糊症状再次出现，前额处酸痛难忍，大椎穴两侧酸胀加重，双上肢麻木症状基本消失。此为神经根型颈椎病复感风寒湿邪，治以祛风除湿，清肝明目。方用当归10g，葛根25g，川芎8g，丹参15g，羌活8g，泽兰10g，菊花12g，地龙15g，炒白芍15g，防风6g，豨莶草15g，黄芪20g。连服7日后复诊，诸症消失。

[**按语**]

患者因常年劳作导致正虚劳损、肝肾不足。方中枸杞子滋补肾精，补益肝肾；炒杜仲入肝肾经，补益肝肾，强筋健骨；两者共为君药。防风、威灵仙、羌活祛风除湿止痛；炒白芍养血柔肝止痛，葛根、地龙通络止痛；诸药合用祛风除湿，通络止痛。考虑有虚必有瘀，故加入川芎、当归、丹参、泽兰以奏活血祛瘀止痛之效。一诊过后，肢体麻木及头晕症状基本消失，视物模糊症状仍存，故在原方基础上加入菊花、蝉蜕、钩藤以清肝明目退翳。三诊时患者肝肾不足证明显改善，但因复感风寒湿邪，故以祛风除湿、清肝明目为治则。服药7贴后，诸症皆愈。治疗本病时体现辨证论治的魅力，同一种疾病在不同时期的证候、病机不同，则治则也相应改变。

2. 网球肘

网球肘又称肱骨外上髁炎，是一组以肘外侧疼痛为主症的症候群。因网球运动员较常见，故又称网球肘。多因慢性劳损致肱骨外上髁处形成急、慢性炎症所引起。肱骨外上髁是前臂腕伸肌的起点，由于肘、腕关节的频繁活动，长期劳累，使腕伸肌的起点反复受到牵拉刺激，引起部分撕裂和慢性炎症或局部的滑膜增厚、滑囊炎等变化。多见于特殊工种患者，如砖瓦工、木工、网球运动员等。

病案

林某，女，43岁。诉右肘外侧疼痛2个月。上臂酸胀，拧衣物、毛巾或扫地、提壶倒水活动时疼痛加重，前臂乏力，经外院封闭及其他保守治疗效不佳。查体：肱骨外上髁处压痛（＋），握力减弱，局部轻微肿胀，抗阻力伸腕时疼痛加剧，Mill征阳性。舌红苔薄白，脉弦。X线检查右肘关节骨质无异常。诊断为：网球肘，证属经络受阻，气血不畅，不通则痛。治拟舒筋活络，行气止痛。药用当归6g，白芍12g，炒延胡索12g，片姜黄6g，桑枝12g，乌梢蛇12g，宣木瓜6g，络石藤15g，伸筋草12g，鸡血藤12g，枸杞子12g，焦楂曲各12g。14剂。

二诊：疼痛明显好转，上方其效，续方14剂。随访2个月未见复发。

［**按语**］

本案的病因病机为经络受阻，气血运行不畅。方中当归补血活血止痛；桑枝、片姜黄祛风通络行血；茯苓健脾利水渗湿，乌梢蛇、宣木瓜、络石藤、伸筋草祛风湿，舒筋络；延胡索行气活血止痛；鸡血藤补血行血，舒筋活络；枸杞子补肝肾；焦楂曲护胃。诸药合用，共奏舒筋通络止痛，理气活血化瘀之功效。

3. 骨折延迟愈合

骨折延迟愈合，是指骨折在正常愈合所需的时间，仍未达到骨折完全愈合的标准，骨折处仍有肿胀、疼痛、压痛及纵轴叩击痛，甚至断端异常活动，肢体功能障碍。在中医归属于"骨痿"范畴，在治疗时须辨证施治，灵活施用补肾壮骨、活血化瘀、续筋接骨等法。

病案

朱某，男，17岁，左胫骨下段骨折7月余。当地医院予石膏外固定及药物治疗。X线及CT示：左胫骨下段骨折，骨折断端少量骨痂生成，骨折线清晰。查体：肥胖，左小腿轻压痛，纵轴叩击痛存，无明显异常活动及骨擦音，舌淡红，苔白，脉沉滑。中医诊断：骨痿（痰瘀阻络型）。西医诊断：左胫骨下段骨折延迟愈合。方用川牛膝12g，续断10g，骨碎补10g，茯苓15g，薏苡仁30g，炒白术12g，红花5g，桃仁8g，当归10g，水蛭4g，陈皮6g，焦山楂10g。14剂。

二诊：自诉服药后无不适。予上方去水蛭、炒白术，加地龙10g，生地黄10g。14剂，水煎服，日一剂，分两次口服。。

三诊：自诉服药后无不适。复查X线：左胫骨下段骨折，骨痂较前增多，骨折线模糊。予上方去茯苓、陈皮、地龙，加补骨脂10g、枸杞子10g、丹参10g。7剂。

四诊：自诉服药后无不适，上方去红花、丹参，加黄芪15g、鸡血藤10g，7剂。

五诊：患者自诉服药后感胃部不适，上方去续断、骨碎补，加炙鸡内金10g、陈皮10g。7剂。

六诊：复查X线示"左胫骨下段骨折，骨折断端骨痂明显生长，骨折线模糊"。上方去陈皮，加炒白芍 10g。7 剂。

[按语]

骨折延迟愈合，属中医"骨痿"范畴。此患者为青少年，左胫骨下段骨折 7 月余，骨痂生成较少，肥胖貌，舌淡红，苔白，脉沉滑，痰湿困脾，脾气运化乏力，气血运行乏力，新骨难。方中茯苓、炒白术、薏苡仁、陈皮化痰祛湿，行气健脾，并予桃仁、当归活血生血，红花、水蛭破血祛瘀，续断、骨碎补补肾接骨，黄芪、鸡血藤补益气血，补骨脂、枸杞子、炒白芍补肝益肾，川牛膝引药下行。

4. 腰痛

腰痛又称"腰脊痛"，是临床以腰部一侧或两侧发生疼痛为主要症状的常见疾病，腰痛常可放射到腿部。腰痛可因感受寒湿、湿热，或跌仆挫伤，气滞血瘀，或肾亏体虚所致。

病案

马某，男，53 岁。反复腰痛 1 年余，加重伴双下肢放射性疼痛 1 个月。患者 1 年前无明显诱因下出现腰部酸痛，弯腰活动不利，行走不便。天气变冷时症状加重，休息后稍缓解，无双下肢麻木及放射痛，就诊于当地医院，予针灸推拿等治疗，效果欠佳。1 月前腰部症状明显加重，并出现双下肢放射性疼痛，休息后症状仍无缓解，遂来我院就诊。体检：L3-S1 棘突旁压痛阳性，腰部活动受限，双下肢直腿抬高及加强试验阳性，双下肢局部麻木，足趾活动良好，双侧足背动脉搏动存在，末梢感觉血运良好，病理征（-）。舌红，苔白，脉细弦。实验室和辅助检查：腰部 MR（2016.8.26）提示 L3/4、L4/5、L5/S1 椎间盘突出，周围可见骨质增生，腰椎退行性改变。本病为腰痛病，证属肝肾亏虚，治宜补益肝肾，舒筋活络。药用当归 10g，独活 8g，狗脊 15g，巴戟天 10g，补骨脂 10g，川牛膝 15g，怀牛膝 15g，泽兰 10g，炒杜仲 15g，熟地黄 15g，炒白芍 15g，制川乌^{先煎}3g，红花 5g，槲寄生 12g。7 剂。

二诊：患者自感腰部酸痛缓解明显，活动稍欠利，余症无殊。舌红，苔白，脉细弦。按原方续服 7 剂。

三诊：患者诉腰部无疼痛，坐久仍感酸胀，活动可，余症无殊。舌红，苔白，脉弦。予去除制川乌 3g，改用木瓜 10g，伸筋草 10g，再服 7 剂。

四诊：患者腰腿部不适症状基本消失，活动可。舌红，苔白，脉弦。告知可停服中药，注意饮食起居。

[按语]

患者久劳伤及肝肾，肾气不足，肝肾亏虚则致腰膝酸软，同时感受外邪之气，致气机不能畅通，不通则痛，则出现腰背部酸痛，病位在腰，证属虚，治以补益肝肾，舒筋活络为主。方中重用独活为君，辛苦微温，善治伏风，除久痹，且性善下行，以祛下焦与筋骨间的风寒湿邪。臣以桑寄生、杜仲、狗脊、巴戟天、牛膝以补益肝肾、强壮筋骨，且桑寄生兼可祛风湿，牛膝尚能引血下行，以通利肢节筋脉；佐以当归、地黄、白芍养血和血，红花活血，制川乌散寒止痛，以上诸药合用，具有补益肝肾、益血止痛，舒筋活络之功。当归、牛膝之活血，寓"治风先治血，血行风自灭"之意。

5. 腰部扭挫伤

本病系指腰部筋膜、肌肉、韧带、椎间小关节、腰骶关节的急性损伤，多因突然遭受间接暴力所致，俗称闪腰、岔气。若处理不当，或治疗不及时，也可使症状长期延续，变成慢性。腰部扭挫伤是常见的筋伤疾病，多发于青壮年和体力劳动者。

病案

朱某，男，47岁。扭伤致腰部疼痛活动不利1天。患者职业为汽车修理厂工人，长期高强度长时间工作，平素腰部酸痛，此次不慎扭伤，即感腰痛疼痛明显，拒按，活动受限。查体：腰部有压痛痛，屈曲背伸困难，舌淡红，苔白，脉弦。X线示：腰腿退行性病变。诊断：腰部扭挫伤。药用川牛膝12g，红花5g，桃仁10g，泽兰10g，当归10g，地龙10g，炒白芍15g，桂枝4g，狗脊12g，枸杞子15g，延胡索10g，焦山楂10g。7剂。

二诊：服药后疼痛明显减轻，活动基本自如，予上方去地龙、桂枝，加仙灵脾10g、丹参10g。7剂。

三诊：服药后腰痛疼痛不明显，工作劳累时感酸胀，活动自如，上方去红花、延胡索，加熟地黄10g、杜仲10g，7剂。

[**按语**]

腰痛病有多种原因引起，此患者腰痛病因明确，扭伤所致，腰部疼痛明显，痛处固定，拒按，舌淡红，苔白，脉弦，主实证，证属气滞血瘀。予地龙、红花破血祛瘀，桃仁、当归、泽兰活血化瘀，桂枝、炒白芍舒筋活络，狗脊、枸杞子补益肝肾，延胡索止痛，焦山楂护胃。后患者疼痛转为酸胀，结合患者职业及工作习惯，并予仙灵脾、杜仲、熟地黄补肾填精。

6. 骨痿（骨质疏松症）

骨质疏松症是在1885年由Pommer首先提出的。原发性骨质疏松症是以骨量减少、骨的微观结构退化为特征的，致使骨的脆性增加以及易于发生骨折的全身性骨骼疾病。根据其临床表现，该病属中医"痿证"范畴，病变在骨，其本在肾。

病案

李某，女，71岁。反复全身多处关节酸痛1年余。患者1年前在无明显诱因下出现全身多处关节酸痛，活动不利，疼痛无定处，劳累时尤甚，期间未进行正规治疗，近来症状明显，影响起居，为求进一步治疗遂来我院门诊就诊。体检：各关节活动轻度受限，压痛阳性，活动可，末梢感觉血运可。舌红，苔薄白，脉弦细。实验室和辅助检查：骨密度（2016.10.26）：T值为 -3.5SD，提示骨质疏松。本病病位在骨，证属虚，治以补益肝肾，强筋健骨为主。药用当归10g，独活8g，狗脊15g，巴戟天10g，补骨脂10g，川牛膝15g，怀牛膝15g，女贞子12g，炒杜仲15g，熟地黄15g，炒白芍15g，延胡索10g，红花5g，仙灵脾10g，桑寄生12g。7剂。

二诊：上方药服7剂后，患者症状较前好转，腰膝关节诉仍有酸痛，余无殊。舌红苔白脉弦。按原方续服7剂。

三诊：患者症状基本缓解，活动可，余无殊。舌红苔白，脉弦。告知可停服中药，注意饮食起居，多晒太阳，多食用含钙量高的食物。

[**按语**]

本例辨证属肝肾亏虚痿病之骨痿，治以补益肝肾，强筋健骨，兼祛风止痛为主。方中用狗脊、巴戟天、补骨脂、女贞子、仙灵脾、熟地黄、桑寄生等诸药补肝肾，强筋骨为主，辅以独活祛伏风，除痹通络，兼以川牛膝活血通经，引血下行，白芍缓急止痛，红花、延胡索活血行气止痛，当归活血调经，同时痿证多为慢性疾病，常常发病周期较长，临证主方无须大的改动，需告知患者多注意饮食起居，多晒太阳，适量运动，多食用含钙量高的食物亦可有效预防此类疾病。

7.膝痹（膝关节滑膜炎）

膝关节滑膜炎是一种无菌型炎症，是由于膝关节扭伤和多种关节内损伤而引起的。属中医"痹证"范畴。滑膜的功能异常会导致关节液无法正常生成和吸收，膝关节就会产生积液。滑膜的形态改变还会侵袭膝关节软骨，不及时治疗会导致膝关节骨性关节炎，存在很大的致残危机。

病案

王某，女，46岁。扭伤致左膝关节酸痛、活动不利1年余，加重1月。患者1年前不慎扭伤，当时即感左膝疼痛，行走活动受限，就诊于当地医院，X线检查未发现明显骨折，予口服活血消肿止痛药物治疗，一年来左膝疼痛偶有发作，休息后可缓解。近1月，左膝无明显诱因下出现肿胀，持续不退，皮温偏高，疼痛明显，休息后症状缓解不明显，为进一步治疗前来就诊。体检：左膝肤色正常，皮温偏高，关节肿胀明显，关节周围压痛，活动受限，左大腿轻度萎缩，浮髌试验阳性，抽屉实验（－），侧方应力试验双侧（－），左下肢肌力正常，左足足背动脉搏动存在，足趾末梢感觉血运良好。舌红，苔白，脉滑数。本病诊断：膝关节滑膜炎，治宜清热通络，祛风除湿。药用生地黄15g，重楼8g，川牛膝15g，土牛膝15g，泽兰10g，赤芍15g，黄柏8g，木瓜10g，杜赤豆25g，延胡索10g。7剂。

二诊：上方药服7剂后，患者症状较前好转，左膝关节肿胀明显消退，活动稍欠利，余无殊，舌红，苔白，脉弦。去土牛膝15g、重楼8g，改威灵仙9g、防己10g、伸筋草10g。7剂。

三诊：患者左膝部症状基本缓解。舌红，苔白，脉弦。告知可停服中药，注意饮食起居，注意膝部防护。

[**按语**]

患者左膝关节有外伤病史，脉道阻滞，迁延不愈，风湿热邪浸淫，影响气血津液运行输布，滞留于关节筋骨。纵观四诊，病位在膝，证属实，治以清热通络，祛风除湿止痛为主。方中重楼以清热解毒，消肿止痛为君药，为经验用药之一，臣以生地黄、赤芍、土牛膝、黄柏清热凉血，泽兰、赤小豆、木瓜利水消肿除湿，延胡索止痛，川牛膝活血通经，引血下行，当归养血活血，此方为经验用方之一。患者二诊时症状改善明显，改用祛风湿，通经络止痛较为平和的威灵仙、防己。中医学对本病虽无系统的论述，但从其临床表现及骨结构改变上看，当属"痹症"范畴。人体机表、经络因感受风、寒、湿、热等引起的以肢体关节及肌肉酸痛、麻木、重着、屈伸不利，甚或关节肿大灼热等为主症的一类病证。临床上有渐进性或反复发作性的特点。

8. 膝痹（膝关节骨关节炎）

骨关节炎是一种慢性关节疾病，又称增生性关节炎、肥大性关节炎、老年性关节炎、骨关节病、软骨软化性关节病等。它的主要病变是关节软骨的退行性变和继发性骨质增生，可继发于创伤性关节炎、畸形性关节炎。本病属中医"痹证"范畴，多在中年以后发生。

病案

鲁某，男，69岁。主诉双膝关节疼痛3年余。4年前无明显诱因出现双膝关节疼痛，不能久走，尤以上楼梯时为甚，晨起时疼痛较明显，经活动后疼痛缓解。检查：双膝关节肿胀变形，关节活动受限，膝关节周围压痛明显，双膝关节屈伸活动时可触及明显的骨擦感。双膝 X 线示：双膝关节间隙稍变窄，双膝边缘骨赘形成，关节面不规则。脉弦细，舌苔薄白。诊断：双膝关节骨关节炎。证属肝肾亏虚，治以补肝肾、强筋骨、佐以活血通络。方用熟地黄 15g，当归 6g，芍药 12g，炒杜仲 12g，川牛膝 12 g，川断 12g，狗脊 12g，枸杞子 12g，炒延胡索 12g，泽兰叶 10g，鸡血藤 12g，薏苡仁 30g，佛手片 8g，透骨草 12 g，伸筋草 12g，甘草 3g。14 剂。

二诊：服药 2 周，双膝关节疼痛肿胀减轻，晨僵缓解，上方加黄芪 15g、桑寄生 12g。14 剂。

三诊：患者自述双膝偶有疼痛酸楚，晨僵显著好转，行走、上楼梯疼痛明显好转，嘱继服药 2 周，以巩固疗效。后随访 6 月，病情稳定。

[**按语**]

本案年近七旬，因长期负重劳累工作，积劳损伤，治当补肝肾、强筋骨、活血通络。方中重用熟地黄，以补肝肾为君药；杜仲、狗脊、牛膝、续断以强筋骨为臣；泽兰叶、鸡血藤、延胡索均为行气活血之品，伸筋草，透骨草，佛手片，薏苡仁舒筋活血，利水行气止痛为佐；甘草调和诸药之用为使。二诊加黄芪益气，气其行则血，加桑寄生加强补肝肾、强筋骨之用，此方标本兼治，前期以治标为主，后期以补虚治本为主。

9. 附骨疽（慢性骨髓炎）

慢性骨髓炎属于中医学"附骨疽"范畴，主要由于患者体质素虚或病后体虚，余毒残留，加之湿热内蕴，邪毒侵袭筋骨，以致气血壅滞，经络痹阻不通，郁而蚀骨；或是内热炽盛，火毒深窜入骨，壅滞不行，热胜肉腐，肉腐为脓，蕴脓腐骨；或肾中精气不足，阴寒之邪深袭，凝滞内郁，热而败骨；或寒湿之邪因人之虚，深袭伏结，郁久化热，湿热之邪凝滞经脉气血，化腐成脓而伤骨。中医治疗主以清热解毒、补益气血、活血化瘀、补肾填精等治疗。

病案

王某，男，58 岁。3 年前因交通事故致左胫腓骨下端骨折，后经左胫骨下段骨折切开复位钢板内固定术，术后定期复查，愈合良好。2 年前拆除内固定，术后 10 天切口处出现皮肤红肿热痛，伴有深黄色脓性渗出，经抗生素抗炎对症治疗后，红肿减轻，脓性渗出明显减少。近两年来切口处反复出现红肿，疼痛不适，近 10 天切口处红肿加重伴有脓性分泌物渗出，渗出物呈腥臭味。查体：左下肢红肿明显，压痛（＋），肤温高，脓性渗出，色黄黏稠，可闻及腥臭味，舌红苔黄腻，脉浮数。诊断：慢性骨髓炎，证属热毒内蕴，壅郁化脓，治宜清热解毒，去腐生肌。药用当归 10g，蒲公英 15g，重楼 10g，猫人参 30g，黄柏 10g，土茯苓 25g，土牛膝 15g，赤小豆 25g，泽兰 10g，金银花 15g，半枝莲 15g，甘草 6g。7 剂。

二诊：上方药服 7 剂后，今患者左下肢红肿减轻，压痛较前减轻，肤温下降，脓性渗出减少，舌红苔黄腻，脉弦数。上方去半枝莲 15g，改用防己 10g，7 剂。

三诊：今患者自诉肿痛较前明显减轻，胃纳欠佳，大便软，小便如常。查体：左下肢红肿减轻，压痛（－），肤色偏红，温度稍高，脓性渗出症状消失，舌淡红苔黄腻，脉细数。上方加用炒白术 15g、黄芪 25g。7 剂。

四诊：今患者左下肢肿胀基本消失，压痛（－），肤温肤色同常，舌淡苔薄白，脉细数。处方：当归 10g，车前草 10g，猫人参 25g，土茯苓 25g，土牛膝 15g，黄芪 25g，党参 15g，生地黄 15g，炒白术 15g，炒白芍 12g，甘草 5g。7 剂。服药四周，诸症消失，嘱托患者密切关注左下肢皮肤情况，随诊。

[**按语**]

　　方中金银花、蒲公英、重楼、土茯苓、黄柏、半枝莲、猫人参清热泻火解毒，加之当归、泽兰活血化瘀，赤小豆、防己等消肿止痛，因该方过于寒凉，故加之甘草调和诸药。二诊过后，火毒之邪已祛大半，肿痛流脓症状改善，但正如《外科正宗》中指出：夫附骨疽者，乃阴寒入骨之病也，但人之气血生平壮实，虽遇寒冷邪不入骨。患者久病正气内虚，加之药性寒凉损伤脾胃，故在原方基础上加黄芪，配伍当归补益气血，扶助正气，并加之炒白术健脾益胃。四诊时因患者肿胀症状明显好转，故减去赤小豆。患者体内火毒之邪也已基本祛除，故减去蒲公英、金银花、重楼、黄柏等清热之药。此时当以扶助正气为主，故加之黄芪、党参等补气，当归、炒白芍、生地黄等补血滋阴，甘草益气和血。本病治疗，既立足于证，更着眼于人，扶正以驱邪，祛邪不伤正，故能取得较为满意的疗效。

耳鼻喉科病症篇

朱祥成医案

　　朱祥成（1939—　），浙江宁波人，浙江中医药大学教授、主任中医师、硕士生导师、浙江省级名中医、浙江省名中医研究院研究员。长期从事中医耳鼻咽喉科临床、教学、科研，在专业学术上有较深的造诣，有丰富的临床治疗经验，提出治疗耳鼻喉科辨病与辨证、整体与局部、内治与外治、药物与心理、治疗与饮食五合疗法。研制了"噪音室"与"聋儿康复耳模助听系统材料设备工艺国产化研究"。发表学术论文30余篇，主编、参编多部著作。

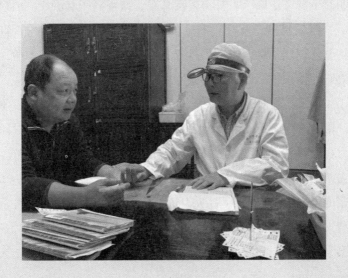

1. 耳鸣耳聋

耳鸣是指患者自觉耳内有鸣响的感觉而周围环境中并无相应声源；耳聋指不同程度的听力障碍，轻者听力下降，重者全然不闻外声。西医学的突发性耳聋、噪声性耳聋、药物中毒性耳聋、老年性耳聋病因病机及辨证治疗基本相似，耳鸣和耳聋常合并出现，耳内鸣响严重者妨碍正常听觉，日久可致听力下降。其病因病机或因外邪侵犯，蒙蔽清窍；或因肝火上扰，气逆上冲，循经上扰清窍；或因痰火壅结，蒙蔽清窍，或因气血瘀滞，窍络瘀阻，清窍闭塞、脾胃虚弱、年老精亏以致耳窍失养而发病。

病案一

蔡某，女，40岁，干部，两周前感冒后，右耳感耳鸣，听力下降，头胀头痛，耳内胀闷，即去医院检查，听力电测听气骨导明显下降，诊断为右耳突发性耳聋，接受高压氧治疗，治疗一周后，因鼓膜出血及疗效不显，来本科要求中药治疗，苔薄白，脉细弦。证属暴聋，辨证为风邪滞留，瘀阻耳窍，脉络不通，听宫失聪。治拟祛风解毒，活血通络。药用防风10g，荆芥6g，苍耳子10g，板蓝根20g，石菖蒲10g，赤芍10g，丹参15g，薄荷6g，藿香9g，忍冬藤15g，羌活10g，生甘草6g。5剂后，耳鸣、听力自觉好转，耳胀闷减轻，但头痛较剧，苔薄白，脉细弦。原方去荆芥、薄荷、藿香，加丝瓜络、葛根、川芎、地龙各10g，白芷6g，服7剂。治疗后听力进一步改善，耳鸣亦轻，头痛耳胀消失，胃纳增加。尔后仍宗原方加强活血祛瘀、通窍药物治疗，至第十一诊时，临床症状消失，听力接近正常，电测听复查气导提高65分贝，骨导提高35分贝。

病案二

徐某，男，45岁，工人，初诊1985年1月7日，右耳诊断为突发性耳聋，右耳听力锐减，于静处手表贴耳无声，耳鸣耳胀，头晕目眩，腰酸多梦，苔薄白，脉弦。证属暴聋，辨证为肝肾不足，耳窍失养。治拟活血通窍，补肾复聪。药用丹参15g，川芎9g，赤芍9g，葛根15g，茜草9g，地龙15g，丝瓜络5g，泽兰9g，香附9g，补骨脂9g，制首乌15g，生熟地黄^各12g，石菖蒲5g，灵磁石30g，14剂后，耳胀消失，头晕减轻，耳鸣耳聋如故，腰酸，苔薄脉细弦。宗原方加桑椹子12g，再服7剂，两次治疗后耳鸣有减轻，耳内有发痒和动气的感觉，纳增，后再守原法连续治疗两个月，诸症好转，耳鸣减轻，听力已恢复到在静处能听到手表的摆动声。

[按语]

此二例均诊断为突发性耳聋，属中医暴聋。例一病发感冒后，风毒之邪攻窜耳窍，邪阻清宫，耳窍脉络不宣，引至气滞血瘀，耳失听闻。《素问·缪刺论》云："邪客于手阳明之络，令人耳聋，时不闻音。"《医家四要》说："盖耳为清阳之窍，清阳之会，流行之所，一受风热火郁之邪，则耳遂失聪矣。"所以治疗中以祛风解毒通窍为先，故用荆芥、防风、薄荷、羌活等祛邪，使邪不阻清窍而外出，同时兼用解毒活血之药，如板蓝根、忍冬藤、丹参、赤芍、丝瓜络等，使毒解而经络通畅，气血运行，耳聋复聪。用藿香、石菖蒲芳香通窍，引药直达耳窍。故暴聋初期治疗宜祛风，解毒通窍，能收到一定的效果。例二发病已两个月，病已久矣，出现头晕目眩，腰膝酸软，夜寐多梦之肝肾亏虚之象或因患者素体亏虚。故治疗宜补肾复聪，活血通窍为主。用生熟地黄、补骨脂、制首乌、桑椹子等滋补肝肾。使肾和则耳能闻五音矣。兼用活血之丹参、赤芍、茜草、泽兰、地龙、川芎等，使血运畅达，耳得血而窍开，用灵磁石止鸣。对这类患者患者必须以扶正为主，攻补兼施，坚持服药亦能收效。

2. 耳闭

耳闭是指耳内如物阻隔，清窍闭塞，听力明显下降，多为耳胀反复发作，邪毒滞留，迁延日久而致，所以古人有"气闭耳聋"之称。西医学之分泌性中耳炎、气压损伤性中耳炎参考本病进行辨病施治。

病案一

曹某，男，62岁，退休。2003年7月10日初诊，于6月初两耳阻塞感，听力下降，并觉耳内有回声，鼻常阻塞。即去上海某医院检查，听力呈传导性耳聋，耳膜穿刺抽出淡黄色液体，听力即感好转，配滴鼻剂滴鼻，一周后又感两耳阻塞且比前加重，再行耳膜穿刺抽液，反复数次，行鼓室置管引流。于7月10日来我院就诊，要求服用中药。主诉两耳阻塞，耳鸣，头胀不舒，检查见两耳鼓膜已置管，外耳道有淡黄色分泌物溢出，鼻腔两下鼻甲黏膜肿胀，双中鼻道清洁，苔薄腻，脉弦细。证属耳闭，辨证为脾虚湿阻，清阳不升，邪滞耳窍。治拟健脾化浊，升清开窍。生黄芪15g，茯苓10g，生薏苡仁30g，广藿香10g，升麻10g，桑白皮10g，鱼腥草30g，白芷5g，蝉衣10g，茜草10g，川芎10g，赤芍10g，柴胡10g，忍冬藤15g，桔梗10g，生甘草10g，石菖蒲5g，丝瓜络5g。服7剂，并做咽鼓管吹张术，吹张通畅，清洁外耳道分泌物，患者即感耳内舒适，听力提高。

二诊：两耳阻塞明显减轻，置管处液体溢出亦减少，苔薄白，脉细。再宗原方继服。连续服用28剂后两耳阻塞感已消，两耳置管处干燥，未见分泌物流出，嘱患者去原医院拔去插管，患者怕病程反复先拔去右耳插管，要求再服中药，至今共服以原方加减计105剂，病情稳定，未再复发，检查右耳鼓膜完整，轻度内陷，自行吹张通畅，听力正常。

[按语]

本例患者反复发作，病已日久，除有两耳阻塞外，鼓室内积液较多，多次穿刺不愈而致头胀不舒、苔腻脉细，证属脾虚，湿浊不化，清阳不升，浊阴不降，留滞耳窍，故用生黄芪、生薏苡仁、茯苓、甘草等健脾渗湿，用升麻、藿香升清，用鱼腥草、桑白皮、蝉衣、桔梗祛滞留之邪，用忍冬藤、丝瓜络、赤芍、茜草活血疏通脉络，以免病久经气闭塞而瘀阻，用白芷、石菖蒲通窍，配用通气散之柴胡、川芎以加强本方之药效。全方配伍具有健脾化湿，升清通窍，活血通络，清除余邪之作用。故对耳闭耳窍阻塞，听力下降，鼓室积液反复穿刺不愈者，有一定效果。

病案二

患者张某，男，13岁，学生，2005年12月诊。左耳分泌性中耳炎反复不愈5月余，曾鼓室穿刺数次，每次均抽出不等量黄色液体，曾在多家医院治疗，仍有复发。就诊时患者耳部胀闷阻塞，耳鸣声细，听力下降，倦怠乏力，食少，畏寒，舌淡苔白，脉弱。耳部检查：左耳鼓膜浑浊，光锥消失，鼓室穿刺少量黄色液体。用药：生黄芪20g，生白术10g，党参10g，全当归10g，白花蛇舌草20g，忍冬藤15g，香附10g，柴胡9g，石菖蒲5g。服药3周后耳部胀闷感好转，听力改善，食欲较前好转，局检鼓膜光锥出现，仍稍有内陷，减白花蛇舌草为10g，继服药30剂，患耳痊愈。

[按语]

脾居中焦，有升清降浊之功能，耳属清阳之窍，喜清恶浊，性好清灵，故脾胃强健，升降有序，清升浊降，生生不息，耳得清阳之温煦，清气之充灌，则清灵聪敏，听觉敏捷。《医学摘萃·七窍病类·耳病》曰："耳病者，浊阴之不降也……然浊阴之不降，实戊土之中气不运也，宜调其中气，使浊降清升而耳病自愈矣。"本案患者病程已迁延数月，多有虚实夹杂。耳部胀闷阻塞、耳鸣声细、听力下降责之肺脾两虚、脾不升清、肺气郁滞，窍闭湿滞。脾气虚弱故见倦怠乏力、食少、畏寒，舌淡苔白、脉弱均为肺脾气虚之象。证属肺脾两虚，窍闭湿滞。治宜补益脾肺，祛湿开窍。取方补中益气汤健脾益气，改当归为全当归，配伍香附以加强行气活血之效，柴胡入少阳经，配石菖蒲升清行气通窍，白花蛇舌草、忍冬藤祛湿解毒通络，因甘能助湿，故去甘草。复诊症状已有好转，防白花蛇舌草苦寒伤胃，减量使用，余药不变，巩固疗效。

3. 脓耳

脓耳是指以耳内流脓、鼓膜穿孔、听力下降为主要特征的耳病，其病因病机多为外邪侵袭人体，循经上壅于耳所致，或因外邪引动肝胆之火，内外邪热交结，火热邪毒结聚，气血壅阻，上壅耳窍所致；或因脾胃受伤，运化失调，水湿不化，泛溢于上，聚于耳窍而成脓；或因肾虚精亏，耳窍空虚，邪毒乘虚而入，邪滞耳窍，久蕴蚀骨。反复流脓，缠绵不愈。西医学的急慢性化脓性中耳炎可参考本病施治。

病案

余某，女，55岁，工人。1999年8月12日初诊，右耳反复流脓数年，近一个月右耳发胀疼痛，听力下降，流脓量不多，即去某医院诊治,经 CT 扫描确诊为右侧慢性乳突炎胆脂瘤形成。遂入院需手术治疗,在入院后术前体检中发现患者血小板减少,且患有心脏病,无法手术,出院后来我院要求中药治疗。患者形瘦面黄,疲乏无力,时时心悸,纳食不香,耳检右耳鼓膜松弛部有血痂,取出血痂后有少量脓血溢出,苔薄质淡,脉细不齐。证属虚证脓耳,辨证为脾气不足,正虚邪恋。治宜健脾扶正托毒,药用生黄芪 15g,茯苓 12g,白芷 5g,桔梗 10g,生甘草 10g,蒲公英 15g,紫地丁 15g,赤白芍^各10g,茜草 10g,忍冬藤 15g,连翘 15g,皂角刺 10g,夏枯草 10g,白蒺藜 10g。7 剂。

二诊:耳内疼痛减轻,棉签擦耳时有血脓样分泌物,神疲乏力,苔薄脉细不齐,再拟前方加炮山甲 10g,黄芩 10g。7 剂。

至五诊时耳疼痛已除,耳检右耳松弛部穿孔干燥。精神转佳,苔脉如前,宗原方出入续服,加天葵子 10g,猫爪草 10g,丹参 30g。六个月后复查,右耳松弛部穿孔处清洁干燥,纳寐如常,但常有心悸,苔薄白,脉结代。嘱断续服药,防止污水入耳,禁食辛辣刺激之品。于 2003 年 11 月 20 日随访复诊患者一般情况良好,心脏已做搭桥手术,耳检右耳松弛部穿孔处未见分泌物,清洁而干燥,症见心悸不安,咽干,便坚,苔薄质红,脉细时结代。给以益气养阴之剂,生黄芪 15g,茯苓 10g,枸杞子 15g,甘菊 10g,白蒺藜 10g,炒牡丹皮 10g,赤白芍^各10g,茜草 10g,川牛膝 10g,夏枯草 10g,制女贞子 15g,蒲公英 15g,麦冬 15g,生薏苡仁 15g,川黄柏 6g。14 剂,隔日 1 剂。

[按语]

本患者脓耳经 CT 扫描确诊为慢性化脓性中耳炎胆脂瘤型,因全身原因未能进行手术治疗,而服用中药保守治疗。根据患者就诊时的症状,形体消瘦,神疲乏力,时时心悸,纳食不香,血小板减少,苔薄质淡,脉细不齐。整体辨证为心脾不足,正气虚弱,邪恋毒聚耳窍,无力祛邪排毒。治疗用补益心脾,扶正托毒之法。用黄芪、茯苓、甘草、丹参、白芍等补益心脾而养血,扶助正气,用白芷、桔梗、皂角刺、山甲托毒外出,用赤芍、茜草、忍冬藤活血通络助邪外出,用连翘、蒲公英、紫地丁、夏枯草、猫爪草散邪解毒。本患者未作手术治疗,但较长时间的服用本方加减的中药,病程稳定,局部未见反复流脓,而且穿孔部位一直保持干燥。而遗憾的患者因多种因素,经济困难,未能再做一次右耳的CT扫描与较前对比。

4. 鼻渊

鼻渊是指以鼻流浊涕,量多不止为主要特征的疾病,常伴有头痛、鼻塞、嗅觉减退等症状,气候变化是发病诱因,本病有虚实之分,实证多为外邪侵袭,肺、脾胃、肝胆等脏腑失调,郁热或湿热上蒸鼻窍而为病;虚证多为久病肺脾气虚,浊蒙清窍所致。西医学急、慢性鼻窦炎可参考本病辨证施治。

病案一

姚某,男,51岁,干部。患者因右鼻常阻塞,流脓涕,鼻内有臭气数月。于2002年12月25日在杭某医院就诊,经鼻窦CT扫描诊断为右侧鼻腔赘生物伴右侧上颌窦炎(霉菌性),右侧上颌窦腔密度增高,内有少量气体及钙化。嘱其住院手术治疗,患者害怕手术,咨询多家大医院耳鼻喉科专家,一致认为除手术外,没有特效的治疗药物。患者带着一丝希望于2003年2月13日来我科门诊要求中药治疗,主诉右鼻阻塞4～5个月,涕脓浊,有臭气,头胀痛,近期加重,鼻检见右中鼻道有息肉样物,并见黏稠样痂涕积留,苔薄白,脉细,证属鼻渊,辨证为久病必虚,肺脾两虚，邪滞鼻窍。治用健脾益肺，祛邪通窍。处方：生黄芪15g，茯苓10g，生甘草10g，桔梗10g，白芷5g，桑白皮10g，黄芩10g，浙贝母10g，苍耳子10g，辛夷10g，忍冬藤15g，连翘15g，鱼腥草30g，败酱草20g，藿香10g，石菖蒲5g，丝瓜络5g，茜草10g。7剂。

二诊：患者诉服药第五剂后，感鼻腔内有一块状物，擤鼻时往鼻后孔流入咽部，不慎而吞下，之后遂感鼻通畅，服完七剂后鼻内臭气已减，头胀痛亦轻，鼻通气而舒适，但仍有少量黏涕。检查鼻腔，见右鼻腔中道未见息肉样物，中鼻甲肿胀，有少量黏涕色白，苔薄白，脉细弦。再拟原法继之，原方加牡丹皮10g，7剂。

三诊：患者鼻通气，流涕明显减少，鼻内臭气已除，头不胀痛，右鼻腔中鼻道清洁，中鼻甲不大，苔薄白，脉细弦。再宗原方加生薏苡仁30g，嘱患者连续服用，定期检查。患者遵嘱用中药本方治疗数月。

患者于2003年9月9日复诊时鼻内无不适，与正常鼻腔无异，嘱能再做一次鼻窦CT扫描检查，CT扫描结果显示与第一次对比，右上颌窦病变明显减轻，鼻内窥镜检查中鼻道及窦口无异常，再去咨询有关专家，意见不需要手术治疗。

［按语］

本鼻渊患者为西医学之慢性霉菌性鼻窦炎，因患者不愿做手术治疗而服用中药治疗，在治疗过程中一直坚持服用中药，没有再用西药。根据患者已发病数月、出现的症状及局部鼻腔检查，再结合舌苔脉象。证属虚证鼻渊，辨证为肺脾气虚，脾之运化失健，肺之清肃不力，邪毒滞留不清，留聚于鼻窍而为病。故重用黄芪、茯苓、生薏苡仁等，健脾益肺，使脾能运化，升清降浊，肺能清肃，使邪外出。用鱼腥草、败酱草、连翘、桔梗解毒排毒。用桑白皮、黄芩、浙贝母清肺肃肺。用苍耳子、辛夷、白芷、石菖蒲、广藿香宣通鼻窍。用忍冬藤、茜草、牡丹皮、丝瓜络活血通络，使邪外泄而不滞留。本方意在扶正祛邪，邪泄而窍自通。临床上正虚邪实之症，必须扶助正气，托毒外出，须用托里透脓之药，方能获效。

病案二

吴某，女，50 岁。慢性上颌窦炎 6 年。常年流黄浊涕，嗅觉减退，头胀乏力，纳呆，记忆力下降。查见双鼻甲肿大，中鼻道有脓涕。舌淡，脉细弱。处方：生黄芪 15g，忍冬藤 15g，党参 12g，白术、茯苓、皂角刺、白芍药各 10g，升麻、丝瓜络、藿香、苍耳子、辛夷各 6g，生薏苡仁 20g。7 剂。

二诊：脓涕减少，头胀减轻。处方：上方加地龙 12g。7 剂。三诊：症状基本消失。中鼻道仍可见脓涕引流，鼻甲肿胀消退。以原方去苍耳子，隔日 1 剂，连服 10 剂收功。

[**按语**]

该患者病机可从脾虚、浊邪上干鼻窍来认识。方中生黄芪、党参、白术、茯苓、生薏苡仁益气健脾，利湿化浊；忍冬藤、皂角刺、丝瓜络活血通络以助排涕；白芍药和营，升麻解毒升清；藿香芳香化浊，助苍耳子、辛夷通窍除涕；地龙通络利窍。

5. 鼻疖

鼻疖是指鼻前庭及其附近皮肤瘙痒、红肿、糜烂、渗液或结痂、皲裂为主要特征的鼻病，其病机或因肺经平素有蕴热，起居不慎，复感风热邪毒，或挖鼻致肌肤受损，或患有鼻部疾病浓涕经常浸渍，邪毒趁机侵袭，引动肺热，上灼鼻窍；饮食不节，脾失运化，致湿浊内停化热，或小儿脾胃虚弱，积食化热上攻，湿热邪气循经上犯熏蒸鼻窍肌肤而为病。患病日久，邪热不去，内耗阴血，阴虚血燥，血虚生风，虚热上攻，久蒸鼻窍，鼻疮久治不愈。

病案

泮某，男，34岁，工人。两鼻孔处反复发痒、疼痛、出黄水结痂两年，经西药内服、外敷多方治疗均未能获效，近期症状复发加重，疼痛较甚，不能触碰。于2003年10月7日来院门诊要求中药治疗，检查见两鼻前庭充血肿胀，表面糜烂渗出，有黄色痂皮，鼻孔周围及鼻翼、鼻尖部皮肤亦充血，苔白而腻，脉滑数。证属肺脾蕴热，风湿热浸淫。治拟清肺化湿，祛风解毒。处方鱼腥草30g，桑白皮10g，黄芩10g，蒲公英15g，杏仁10g，枇杷叶10g，忍冬藤15g，连翘15g，蝉衣10g，防风10g，白芷5g，茜草10g，赤芍10g，牡丹皮10g，茯苓10g，生薏苡仁30g。7剂。

二诊：10月14日，诉服药七剂后鼻前孔发痒疼痛减轻，出黄水减少，检查见鼻尖、鼻翼皮肤充血已退，鼻前庭肿胀减轻，表面仍有糜烂，鼻毛稀少，苔薄腻，脉滑。治拟前方去杏仁、枇杷叶，加野菊花15g。7剂。

三诊：10月21日，患者诉服药后症状大减，发痒疼痛已除，鼻前孔干燥清洁，大便通畅，检查见鼻前庭清洁，但皮肤潮红，苔薄白，脉细滑。治宗原方续服14剂。

四诊：11月27日，诉连续服药后基本好转，症状未反复，但稍有痒感，纳便如常，检查见鼻前庭不充血，未见渗出和结痂，苔薄白，脉细。处方鱼腥草30g，桑白皮10g，黄芩10g，生甘草10g，白芷5g，防风10g，蝉衣10g，茯苓10g，忍冬藤30g，连翘15g，牡丹皮10g，生薏苡仁30g，茜草10g，生山楂15g，野菊花 10g，地肤子 10g。再服 7 剂。嘱患者禁食辛辣烟酒刺激之品，保持大便通畅，不挖鼻孔，以守疗效。

[按语]

临床鼻疳患者不常见且多见于小儿，本例患者为成年人，病程已达两年，经治一直未愈，是比较少见的。分析其原因可能与工作环境有关，患者为工人，从事装饰，接触分尘及油漆，常刺激鼻前庭，日久为患。根据中医学理论分析其出现的症状，鼻孔部发痒、疼痛、出黄水、结痂。局部表现皮肤发红肿胀，糜烂结痂，苔白而腻，脉滑数。《诸病源候论》曰："鼻是肺气所通，肺候皮毛，其气不和，风邪客于皮毛，次于气血，夫邪在血气，随虚处而停之。"《杂病源流犀烛》指出"脾胃有湿，移于肺也"。《外科启玄》曰："凡鼻孔有疳疮，即肺中有湿热。"所以以清肺化湿、祛风解毒立法。用鱼腥草、桑白皮、黄芩、枇杷叶、杏仁清肺热；用蒲公英、生薏苡仁、茯苓、地肤子化湿；用忍冬藤、连翘、野菊花解毒；用蝉衣、白芷、防风祛风；用茜草、牡丹皮、赤芍凉血活血，使邪从皮毛而出。本患者经服中药 1 个月而收效。

6. 鼻鼽

鼻鼽是以突然和反复发作的鼻痒、喷嚏、流清涕、鼻塞等为主要症状的鼻病。鼻鼽又名鼽涕。鼽涕之名首见于《礼记·月令》。本病多由脏腑虚损，正气不足，腠理疏松，卫表不固，风寒之邪、异气侵袭所致。发病和肺、脾、肾三脏密切相关，多为本虚标实之证。本病可以常年发作也可以为季节性发作，随着生活环境变化，发病率逐年增高，以青壮年为主，且有低龄化倾向。西医学的变态反应性鼻炎（或称过敏性鼻炎）、血管运动性鼻炎、嗜酸性粒细胞增多性非变应性鼻炎可参考本病辨证施治。

病案

徐某，女，29岁，2013年8月28日初诊。患者鼻塞、打嚏后流清涕3年余，伴鼻痒，气候变化及夜间睡眠时较甚。近日鼻内疼痛不适，平素怕冷，易腹泻。检查见鼻腔黏膜及双下甲肿胀，色淡红，右侧甚，中道有清涕，量一般。舌淡红苔薄白，脉细。诊断为鼻鼽，属肺脾气虚，治以健脾益肺，温阳通窍。拟方：生黄芪15g，白芷9g，荆芥10g，防风10g，生甘草10g，忍冬藤15g，连翘15g，桑白皮10g，辛夷9g，藿香10g，丝瓜络5g，石菖蒲5g，五味子6g，炒山药15g，生薏苡仁30g，蝉衣6g，炒牡丹皮10g，茜草10g，茯苓15g。共7剂，嘱患者避风寒，防感冒。

二诊：鼻塞鼻痒仍旧，但有所好转，鼻中疼痛减轻，打嚏流清涕减少，腹泻症状明显减轻。检查见鼻腔黏膜及双下甲肿胀，色淡红，右侧甚，中道有少量清涕。舌淡红苔薄白，脉细。上方减炒山药，加炒党参、炒黄芩、绿梅花各10g，共7剂。

三诊：鼻塞鼻痒明显减轻，无鼻痛，偶有打嚏。检查见鼻腔黏膜及双下甲肿胀一般，色淡红，中道清洁，鼻腔通气良好。舌淡红苔薄白，脉细。上方减连翘，加乌梅3g，共7剂。

四诊：受凉后鼻塞甚。检查见鼻腔黏膜及双下甲肿胀，色苍白，中道少许清涕。舌淡红苔薄白，脉细。上方减绿梅花，加炙桂枝6g。共7剂。

五诊：鼻塞明显减轻，鼻腔略干燥，偶有涕中带血丝。检查见鼻腔黏膜及双下甲肿胀一般，色淡红，中道清洁，未见明显出血点。舌淡红苔薄白，脉细。上方减桂枝、防风，加白茅根15g。共7剂。

六诊：鼻塞不明显，鼻腔干燥减轻，无明显打嚏流清涕。检查见鼻腔黏膜及双下甲无明显肿胀，色淡红，中道清洁，鼻腔通气良好。舌淡红苔薄白，脉细。上方减白茅根，共 7 剂，调理 1 月余后诸症皆除。

[按语]

患者素有鼻鼽，怕冷，易腹泻，感寒后症状加重，属肺脾虚寒。方中荆芥、防风，性温，佐蝉衣祛风固表止痒；生黄芪、炒山药、藿香、茯苓、生薏苡仁合用，甘温除湿，健脾补中；白芷、辛夷散寒通窍；忍冬藤、丝瓜络、石菖蒲通络开窍，五味子、乌梅收敛固涩，缩清涕，补肾水；连翘、桑白皮清肺解毒；再佐牡丹皮、茜草凉血活血，抗过敏。综观全方，温阳健脾与祛风固表并用，以"温"为主，温中寓清，又使温不致太过而生燥。另患者易感寒，予炙桂枝后出现鼻腔干燥，服用一周即去之，予白茅根凉血止血，可见辛温之品易助热伤阴液，故应中病即止。

7. 急喉痹

急喉痹是指以发病急骤，咽部红肿疼痛为主要特征的疾病。多因外感风寒、风热或肺胃热盛所致。西医学的急性咽炎可参考本病进行辨证施治。

病案

叶某，男，46 岁，工人。咽喉不适，疼痛有毛刺感，吞咽不顺 3 天。今感头痛怕冷，鼻塞流涕，时有可是，咳痰不爽，苔薄白，脉缓。咽部未见明显红肿，扁桃体不重点。证属风寒郁闭。治宜散寒开郁、利咽止痛。处方：桔梗 9g，生甘草 3g，荆芥 6g，苏梗 9g，半夏 6g，前胡 9g，浙贝母 9g。

上方服 4 剂后，怕冷头痛已瘥，咽喉毛刺已除，但咽痛略增，咳嗽依然。检查咽部色红，扁桃体充血。苔薄，脉微数。寒有热化之势，治用原方去荆芥、防风、苏梗，加金银花 15g，连翘 9g，玄参 9g，服 4 剂。三诊时咽痛渐减，咽部及扁桃体充血亦退，嘱原方再服 4 剂而愈。

[按语]

本患者因外感风寒，客于少阴经脉，风寒郁闭，阳气郁而不伸致咽喉疼痛，吞咽不顺。恶寒头痛，鼻塞流涕。治宜散寒开郁、利咽止痛，方宜桔梗汤合半夏散加减，方用桔梗宣肺利咽，甘草清热解毒，两者一宣一清，祛痰止咳，利咽止痛，加荆芥以辛温解表。后有寒邪化热之势故予金银花、连翘、玄参以清热利咽止痛。

8. 慢喉痹

慢喉痹是以反复咽部微痛，咽干咽痒、异物感，或喉底颗粒肿起为主要特征的疾病，常因急喉痹反复发作，或嗜好烟酒、辛辣或长期接触烟尘等有害气体，或温热病后，或劳伤过度，脏腑虚损，咽喉失养而为病。西医学慢性咽炎可参考本病辨证施治。

病案

王某，女，31 岁，教师。间歇性声音嘶哑 1 个月，言语乏力，不能持久，下午或劳累后加重。查见声带边缘光滑，萎软松弛，闭合无力有间隙。倦怠乏力，少气纳差。苔薄，脉弱。处方：生黄芪、白术、忍冬藤、党参各 15g，茯苓 9g，升麻 6g，生薏苡仁 20g，蝉蜕 4g，木蝴蝶、胖大海各 3g，诃子 10g。7 剂。

二诊：言语乏力及讲话费力好转。药中病机。处方：上方黄芪用 30g，加桔梗 4.5g，枳壳 6g。

三诊：上方连服 7 剂后诸症好转，声带基本正常。以补中益气丸以善其后。

[按语]

本例患者病机当属中气不足，升举无力。方中生黄芪、白术、党参、茯苓、生薏苡仁、升麻健脾，补中益气，升发清阳；诃子敛肺气而开音；忍冬藤清热通络；蝉蜕、木蝴蝶、胖大海祛风清热开音；桔梗宣肃肺气；枳壳行气，助升清降浊。

9. 紧喉风

紧喉风又称急喉风，是指以猝然吸气性呼吸困难为主要表现的咽喉部疾病，多伴咽喉肿痛，痰涎壅盛，语言难出，汤水难下，严重者可发生窒息死亡。本病多由各种急性咽喉疾病，如喉痈、小儿急喉喑、白喉、喉外伤、喉水肿发展而成。其病机多为痰热壅喉或风痰壅喉，阻塞气道而成。西医学的急慢性喉阻塞可参考本病辨证施治。

病案

吴某，男，35岁，干部。因咽喉疼痛，吞咽不利，伴发热，于1984年5月11日由某医院耳鼻喉科诊为"急性会厌炎"，治疗三天无明显好转。患者会厌肿胀，会厌左侧舌面见有溃疡，怀疑恶性肉芽肿，建议做病理切片，患者畏惧而来中医求治。5月14日初诊，诉发热，咽喉疼痛有紧迫感，吞咽不利，汤水难下，语言困难，声音嘶哑，痰多稠粘，小便黄赤，大便干结。检查见咽黏膜充血明显，悬雍垂肿胀，会厌及杓会厌皱襞急性充血水肿，会厌左侧舌面见0.5cm×0.5cm大小溃疡面，表面色白。颌下有淋巴结肿大，体温39℃，白细胞11×10⁹/L，中性粒细胞85%。舌质红，苔微黄，脉弦数。此乃火毒在表未解，壅滞郁结于里。治拟清火散结，解毒利咽。处方：金银花15g，连翘15g，白花蛇舌草15g，蚤休12g，玄参12g，瓜蒌12g，土茯苓30g，牛蒡子 9g，浙贝母 9g，射干 9g，黄芩 15g，生甘草 3g，川黄连 3g，服 4 剂。另配验方消肿散 6g，每 1～2 小时吹喉。

二诊：5 月 18 日，服药后咽喉疼痛明显减轻，紧迫感消除，能吞咽，言语亦清，咽部红肿明显好转，会厌肿胀见消，溃疡面缩小为 0.3cm×0.3cm 大小，大便通畅，小溲仍黄，血检及体温均恢复正常，苔薄白，脉弦。再守原法，上方去牛蒡子，加赤芍、炒谷麦芽各 9g，服 7 剂。嘱外用消肿散，每 2～3 小时吹喉一次。

三诊：5 月 25 日，诸恙见瘥，咽喉已无不适感，饮食正常。咽黏膜红肿消退，会厌肿胀已愈，溃疡面基本消失，唯小便仍黄，苔薄白，脉弦。此为余邪未净，恐复燃。再予原方 7 剂及外用消肿散 6g，每隔 3～4 小时吹喉一次，以巩固疗效。

［按语］

西医学之急性会厌炎，属中医之"紧喉风"范畴。古人云"凡言喉风者，皆有喉肿而痛，恶风发热之证"。紧喉风乃喉风之急重症之一，发病迅速。本案从症状及局部体征、苔脉分析，证属紧喉风，辨证为火邪风毒外袭，壅滞郁结于里。故立法清火解毒，散邪利咽，用金银花、连翘、白花蛇舌草、土茯苓、蚤休等清热解毒；用牛蒡子散邪祛邪从表而出；用玄参、泡射干、浙贝母利咽化痰；用黄芩清上焦之热；瓜蒌、川连清下焦之火；甘草利咽解毒调和诸药。外用验方消肿散，由雄黄、硼砂、黄柏、甘草、白芷、冰片等药组成，功能清热解毒，消肿止痛，配合内服，运用多验。

10. 慢喉喑

慢喉音，是指以声音不扬，经久不愈，甚则嘶哑失音的咽喉疾病。本病多因肺、脾、肾虚损而致。声音出于肺而根于肾，肺主气，脾为气之源，肾为气之根，肾精充沛，肺脾气旺，则声音清亮，反之可致声哑。西医学的慢性喉炎可参考本病辨证施治。

病案一

曹某，女，45岁，个体户。声音嘶哑数月，多语后尤甚，又因生意繁忙，无法休息，神疲乏力，无时间就诊检查，近来声音一直嘶哑并加重，咽喉干燥，大便坚硬，于2002年7月30日来院门诊，检查见两侧声带肥厚色红，两侧声带前中三分之一处边缘突出，色淡，左侧尤甚，发音时不能紧闭，苔薄白边有齿印，脉细。诊断为喉喑（声带小结），证属气阴两虚，气滞痰结。治拟益气养阴，化痰散结开音。处方：生黄芪15g，茯苓10g，桔梗10g，生甘草15g，麦冬15g，玄参15g，川石斛12g，桑白皮10g，浙贝母10g，忍冬藤15g，连翘15g，蝉衣10g，玉蝴蝶3g，赤芍10g，茜草10g，生山楂15g，海蛤壳20g，全瓜蒌15g。服7剂。嘱避免感冒，忌食辛辣刺激之品，避免过多或大声讲话，注意休息声带。

二诊：服药七天并注意嗓子休息，声音嘶哑好转，但咽仍干燥，神乏，便转软。检查声带，两侧声带肥厚色红减轻，前中三分之一处突出趋平，苔薄白边有齿印，脉细。证现气阴渐复之象，再宗原法，前方加白花蛇舌草15g，化痰散结。

三诊：声嘶明显好转，多语后亦不嘶哑，咽干减轻，但声带检查未见明显变化，前中三分之一处稍有突出，未再趋平，脉苔如前。原方续服。再配黄芪生脉饮，每日早晚各服一支，加强益气养阴之力。

四诊：声音基本不嘶哑，但音质较粗，从商讲话不感吃力，但便又坚硬。检查见两侧声带稍呈肥厚，前中三分之一边缘突出处基本已平，闭合尚佳，苔薄白，脉细。原方加杏仁10g。7剂，一周后复查。

五诊：2002年9月3日，不慎感冒，咽痛，干燥，咳嗽咳痰，痰脓色黄，但声音尚好，检查两侧声带前中三分之一处色红，但突出不明显，苔薄白，脉细稍数。证属外感风热之邪，治拟清解利咽，祛邪外出，防其入里。处方炒牛蒡子10g，忍冬藤15g，连翘15g，杏仁10g，枇杷叶10g，桔梗10g，生甘草10g，蝉衣10g，白僵蚕6g，桑白皮10g，竹沥10g，半夏10g，黄芩10g，全瓜蒌15g。7剂。嘱多喝开水。

六诊：服药后感冒已去，咳嗽咳痰好转，咽不痛，声音不嘶哑，检查两侧声带稍红，边缘未突出，苔薄白，脉细。幸感冒后邪未入里，未波及声带，治再用养阴益气，利咽开音法。处方生黄芪15g，茯苓10g，麦冬15g，南北沙参各15g，川石斛12g，玄参15g，桑白皮10g，忍冬藤30g，赤芍10g，茜草10g，生山楂15g，生蛤壳20g，桔梗10g，生甘草15g，蝉衣10g，浙贝母10g，太子参10g。14剂。

患者于2002年10月29日、2002年11月12日及2002年12月24日三次复查，两侧声带前中三分之一处边缘平整，未见突出。小结已消，嘱用黄芪生脉饮常服善后。

[按语]

本案患者从事商业活动，过度劳累，不停地讲话，用声过度，以致声音嘶哑，又嘶哑后不检查、不治疗，延时日久，经查两侧声带肥厚色红，边缘突出，诊断为声带小结，属中医喉喑范畴。根据患者全身症状，劳累疲乏，多讲声更嘶，咽干燥，舌苔薄白边有齿印，脉细。辨证为肺脾虚弱，气阴两虚。过度用声耗伤肺气，肺气不足，喉失滋养，发声无力，同时肺气虚，气不布津，津液聚而为痰，结于声户；劳倦过度，易伤脾，脾气不足，运化失职，水谷精微不能上奉，喉失滋养，又脾虚水湿不化，停聚喉间而成痰。不论过度用声耗伤肺气，脉络受损，或劳倦伤脾，水湿停聚而为痰，最终病及声户，都可使声户瘀阻，成小结、息肉、肌肤肿胀肥厚等变化。而出现声音嘶哑而成喑。

因此本患者之声嘶抓住其脏腑的虚损，从整体着手治其本为主立法处方。用黄芪、茯苓、太子参健脾益肺补气；用麦冬、玄参、南北沙参、石斛养阴；用桑白皮、浙贝母、桔梗清肺利咽化痰；用忍冬藤、赤芍、茜草活血通络；用生山楂、蛤壳散结；用蝉衣、玉蝴蝶开音。虽然本案治疗时间较长，中途又遇感冒，但治疗效果还比较巩固。

病案二

李某，女，33 岁，农民。2002 年 5 月 9 日初诊，平时多语后常有声音嘶哑一年，休息后即能恢复，一周前与人争吵后，即感咽喉不适，咽痛咽干，声音嘶哑，咳嗽有痰，痰中有血丝，来院门诊。检查时发现咽部稍红，右侧声带前中三分之一处表面黏膜下出血，肿胀突起色呈紫红，左侧声带边缘亦红，发音时闭合不佳。苔薄白，脉弦细。症属喉喑，声带黏膜下出血，肺气受损，损及脉络，治拟清肺凉血，化瘀开音。处方：炒生地黄 10g，赤芍 10g，茜草 10g，白茅根 30g，桑白皮 10g，炒黄芩 10g，生山楂 15g，蝉衣 10g，忍冬藤 15g，连翘 15g，浙贝母 10g，海蛤壳 20g，桔梗 10g，生甘草 10g，杏仁 10g，鱼腥草 30g，枇杷叶 10g，茯苓 10g。7 剂。嘱禁食辛辣刺激上火之品，禁声。

二诊：服药 7 剂后，声音嘶哑好转，不能多语，仍有咽痛咽干，干咳，咳痰时已无血丝，检查见右侧声带黏膜下出血已减轻，面积缩小，苔薄白，脉弦细。症有减轻，局部已有转机，治再宗原法继之，前方去鱼腥草、枇杷叶、浙贝母、杏仁，加生黄芪 15g，玄参 15g，麦冬 15g，川石斛 15g，因患者就诊不便，要求多开几剂，14 剂。

三诊： 声音已不嘶哑，咽痛咽干亦减，但觉喉间有痰，检查见右侧声带黏膜下出血已吸收，表面见小血管纹，边缘稍有突出，苔薄白，脉弦。治拟原法，上方加浙贝母 10g，炮山甲 10g。7 剂。另配黄芪生脉饮 4 盒以善后，每日 2 次，每次 1 支。

[**按语**]

本案患者因与人争吵后，而致用声太过，导致声带黏膜下出血，声带肿胀，声音嘶哑。患者平时多语后易声嘶，多语伤肺亦伤气，易于声户血行不畅而滞瘀，故有咽痛咽干，在此基础上与人争吵必用大声，高声损及声户脉络，血瘀而外溢，故咳痰中有血丝，声音即嘶哑，证属喉喑范畴之声带黏膜下出血。辨证为肺气受损，损及脉络。治疗用清肺凉血、行瘀开音为先，故用鱼腥草、桑白皮、枇杷叶、黄芩、连翘以清肺；用生地黄、赤芍、茜草、山楂、白茅根凉血活血而止血；用浙贝母、杏仁、桔梗、茯苓、蛤壳止咳化痰而去浊；用忍冬藤通络解毒，使痰及瘀不滞留；用蝉衣、生甘草开音利咽。待声带黏膜下出血已止，而后用清肺养阴而治之，使伤气之后不及阴，故在二诊时用玄参、麦冬、石斛之类以养阴，同时使用黄芪以益肺气而固正，步步扣环以获效。

11. 鼻槁

鼻槁是以鼻内干燥、黏膜萎缩、鼻腔宽大为主要特征的鼻病。鼻槁是一种发展缓慢的鼻病，以女性多见，且在月经期或怀孕期，症状更为明显；生活于干寒地区和工作在干燥环境中的人发病较多，其症状在秋冬季节比在春夏季节为重。本病内因多以肺、脾、肾虚损为主，外因多为燥热邪毒侵袭腭，以致伤津耗液，鼻失滋养，加之邪灼黏膜，黏膜干枯萎缩而为病。西医学的干燥性鼻炎、萎缩性鼻炎等病可参考本病进行辨证施治。

病案

李某，男，12岁。近半年来，鼻腔有难闻气味，鼻内干燥异常，近日加剧。查见鼻腔宽大，鼻黏膜及鼻甲皆明显萎缩，色灰暗不泽，表面附有少量黄绿色痂皮。舌淡苔薄白，脉细。处方：生黄芪、党参各12g，白术、当归、神曲、赤芍药、藿香、郁金、丹参各10g，丝瓜络、青皮、陈皮各6g。5剂。

二诊：鼻内臭味减，嗅觉改善。处方：原方去青皮，加牡丹皮、辛夷各6g，7剂。

三诊：鼻腔臭味消失，脓痂已除，嗅觉接近正常。仍坚持治疗2个月，基本恢复正常。

[**按语**]

本例患者病机属肺脾气虚，鼻窍失养，邪毒滞留。方中生黄芪、党参、白术、陈皮、神曲益气健脾；青皮行气，丝瓜蒌通络，助当归、赤芍药、丹参、郁金养血活血通络；藿香芳香化浊以祛邪。全方合用，共奏益气健脾，活血通络之功。复诊方中，牡丹皮凉血活血；辛夷通利鼻窍。

傅锡品医案

　　傅锡品（1965—　），浙江诸暨人，诸暨市中医医院主任中医师。中华中医药学会耳鼻咽喉科分会委员，浙江中医药学会中医耳鼻咽喉科学会副主委，2007年浙江省"151"跨世纪人才，绍兴市名中医。浸淫于中医耳鼻咽喉科一线三十余年，博采众长，对该专业的常见病、多发病、疑难杂症的中医治疗颇有独特见解，尤其是对中医暴聋的治疗，建立了"从瘀论治"一系列理论体系。发表论文10余篇，参编《耳鼻咽喉科头颈外科》《睡眠呼吸暂停低通气综合征》专业著作2本。

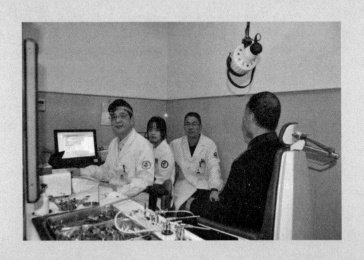

1. 慢喉暗

慢喉暗是指以声音低沉费力，讲话不能持久，甚则声嘶失音，日久不愈为主要表现的疾病。西医学中的慢性喉炎、喉肌无力、声带小结、声带息肉、声带麻痹等均属本病范畴。多因脏腑失调或用声不当导致，《景岳全书·卷二十八》提出："声音出于脏气，凡脏实则声弘，脏虚则声怯。故凡五脏之病皆能为暗"。

病案

患者，张某，女，25 岁，教师。初诊：2016 年 3 月 20 日。平素用声过度，声音嘶哑 2 周，劳累多语后加重，说话费力，不能发高音，痰黏着感，无咳嗽，面色不华，头昏重感。查体：双侧声带肥厚，运动可，声门闭合欠佳，舌淡胖，苔白腻，脉滑。中医诊断为慢喉暗，证属肺脾气虚，痰浊上扰，治则为补益肺脾，化痰散结，益气开音。处方：陈皮 5g，法半夏 10g，茯苓 15g，甘草 5g，党参 10g，白术 10g，木蝴蝶 10g，猫爪草 10g，僵蚕 10g，人参叶 10g。7 剂。

二诊：声音较前改善，声带肥厚较前明显减轻，继用 7 剂。

三诊：声音明显改善，声带无明显肥厚，活动良好，闭合佳，声音恢复正常。

［按语］

此患者证属"金破不鸣"，因肺脾气虚，无力鼓动声门而发喉暗。脾为生痰之源，脾失健运则津液停滞，日久为痰，即所谓"脾生湿，湿困脾"。《素问·至真要大论》云："诸湿肿满，皆属于脾。"本方以六君子汤为主方，党参、白术、茯苓益气健脾祛湿，法半夏、陈皮健脾化痰，僵蚕祛痰散结开音，木蝴蝶疏风开音利喉并使药物直达病所。诸药合而用之，肺脾气旺，传输精微之职正常，和调五脏，上济咽喉，音开声洪。

2. 鼻窒

鼻窒是指以长期鼻塞、流涕为特征的慢性鼻病。多因脏腑虚弱，邪滞鼻窍为患，发病与肺脾二脏功能失调密切相关，后期多与气滞血瘀有关。鼻塞可呈交替性、间歇性、持续性，可伴有流涕，但流涕明显少于鼻渊，可有头痛、嗅觉下降等症状。相当于西医学的慢性鼻炎。临床表现为经常性鼻塞，呈间歇性、交替性，也可呈持续性，病程较长。金元时期刘河间的《素问玄机原病式·六气为病》首次描述了鼻窒的症状特点，指出"鼻窒，窒，塞也……但见侧卧则上窍通利，下窍窒塞"。

病案

张某，男，49 岁。初诊 2018 年 5 月 24 日。患者患鼻炎数年，长年鼻塞，遇寒或至冬鼻塞更甚，屡服中西药，收效甚微，患者易感冒，每次感冒流行都不能幸免。诊见：双侧鼻塞，偶有喷嚏，涕白而黏、量少，嗅觉减退，前额胀痛，睡眠尚可，饮食如常，口淡不渴，大便时溏，小便正常，舌暗红有瘀点，脉沉涩。检查：双侧下鼻甲肿大、质硬，呈桑葚状，色暗红，额窦、上颌窦区无触痛。中医诊断为鼻窒，证属肺脾气虚，寒痰瘀滞，兼有血瘀。治宜补肺健脾，散邪通窍，方用温肺止流丹加减。处方：茯苓 15g，白芥子、白术、苍耳子、辛夷、薄荷^{后下}各 10g，诃子 3g，甘草 3g，桔梗 9g，细辛 1.5g，桃仁 6g，红花 5g，熟地黄 20g，肉桂、麻黄各 6g。7 剂。

二诊：药后鼻腔通气略有改善，前额胀痛减轻，嗅觉无改善，食欲好转，大便由溏变软，舌暗红，脉沉迟。检查：双侧下鼻甲略显红润，质仍较硬，呈桑葚状。原方加黄芪 10g，川芎 6g，桃仁改用 9g。再进 7 剂。

三诊：左侧鼻腔已完全通畅，右侧稍差，嗅觉稍有恢复，精神、食欲、睡眠佳，舌淡红、苔薄白，脉沉。检查：左下鼻甲红润，鼻腔通畅，右下鼻甲尚肥大。守方去苍耳子、辛夷，7 剂以巩固疗效。

[按语]

本案慢性肥厚性鼻炎发病日久，寒性凝滞，日久致血脉壅塞，寒痰瘀滞鼻窍，致使鼻甲肥厚，阻塞鼻窍，临床治疗颇为棘手。寒痰久滞鼻窍，气血瘀滞，非温通不足以化，方中以熟地黄大补阴血为君；又以鹿角胶血肉有情之品助之；再以炮姜温中散寒，能入血分，引领熟地黄、鹿角胶直达病所；肉桂入营，温通血脉；桃仁、红花活血化瘀；白芥子能祛皮里膜外之痰；麻黄辛温达卫，宣通经络，引阳气，开寒结。诸药合用，共奏散痰解血滞之功。治疗初期配以苍耳子散，祛寒痰通鼻窍，待脏腑功能恢复，阳气运行无碍之时，继配以通窍活血汤，化瘀通窍，最终获效。

3. 耳眩晕

耳眩晕是指因邪犯耳窍，或脏腑虚弱、耳窍失养，或痰浊水湿泛溢耳窍所致的以头晕目眩、耳鸣耳聋、恶心呕吐等为主要临床表现的耳部疾病。因耳窍功能失调引起的眩晕，《丹溪心法》曰："眩者，言其黑晕转旋，其状目闭眼暗，身转耳聋，如立舟船之上，起则欲倒。"其临床特点是：眩晕突然发作，自觉天旋地转，站立不稳，但神志清楚，多伴有恶心呕吐、耳鸣耳聋等症状，本病的产生源于风、火、痰、瘀、虚，且虚实夹杂。相当于西医学如梅尼埃病、良性阵发性位置性眩晕、前庭神经元炎、耳毒性药物前庭损害、迷路炎等疾病。

病案

楼某，男，45岁。初诊2016年7月8日，主诉头晕、胸闷、耳鸣3天。患者平素血压高，血压为150～160/85～100mmHg，前几天因与人发生口角后，即感胸闷、头晕，后逐渐出现双耳"轰轰"样耳鸣，口苦咽干，多梦，二便尚可。局部检查：双耳鼓膜稍增厚、浑浊，光锥正常。血压150/90 mmHg，舌红苔薄黄，脉弦细。辨为肝阳上亢，上扰清窍，治以平肝息风，滋阴潜阳。处方：天麻钩藤饮加减。柴胡10g，天麻15g，钩藤20g，石决明20g，黄芩20g，茯苓20g，牛膝20g，夏枯草20g，丹参10g。6剂。

二诊：服药后自觉诸症减轻，仍有头晕、耳鸣，局部检查同前，上方去钩藤、丹参，加石菖蒲15g，白芍30g，佛手10g，服药后诸症悉除。

［按语］

《素问·至真要大论》曰："诸风掉眩，皆属于肝。"其后《素问玄机原病式》进一步发挥这一理论，说："掉，摇也。眩，昏乱眩运也。风主动故也。所谓风气甚则头目眩运者，由风木旺，必是金衰不能制木，而木复生火，风火皆属阳，多为兼化，阳主乎动，两动相搏则为之旋转。"提出多种因素致眩晕，大多与肝有关。本证则是与人发生口角致肝气郁结，化火生风，风火上扰则头晕，耳鸣呈"轰轰"声。风火伤津，故见口苦咽干。肝失调达，气机不利，则胸闷。舌红苔薄黄，脉弦细为肝阳上扰之症。此型患者多有高血压史，肝阳易于受扰。方中尚可加入菊花、白蒺藜等清肝泻火；若眩晕较甚，偏于风盛者加龙骨、牡蛎以镇肝息风；偏于火盛，口苦咽干，舌质红，苔黄，脉细数，加龙胆草、牡丹皮以清热；火热盛者可用龙胆泻肝汤加减。此证型待眩晕缓解后可予疏肝理气，用柴胡疏肝散或逍遥散治之，若为阳亢伤阴可用杞菊地黄丸滋阴潜阳调理之。还应注重平时情志的调理，忌情绪激动，并控制好血压，经常监测。

4. 耳鸣耳聋

耳鸣耳聋是指以耳内鸣响、如闻蝉声，或如潮声，耳聋是指不同程度的听觉减退，甚至消失为临床表现的耳病，临床上耳鸣耳聋常同时或先后出现，两病病因病机及辨证施治基本相似，是耳鼻咽喉科的常见疾病，也是疑难疾病之一。西医学的突发性、噪声性药物中毒性耳聋、老年性聋及原因不明的感音神经性聋、混合性耳聋、耳鸣等疾病均属本病范畴。耳鸣在历代文献中有"聊啾""蝉鸣""暴鸣""渐鸣"等名称。耳聋亦有"暴聋""卒聋""猝聋""厥聋""久聋""渐聋""劳聋""虚聋""风聋"等名称。

病案

陈某，女，44 岁。初诊 2016 年 8 月 23 日，患者 1 周前左耳听力突然下降，伴耳鸣不休，呈电流声，偶有头晕头痛，无耳内胀闷感，无眩晕及视物模糊，发病时值月经来潮，色红夹有血块，乳房及小腹胀痛。舌红、苔薄，脉细弦。电测听示：左耳平均听阈 55dB，右耳正常。中医诊断为神经性耳聋，辨证为肝郁血虚证，予小柴胡汤加减。处方：柴胡 10g，太子参 10g，黄芩 10g，法半夏 10g，干姜 5g，炙甘草 6g，大枣 10g，葛根 10g，补骨脂 10g，栀子 10g，山楂 10g，川芎 10g。

二诊：治疗 5 日后，患者诉左耳听力稍有提高，时有耳鸣，头晕头痛缓解，原方继服 5 剂，复测听力：左耳平均听阈 45dB，右耳正常。

[按语]

小柴胡汤为和解少阳半表半里方。本案患者劳累体虚，恰逢月经来潮,血虚难以濡养清窍,外邪乘虚,与正气相争于半表半里,故少阳肝气不利,郁而化热,使耳窍失去"清能感音,空可纳音"的功能,而致耳聋耳鸣;舌脉均为肝郁血虚之证。以柴胡疏解透达少阳之邪热,与黄芩相配,共解半表半里之邪;因患者经期发病,故加补骨脂、葛根、川芎、山楂补肾活血,理气通窍。全方共奏疏肝理气、补血活血通窍之功效。

5. 鼻鼽

鼻鼽是以突然和反复发作的鼻痒、喷嚏、流清涕、鼻塞等为特征的一种常见、多发性鼻病。又称鼽嚏。相当于西医的过敏性鼻炎、血管运动性鼻炎、妊娠性鼻炎。鼻鼽多由脏腑亏损,正气不足,卫表不固,风寒或者异气之邪乘虚侵入致肺气不能升降而致病。宋代《圣济总录》中指出"肺脏感寒,寒气上达而发鼻鼽"。

病案

赵某,男,14岁。初诊 2017 年 5 月 4 日。症见喷嚏发作剧烈,痰涕似涌,色白质清,病史 3 年,四季皆然。平素怕凉,鼻常塞。舌苔薄,脉弱。体格检查示鼻黏膜苍白。中医诊断为鼻鼽,证属肺气虚寒,处方桂枝汤加减。处方:鱼腥草 10g,白芍、辛夷各 6g,桂枝、甘草各 3g,细辛 1.5g,生姜 2 片,大枣 3 枚。

二诊:药进 5 剂,鼻痒程度有所减轻,除晨昏喷嚏发作依然剧烈,子午之际已减少。体格检查示鼻黏膜苍白转淡白,有分泌物潴留。苔薄,脉平。原方 5 剂。

三诊:鼻中气息通畅,喷嚏明显减少,手足温。体格检查示鼻黏膜色淡白,无水肿,无异常分泌物。仍以原方加黄芪 15g,白术 10g,蝉衣 6g,茜草 6g,调治 20 剂。病情基本痊愈。

[按语]

小儿肺常不足，皮毛鼻窍卫护功能减弱，易受寒邪而肺失宣降，水津不布则壅滞于鼻。《诸病源候论·鼻病诸候》："肺气通于鼻，其脏有冷，冷随气入乘于鼻，故使津涕不能自收。"《医学发明》："皮毛之元阳本虚弱 …… 故病者善嚏，鼻流清涕。"《读书随笔》认为嚏之所作是"一缕寒邪，孤行气脉，而不为正气所容，故冲击而出也"。肺气虚寒、风邪袭窍是本病的主要发病病机。患者形寒肢冷是由清阳不能"发腠理""实四肢"所致。《素问·宣明五气》曰："五脏化液……肺为涕。"涕为肺液，生理情况下，涕能滋润鼻窍，病理情况下，涕液就会分泌过多。故取辛甘之药合用，升举清阳，细辛温肺散寒，祛风开窍。小儿体质易寒易热，易虚易实，鱼腥草可清肺热、制辛温药之偏，与辛夷共同引诸药归于肺经，使"清阳出上窍"，阳和得转，阴凝自散。

6. 耳胀

耳胀是以耳内胀闷堵塞感、耳胀且痛，耳鸣、听力下降，自听声增强，并见鼓膜充血内陷，或鼓室有积液为主要表现的耳病。本病患者多因风邪袭表，肺失宣肃，循经上犯邪闭耳窍；或外感风邪入少阳，循经入耳，闭塞清窍。慢性者，多因正气不足，鼻咽部病变属肺系余邪未清；或急性起病，反复发作者邪毒滞留，气血痰瘀阻耳窍而成。西医学的分泌性中耳炎、气压损伤性中耳炎等疾病可参考本病辨证分型。

病案

郑某，男，20岁。初诊 2017 年 8 月 9 日。左耳乳突作胀，时逾两月，波及头部胀痛，无中耳炎，脑电图及颈椎 X 线片正常。听力无影响，无全身症状。舌淡红苔薄黄，脉平。查：左鼓膜阴性，左乳突无异常。中医诊断为耳胀，肝胆蕴热，治宜治本以培土，治标以柔木。方从逍遥与六君化裁。处方：柴胡 6g，白芍 6g，党参 10g，白术 6g，陈皮 6g，茯苓 10g，白蒺藜 10g，延胡索 10g，苍耳子 10g，甘草 3g。7 剂。

二诊：乳突作胀明显减轻，原方击鼓再进 14 剂，基本痊愈。

[**按语**]

土虚木允，当柔肝补脾，和解少阳枢机。《素问·玉机真藏论》云："脾为孤脏，中央土以灌四傍……其不及，则令九窍不通。"《灵枢·经脉》曰："胃足阳明之脉……循颊车，上耳前。"基于此，李东垣在《脾胃论》《兰室秘藏》中对"脾胃虚则九窍不通论"多有发挥。耳窍功能正常，赖脾胃运化水谷精微以濡养，故培土以治其本。方中延胡索为平肝止痛之要药，其性温则能行能畅，味辛则能润能散。

7. 耳聋

耳聋是指不同程度的听力减退，甚至失听。中医学关于本病的论述散见于耳聋、暴聋、猝聋、厥聋、风聋、火聋、毒聋、久聋等病证中。耳聋有虚实之分，实者多因外邪或脏腑实火上扰耳窍，或瘀血、痰饮蒙蔽清窍；虚者多为脏腑虚损，清窍失养所致，但气滞血瘀多兼夹于各型之中。

病案

张某，男，64 岁。2015 年 7 月 6 日初诊。诉左耳听力下降伴耳鸣 5 年。5 年前体检时发现有糖尿病，随后自觉左耳听力下降，平时服格列本脲片，现血糖控制在正常范围。诊见：左耳听力下降，伴有耳鸣，舌暗、边尖有瘀点，脉涩。局部检查未见异常。中医诊断：耳聋，辨证属气阴两虚，痰瘀互结。治以益气养阴，豁痰化瘀通窍。处方:柴胡、红花、半夏、胆南星、皂角刺各10g,黄芪、葛根各30g,丹参20g,全蝎5g。10剂。

二诊:服药后自感精神好转、耳鸣音调较以前小、听力下降无明显改善。在原方基础上加枸杞子、麦冬各20g。6剂,如法煎服。

[按语]

糖尿病属于中医消渴病,肺热津伤为上消,胃热炽盛为中消,肾虚精亏为下消,皆可损伤津液,久病必伤阴,久病必入络,久病必血瘀。所致耳聋阴虚燥热渐,气阴两伤,治法当为补肾益气养阴、豁痰化瘀通窍。治疗上补肾益气养阴不可忽视,且活血化瘀法贯穿始终。故本例在治疗时采用了针对病机之本益气养阴的黄芪等;针对痰和瘀用法半夏、丹参、胆南星、全蝎等祛痰化瘀,并配合通络开窍之品。总之,要处处顾护虚、痰、瘀三大病理要素,相互配伍,使活血化瘀、祛痰散结药虽走窜消散而不耗气伤阴,益气养阴滋润而不留寇碍邪。目前临床上对于耳聋患者,尽量避免两种倾向,一是应用活血通瘀药物治疗一切耳聋疾病,一是应用补肾药物治疗一切耳聋疾病,需进行辨证论治后用药。

8. 梅核气

本病指因情志不遂,肝气瘀滞,痰气互结,停聚于咽所致,以咽中似有梅核阻塞、咯之不出、咽之不下、时发时止为主要表现的疾病。临床以咽喉中有异常感觉,但不影响进食为特征。肝病、咽喉疾病、精神疾病均可见此病证。西医学称为咽异感症,又常被诊为咽部神经官能症,或称咽癔症、癔球症。该病多发于青中年人,以女性居多。

病案

楼某,女,45岁。初诊:2018年4月5日。自觉咽喉有异物梗塞感反复数年，咽之不下，咯之不出，对饮食无影响，进食时异物梗阻症状明显减轻乃至消失。痰多呕恶，无明显胁肋疼痛，无便溏，饮食稍差，睡眠可。诊见：咽喉部明显充血，扁桃体无明显肿大，咽后壁见淋巴滤泡增生，会厌无肿胀，声门（−）。舌淡苔白，脉弦。中医诊断：梅核气，辨证属痰气郁结。治以疏肝解郁，理气化痰。处方：半夏厚朴汤加减。方药：法半夏9g，厚朴10g，茯苓10g，紫苏梗12g，生姜8g，香附10g，郁金10g，白芍10g，枳壳10g，橘红10g，瓜蒌皮8g，川贝母8g，旋覆花10g。7剂。

二诊：服药后自感咽喉有异物梗塞感好转，饮食可，睡眠可。在原方基础上去瓜蒌皮、川贝母，加白豆蔻^{后下}10g，薏苡仁20g，7剂，如法煎服。

[按语]

梅核气病是一种常见病，多见于妇女患者，《金匮要略》云："妇人如有炙脔，半夏厚朴汤主之。"《医宗金鉴》注云："咽中有痰涎如同炙肉，咯之不出，咽之不下，即今梅核气病也。"此病得于七情郁气凝痰而生，故用半夏、厚朴、生姜辛以散结，苦以降气。茯苓佐半夏以利饮行气。紫苏芳香以宣通郁气。俾气舒涎去，病自愈矣。此证男子亦有，不独妇人也。《金匮要略》半夏厚朴汤主治之证，当是因寒饮湿痰气郁而生，症状多有胸脘痞闷，腹部胀满，呕吐恶心，二便不爽，舌白，脉弦等。用半夏、厚朴、生姜辛以散结，苦以降气，用辛开宣散温通解结之法。

9. 喉痈

喉痈，中医病名，系指咽喉各部发生之痈疡。主要症状是咽喉肿起、疼痛甚剧、焮红漫肿、吞咽呼吸受累等。随病情发展咽喉疼痛逐渐增剧，出现吞咽、语言困难，咽喉红肿，局部逐渐高突。但因痈肿所在部位不同，临床症状有所差异。《外科正宗》曰："喉痈生于咽外正中，肿痛妨碍饮食，红肿发热，必欲溃脓。"属于西医学的扁桃体周围脓肿、咽旁脓肿、会厌脓肿等病。

病案

李某，女，18岁。因咽痛伴发热3天于2017年2月25日就诊。咽痛偏于右侧，吞咽困难，口涎外溢，语言含糊，张口困难，汤水易从鼻中流出。发热伴恶寒，头剧痛，口气焮热，口臭，胸闷腹胀，大便结，小便黄，舌质红，苔黄厚或腻，脉洪数有力。检查时见咽喉部充血明显，右侧扁桃体周围肿胀明显，扁桃体被推向后下方，悬雍垂亦红肿被推向对侧。右侧下颌角有淋巴结压痛明显。诊断：喉关痈，肺胃蕴热。治则：清热解毒，消肿散痈。用仙方活命饮等加减，脓成刺破排脓，并用金银花等煎水漱口。处方：白芷3g，贝母6g，防风6g，赤芍6g，当归尾6g，甘草节6g，炒皂角刺6g，炙穿山甲6g，天花粉6g，乳香6g，没药6g，金银花9g，陈皮9g。5剂。

二诊：咽痛明显缓解，无发热，饮食睡眠正常。守前方去皂角刺、穿山甲，继服7日。

[按语]

《诸病源候论》："六腑不和、血气不调，风邪客于喉间，为寒所折，气壅而不散，故结而成痈。"根据痈发生部位之不同，又可分为喉关痈、里喉痈、夹喉痈、上腭痈、颌下痈、舌喉痈、外喉痈等。其病因主要有三个方面：其一是六腑不和，气血不调，肺胃热蕴，风热痰火之气上冲咽喉；二是过食辛辣醇酒厚味；三是七情郁结。喉痈的主要症状是咽喉肿起、疼痛甚剧、焮红漫肿、吞咽呼吸受累等。治疗时总的原则为散表清热、解毒消肿，用银翘散、清咽利膈散、仙方活命饮等加减，也可外吹冰硼散。脓成时要刺破排脓，也可经常用金银花、薄荷等煎水漱口。邪热壅盛传里，则发热增高，头剧痛，口气燎热，口臭，胸闷腹胀，大便结，小便黄，舌质红，苔黄厚或腻，脉洪数有力。

10. 颃颡癌

发生于鼻咽部的恶性肿瘤称为鼻咽癌。因为鼻咽部中医称颃颡，故鼻咽癌中医又可称为颃颡癌。鼻咽癌以鼻塞、鼻衄、耳鸣、头痛、颈部恶核和颅神经损害为主要症状。在古代医著中，有许多类似鼻咽癌症状的描述，如失荣、上石疽、鼻渊、真头痛、恶核等。失荣，中医病名，是岩证之一，常发于部或耳之前后。因病之后期，患者面容消瘦，状如树木之失去荣华，枝枯皮焦而命名。本病是以颈部肿块坚硬如石，推之不移，皮色不变，面容憔悴，形体消瘦，状如树木失去荣华为主要表现的肿瘤性疾病。相当于西医的颈部原发性恶性肿瘤或恶性肿瘤颈部淋巴转移，如淋巴肉瘤、霍奇金病及鼻咽癌、喉癌的颈淋巴结转移和腮腺癌等。

本病的发生与机体内外的各种致病因素有关，如素体虚弱或七情内伤，饮食不节，各种不良刺激，使体内肺、脾、肝、肾等脏腑发生了病理变化，出现了气血瘀滞，痰瘀互结，火毒困结，以致脉络受阻，积聚而成肿块。

病案

刘某，男，57岁，本地人，2014年6月8日。诉因涕中带血，头痛，发现右侧颈部肿物3个月，入外院行鼻咽部MR示：鼻咽部肿物。取鼻咽部活检，病理结果示：低分化鳞癌，行放疗35次。复查局部肿物缩小，无明显涕中带血，无头痛，右侧颈部肿物较前略缩小。后患者因口干舌燥，口腔溃疡疼痛就诊于我院门诊，症见：口干咽燥，口渴喜饮，口烂疼痛，咽部、鼻腔及鼻咽部干红少津，有黏痰血痂、脓痂附着，干咳少痰，胃纳欠佳，大便干结，小便短少，舌红而干，少苔或无苔，脉细数。中医诊断为颌额癌，证属肺胃阴虚，治法：清肺养胃，生津润燥。方用沙参麦冬汤合泻白散加减。组方为北沙参 10g，玉竹 10g，麦冬 10g，天花粉 15g，扁豆 10g，桑叶 6g，生甘草 3g，桑白皮 10g，地骨皮 10g，玄参 10g，山慈菇、墨旱莲各 10g。7 剂。并配合鼻腔局部生理盐水冲洗，每日 2 次。

二诊：口干咽燥较前略好转，口渴喜饮，口烂疼痛仍有，鼻腔及鼻咽部有黏痰血痂、脓痂附着。继前方药，加用生地黄 6g，木通 6g，竹叶 6g。7 剂。继续鼻腔局部生理盐水冲洗，每日 2 次。

三诊：口干咽燥较前好转，口烂疼痛较前好转，鼻腔及鼻咽部有黏痰血痂、脓痂附着好转。改生地黄、木通为葛根 8g，玉竹 10g。14 剂。继续鼻腔局部生理盐水冲洗，每日 2 次。

[**按语**]

患者确诊为鼻咽癌后，予放疗后出现放疗后副反应，出现口干咽燥、口渴喜饮或口烂疼痛，为肺胃阴虚，虚火上炎，肺开窍于鼻，肺阴虚致鼻腔及鼻咽部干红少津，干咳少痰；胃阴虚，胃气上逆致干呕或呃逆；脾失健运，故胃纳欠佳；阴津不足，故大便干结，舌红而干，少苔或无苔，脉细数。沙参麦冬汤甘寒生津，清养肺胃，泻白散清泻肺热。生地黄、玄参、葛根、玉竹养阴滋阴清热；若口烂疼痛较甚者，为体内津液耗伤，心脾二经火炽，加用导赤散清心利水养阴。

眼科病症篇

柏仲英医案

　　柏仲英（1914—2009），浙江长兴人，浙江省中医院眼科主任中医师。首批国家级名老中医，享受国务院颁发的政府特殊津贴。柏老幼读书史、少读岐黄，继承父业，潜心研究《黄帝内经》《伤寒论》《金匮要略》等经典著作，精读眼科，好学敏求，同时又重视西医学，注重参考西医之生理、病理，重视用现代仪器检查，提高中医眼科的诊断，治疗上以内服为主、外点为辅，药不及者手术治之。对眼底出血、眼外伤、青光眼、白内障、青少年近视的治疗有丰富经验和独特功效。

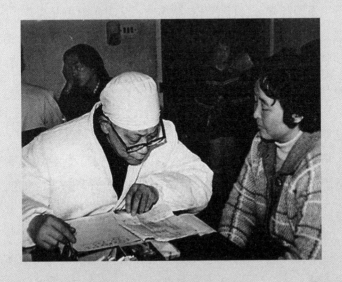

1. 针眼

针眼是眼科疾病里面比较常见的症状之一，主要多因内热外毒攻窜上炎导致．其主要特点是胞睑近睑缘部生小疖肿，局部红肿疼痛起硬结，易于溃脓。针眼之见出《证治准绳·杂病·七窍门》，《诸病源候论·目病诸候》对其症状做了简明的载述，书中谓："人有眼内眦头忽结成疱，三五日间便生脓汁，世呼为偷针。"，其辨证要点为风热之邪初犯胞睑，风邪为甚，故辨证以胞睑肿胀、痒甚以及舌脉为要点；热毒上攻胞睑，故辨证以其局部红肿痒痛及脾胃积热的全身症状为要点；脾胃虚弱，正气不固，时感外邪，辨证以针眼反复发作及脾胃虚弱之全身症状为要点。

病案

黄某，女，3岁，杭州市留下人。患儿半年内连续生麦粒肿，累及上下眼睑多处，已切开排脓多次，父母不忍患儿痛苦，故来就医。观其面色微黄，肌瘦，父母诉患儿平日挑食明显，纳差，脉细紧，肿块红肿明显，清解为先。药用千里光9g，匍伏堇9g，蝉衣6g，生甘草9g，金银花9g，鸡血藤9g，外敷黄连膏。

1周后，患儿眼睑疖肿消除，纳尚少。上方加焦山楂15g，炒麦芽15g，炒谷芽15g。

再1周后，患儿纳差明显改善，疡肿已消，杜绝再发为要，宜健脾清胃，药用生苍术5g，绿豆衣6g，金银花6g，连翘、炒谷麦芽各15g，焦山楂9g，生甘草6g。

［按语］

疡者，毒也，针眼乃脾胃热毒燔腐成脓，但虽为外感湿热所致，但须有营卫不和、气血留滞方能引动，因此重视清热解毒的同时，不能忽视清脾健胃、调和营卫、疏通气血，特别是多发、惯发者，清热虽为正法，须参用健脾养胃、清脾、调经、宁心等法，不可过寒易成僵核。

2. 天行赤眼

白睛暴发红赤，眵多黏结，常累及双眼，能迅速传染并引起广泛流行。又名天行赤热、天行暴赤。俗称红眼病。本病见于《银海精微》，该书对本病病因及其传染流行等均有描述。多于夏秋之季发病，患者常有传染病接触史。本病与西医学之急性传染性结膜炎相似。本病系感受疫疠之气所致，处在流行区内都有染病的可能。因为"邪之所凑，其气必虚"，故对本病辨证应注意到病邪与正气的关系。如感邪轻而正气强，则发病轻而易愈，否则病情较重。若日久不愈，每易并发黑睛星翳。

病案

楼某，男，27岁。初诊：1965年7月26日，双眼通红发炎，白睛溢血成片，涩痒交作，怕热羞明，眵多胶结。时有形寒内热，苔粉白、脉浮数，清化之：藿香5g，桑白皮9g，焦山栀9g，酒炒黄芩9g，佩兰5g，霜桑叶6g，生赤芍9g，麸炒枳壳5g，薄荷1g，杭菊花9g，乌玄参12g，配合滴用黄连眼药水。

二诊：7月29日，湿化，热半解：上方去藿香、佩兰、桑叶，加鲜生地黄30g。

三诊：8月3日，二投清化，红炎渐退，原法扫尾：杭菊花12g，决明子12g，连翘心12g，青木香5g，霜桑叶6g，荆芥穗5g，细生地黄12g，麸炒枳壳5g。

[按语]

赤者，红也，火之为病。目赤、火眼由此称之；两火为炎、典型备至。有风毒赤者、热壅赤者、时眼赤者，概系血壅肝经所致，故历用谷精、决明、青箱、蒙花等清肝药也。然白睛属肺，居高华盖、气主之，外邪上感，首先犯肺，逆传心包，经传阳明，再传少阳。火为害、风召之：常伴头痛、眶痛、鼻塞、流涕、形寒内热；脉浮、数、紧、弦；苔白。邪入营、舌现红、脉数洪；至阳明、苔黄厚、便干秘；入少阳、脉弦滑、苔青白。邪多少、病多重，首宜解太阳表邪：清肺也。肺居上焦，用药宜清、宜轻、宜少，如钥启匙，轻推则开。薄荷苏叶常用1～3g，甚至枳壳也仅用1.5g，常用桑叶、荷叶、苏叶、芦根、茅根、金银花、桔梗、菊花等轻清之品，一般五味，不过十样。

时代不同，南北异辙，气候相差、禀赋各别，更宜斟酌，南方湿地，湿邪害人最广，不可过用寒凉药物，谨记化湿为要。

3. 火疳

指邪毒上攻白睛，无从宣泄，致白睛里层呈紫红色改变，多伴有局限性结节样隆起，且疼痛拒按的眼病。又名火疡，火疳症，类似于西医学之表层巩膜炎及前巩膜炎。本病多因肺热亢盛，气机滞塞，久而成瘀，混结而成紫红结节。或因心肺热毒不解，从内而发，致目络壅阻，气血瘀滞不行，结聚于白睛深层。或因风湿内蕴，久而化热，湿热之邪阻滞气血，致使肺气不宣，郁结于白睛深层而成结节。或因肺热久而伤阴，虚火上炎煎灼肺之血络，使白睛结节久而不消。《证治准绳·杂病·七窍门》谓："火之实邪在于金部，火克金，鬼贼之邪，故害最急。"

病案

周某，女，43岁。初诊：1976年10月13日，右眼赤脉虬布，白睛隆肿，右侧头疼牵掣，脉右寸浮紧，左关弦，失眠，肝阳亢盛，肺火更炽，纠缠四月，日夜不宁，药多闭气伤本，苔白如粉，邪内抑而火不得出矣。药用嫩桑叶 30g，薄荷^{后入}3g，琥珀粉^{分吞}6g，生甘草 9g，葱白七枚，白蔻仁 3g。

二诊：10 月 21 日，投剂、苔化体爽，夜能入寐，前方出入：嫩桑叶 30g，陈藁本 9g，生甘草 9g，佛手片 6g，茯苓 15g，琥珀粉分吞 6g。

三诊：11 月 1 日，病情转机，右眼红肿悉除，纳食馨、眠佳。嫩桑叶 30g，合欢花 15g，知柏地黄丸^{分吞}10g。

[**按语**]

白睛红赤是肺热，白睛隆肿火烁金。脉右寸应之、主浮，以浮的不同而测肺的虚实寒热：浮细肺虚、浮紧肺实、浮迟肺寒、浮数肺热。苔白颧红，病的常态。病初起宜宣通肺气，不要急于凉血、反之易冰其气而郁闭、延误病。

本病重用桑叶，盖桑得土之精气而生，且长于理肺家之病，以土生金之义也。至其叶凉而宣通，最能解肺中风热，苔粉白，邪内闭，佐少量薄荷、葱白、白蔻透之立解，味少意深。

4. 聚星障

聚星障是黑睛上生多个细小星翳，伴涩痛、畏光流泪的眼病。常在热病后，或慢性疾病，或月经不调等阴阳气血失调的情况下发病，多单眼为患，也可双眼同时或先后发生。本病病程较长，易反复发作。治不及时，可发生花翳白陷、凝脂翳等症，愈后遗留瘢痕翳障，影响视力。与西医学之单纯疱疹病毒性角膜炎相类似。病情初起，沙涩疼痛，畏光流泪，抱轮红赤或红赤不显；黑睛骤起翳障，如针尖或称星大小，色灰白或微黄，少则数颗，或齐起，或先后渐次而生，其排列形式不一，可散漫排列如云雾状，可联缀呈树枝状，一般不化脓，但病程较长。若星翳傍风轮边际而起，扩大连接，中间溃陷者，变为花翳白陷；若复感邪毒，团聚密集，融成一片，溃入黑睛深层者，变为凝脂翳。常见病因有风热或风寒之邪外侵；外邪入里化热，或因肝经伏火，复受风邪；过食煎炒五辛；肝肾阴虚，或热病后阴津亏耗。

病案一

刘某，女，12 岁。初诊：1964 年 8 月 3 日，左眼去年乌睛溃烂经治得愈，昨日突然睛红，老疤重溃，泪泼羞明，脉浮数、右寸著，舌红。药用金银花 12g，苦桔梗 3g，淡竹叶 6g，荆芥穗 6g，连翘 12g，薄荷^{后入}3g，生甘草 6g，淡豆豉 6g，牛蒡子 6g，鲜生地黄 15g，鲜芦根 15g。

二诊：8 月 10 日，三投轻扬之剂，邪透而目病轻矣：上方除荆、薄、鲜生地黄，加麦冬 15g，细生地黄 15g，外点消炎明眼药。

三诊：8 月 18 日，接连七用清上法，力挽溃势，但险岭未越，仍需谨慎。细生地黄 15g，蝉衣 6g，金银花 12g，淡豆豉 6g，谷精草 12g，麦冬 15g，连翘 12g，淡竹叶 6g，生甘草 6g，绿豆衣 9g。

四诊：8 月 21 日，红除溃平，正气复升，脉象平和，养血退翳。酒炒当归 9g，麦冬 15g，生熟地黄各 15g，白蒺藜 12g，决明子 12g，泽泻 9g，密蒙花 12g，麸炒枳壳 9g。

[按语]

风邪引动内热，首犯上焦，邪害空窍，目红睛溃。吴鞠通遵照内经风淫于内，治以辛凉，佐以苦甘，热淫于内，治以咸寒，佐以甘苦之训，立辛凉平剂银翘散，今加鲜生地黄略清营热，稍待邪挫，即换用甘寒麦地，合化阴气，重治热淫所胜，最后用当归养血、蒙花补肝气，决明、白蒺藜退翳收功。

病案二

朱某，男，28 岁。初诊：1978 年 3 月 10 日，右眼泪溅胞肿，乌睛正中白溃遍布混浊，痛连头脑，视力仅眼前指数，左眼乌睛也混浊一片，视力 0.2；脉浮数，苔白腻，大便燥结、形寒肢厥。细生地黄 15g，鲜生地黄 30g，金银花 15g，净连翘 15g，制锦纹 6g，生川朴 6g，原槟榔 9g，红枣 9g，外点消炎明眼药。

二诊：3 月 16 日，右眼凶、左睛混，苔胖白、脉细紧，寒包火作祟，清透尚需温化。上方加炙桂枝 3g，蜜炙麻黄 3g，香白芷 3g，北细辛 3g。

三诊：3 月 28 日，温化炎消、真寒假热使然。炙桂枝 3g，羌活 3g，金银花 12g，北细辛 3g，蜜炙麻黄 3g，独活 6g，生赤芍 12g，陈藁本 9g，黄连 3g，生甘草 6g。

四诊：4 月 5 日，右眼从指数增至 0.2，左眼增至 0.6。

［按语］

先进甘寒而病凶，一认寒包火，参用桂枝麻黄白芷细辛，辛温得效，但务须症确无虞。辛温药刚，适用于西北，不宜东南域，东南之地，非确不用。退翳一法，学问极深，风为纲，血是本。病之初，清透疏化为退翳，用退翳药，常佐以轻宣肺气，用小量桔梗、菖蒲、辛夷，取其轻清上浮；用药要适时、适量、适人，邪几分、药几成，过则碍症伤人；病久者、翳重叠，尚需扶正托邪以图退翳。

5. 视瞻有色

视瞻有色是指眼外观无异常，自觉视野中心出现灰色或淡黄色固定阴影，视力下降的眼病。该病名见于《证治准绳》，类似于西医学的中心性浆液性脉络膜视网膜病变，多见于 20 ～ 5 岁青壮年男性，多单眼发病。其病机多为忧思过度，内伤于脾，脾失健运，水湿上泛；或情志不畅，肝气不疏，郁久化热，湿热上犯清窍；或肝肾不足，精血两亏，目失所养所致。

病案一

郑某，男，45岁。初诊：1975年5月31日，黑影视糊有两月多，右眼视力0.4，左眼0.7，舌质红绛、苔中为著，肺尺大关弦，心悸虚阳夹浊为阴翳，滋阴以平虚阳，甘咸之品。麦冬15g，玄参12g，盐水炒黄柏6g，炒当归9g，生地黄15g，茯苓15g，淡苁蓉6g，生甘草6g。

二诊：6月14日，增液抑阳，舌润增光，右眼视力达0.8，黑影日薄：上方加牡蛎15g。

三诊：6月24日，胃居中央，总司六腑，生津生精生血之炉，宣一身之气化，务须重视。生麦芽15g，白蔻仁3g，莲子4枚，炙鸡内金^{分吞}3g，麦冬15g，红枣15g，牡蛎30g，炒黄秫米15g。

守方进退，服药至7月24日，视力恢复至1.0，黑影消失，眼底检查正常。

[按语]

本案中证现阴虚阳亢，首宜麦冬、玄参、生地黄、苁蓉滋阴，甘草缓火邪，后用麦芽、麦冬、鸡内金、秫米养胃阴、启发生机，佐牡蛎潜阳，使阴阳平秘，浊去精生。

病案二

董某，女，34岁。初诊：1978年6月12日，左眼视力0.1，前节正常，视衣阴霾充布，神耗质损，舌黄燥、脉细、左关略弦，近1年来经讯20天即临，带又如注，损血损精，下漏上虚矣。北柴胡9g，炒薄荷3g，艾叶3g，海螵蛸15g，酒当归12g，黑山栀9g，炒茜草12g，炒白术15g，生甘草6g，炮姜6g，贯众 12g。

二诊：6 月 21 日，调治尚可，苔化纳馨，视力 0.3，前方化裁，上方加凤尾草 15g，白扁豆 15g。

三诊：7 月 24 日，清带疏肝，养血调经月余，带日少、经月临，视力 1.0，眼底正常。砂仁 3g，熟地黄 15g，酒当归 15g，酒香附 6g，酒茺蔚子 15g，炒白术 15g，酒白芍 12g，酒川芎 6g，酒丹参 15g，益母草 9g。

[**按语**]

女本坤阴，静多思多，肝气易动，血易盈亏，肝气者女多病，女子又以血为本，故调经以逍遥散为主方，诚疏肝而养血也。

"肝开窍于目，瞳子神光属于肾"，眼睛的营养，主要是肝血的供给。"神光"的产生，主要是肾精的上承。故滋肾补肝是平衡脏腑之气不足的大法之一，是治疗本病的主要原则。补肾推熟地黄、枸杞、淫羊藿、北五味；而生地黄、首乌、巴戟天、杜仲、龟板、女贞次之；补肝枸杞、北五味、乌梅为主。精血是身体机能旺盛的物质基础，是能量的源泉，精血旺盛机体细胞活力就增强，抗病能力增强。免疫机能提高。而驱邪外出，起到推陈生新、祛病的作用。但滋补剂大多味甘而腻，易助湿碍脾。要注意初补不宜腻，大补有时机。

6. 目系暴盲

目系暴盲是指因六淫、情志或外伤等损及目系，导致患眼倏然盲而不见的眼病，可单眼或双眼发病，或双眼先后发病，起病多急重，可造成严重的视功能障碍。本病相当于西医学的急性视神经炎、缺血性视神经病变等引起视力突然下降的视神经病变。《审视瑶函·暴盲症》记载了本病的病因："……病于阳伤者，缘忿怒暴悖，恣酒嗜辣，好燥腻，及久患热病痰火人得之，则烦躁秘渴；病于阴伤者，多色欲悲伤，思竭哭泣太频之故；伤于神者，因思虑太过，用心罔极，忧伤至甚。元虚水少之人，眩晕发而盲瞽不见。能保养者，治之自愈，病后不能养者，成瘤疾。"

病案

周某，女，22 岁。初诊：1965 年 9 月 21 日，双眼三月间视糊、九月间矇剧，湖州诊断为球后视神经炎，中西药不效，曾服知柏地黄汤十剂更剧，视力 0.02（右），0.02（左），脉来细动、苔青、病在少阳，疏调为主。酒炒当归 12g，茯苓 15g，土炒白术 15g，牛角腮 15g，炙北柴胡 12g，黑栀子 12g，酒炒白芍 15g，石菖蒲 3g，炙甘草 15g。

二诊：9 月 25 日，药效之速，令人意外，视力有所恢复，前方出入。上方加丹参 15g。

三诊：10 月 11 日，视力继续上升，双眼视力达 0.3，再拟疏调益气。绿升麻 6g，白蒺藜 15g，酒炒当归 15g，金石斛 9g，粉葛根 15g，蔓荆子 9g，酒炒白芍 12g，女贞子 15g，炒薄荷 3g，生地黄 15g，米炒党参 12g。

四诊：10 月 16 日，治之疏肝、益气，视力增至 0.7。

［按语］

视神经中医称"目系"，受脑支配，与心肝两脉密切相关，热邪、痰浊、肝火、血郁均能伤肝，易伤目系，丹溪创逍遥散消散气郁、摇动血郁，有利正气升张，柴胡一味，深意研究，苦寒入肝，南者升而北者降，古代入药以北柴胡为正品，能升能降，走而不守，达到"木郁达之""积则散之"的目的。疏肝郁、清相火、补中气为治疗本病的三大法。养血、增液、渗浊、清上，相辅佐之。因此，本案病在半表半里，纯用清相之剂反剧，钥不对匙，一用加味逍遥散，力挽沉疴。

7. 能近怯远

能近怯远症指视近物清晰而视远物模糊之病症，见《审视瑶函》。可由先天不足，习惯不良，劳瞻竭视等所致。《景岳全书·卷二十七》："不能远视者，阳气不足也。"本病常由青少年学习、工作时不善使用目力，劳瞻竭视，或禀赋不足，先天遗传所致。病机多系心阳衰弱，神光不得发越于远处；或为肝肾两虚，精血不足，以致神光衰微，光华不能远及。治宜滋养肝肾，益气明目。

病案一

陶某，男，9 岁。初诊：1976 年 9 月 18 日，雏龄面黄，纳少目瞬、坐则匍俯，远视力 0.2（右），0.4（左），苔白中黄，脉细涩，首须健运。淡干姜 6g，炒麦芽 15g，土炒白术 15g，炙甘草 9g，陈皮 6g，焦神曲 15g，石楠叶 15g，西洋参 12g，怀山药 15g，截叶铁扫帚 15g。

二诊：9 月 28 日，外点内服，纳增，务须端正阅读姿势：上方加沉香曲 9g。治疗至 11 月 25 日，双眼视力达 1.2。

病案二

谢某，女，5 岁，初诊：1972 年 12 月 26 日，能近怯远已经年余，远视力 0.3（右），0.4（左）；脉细弦，苔薄。宜滋肾育睛以抗近：太子参 9g，北柴胡 6g，炒麦芽 15g，生怀山药 15g，石楠叶 9g，青葙子 9g，炒谷芽 15g，土炒白术 9g。

二诊：1973 年 1 月 19 日，端正阅读姿势，望远训练，并外点内服，右眼视力 0.6，左眼视力 0.7，上方加六月雪 15g，调至 3 月 5 日，右眼视力 1.2，左眼视力 1.0。归芍地黄丸内附巩固。

[**按语**]

中医学认为，"久视伤睛成近视"，系由肝肾脾虚、血少气弱、阴亏阳衰、视近过久、伤睛而成。内服治疗则针对这一环节，脾为后天之本，生血之源，纳少则胃气少生，发育之时供不应求，故用山药、白术、谷麦芽等健脾为主；肾为先天之本，直接关系机体的生长发育，故用枸杞、石楠叶、菟丝子、覆盆子补肾固精，根本着手，同时需改变阅读习惯，否则效果不佳。

翁文庆医案

　　翁文庆（1968—），浙江诸暨人，嘉兴市中医医院眼科主任中医师，浙江省名中医，嘉兴市名中医，国家中医临床重点专科学科带头人，浙江中医药大学硕士生导师。擅长治疗眼底病，运用中西医手段治疗黄斑疾病、视神经疾病、视网膜玻璃体疾病，尤其对于视网膜静脉阻塞，糖尿病性视网膜疾病等视网膜血管性疾病具有深刻心得。并创立中医药辩证分期治疗视网膜静脉阻塞。

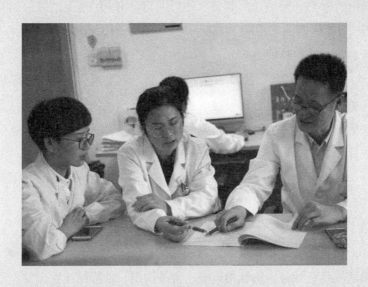

1. 目系暴盲（急性视神经炎）

目系暴盲是指因六淫外感、情志内伤或外伤等损及目系，导致患眼倏然盲而不见的眼病。

病案

周某，男，25 岁。右眼视力急剧下降伴眼球胀痛 1 周。患者 1 周前感冒发烧后右眼视力急剧下降，伴眼球胀痛，转动痛。在当地某医院诊治，诊断"急性视神经炎"，予激素、营养神经治疗，效果不明显，而转本院眼科。右眼视力：0.12，瞳孔稍大，对光反应迟钝，眼底视盘色红，境界模糊，水肿隆起约 2D，周围视网膜伴放射状水肿，视网膜静脉轻度扩张，动脉未见异常。舌红苔薄白，脉弦。诊断：右眼目系暴盲（急性视神经炎），证属肝经郁热。治法疏肝解郁，平肝明目。方药：丹栀逍遥散加茺蔚子 10g，石决明 20g，五味子 6g，7 剂。西医激素按规范治疗，营养神经治疗继前。

二诊： 药后视力提高，眼胀痛已消。右眼视力：0.5，右眼瞳孔稍大，对光反应迟钝较前改善，眼底视盘色红，境界模糊，水肿隆起不明显，周围视网膜放射状水肿减轻。舌稍红苔少，脉弦细而稍数。证属：热病伤阴，肝肾阴虚，治宜滋肝补肾明目。方药：杞菊地黄丸加减：枸杞子 10g，菊花 10g，熟地黄 10g，山药 10g，牡丹皮 6g，茯苓 10g，泽泻 10g，五味子 6g，桑叶 6g，青葙子 10g。7 剂。

三诊： 视力基本正常。右眼视力：1.0，瞳孔对光反应正常，眼底视盘色淡红，边缘稍模糊，水肿消退，动静脉比例正常。舌稍红苔薄，脉弦细。仍以滋肝补肾明目为治法。原方去青葙子，加女贞子 10g 以助滋阴益肾之效。7 剂。

[按语]

急性视神经炎，隶属于"目系暴盲"范畴。可单眼或双眼发病，无明显季节性，起病多急重，发病前可有外感病史或外伤史，好发于儿童及青壮年，视力可急剧下降，甚至失明。本例患者辨证证型明确，治法方药合理，虽然病情较重，但治疗及时，较快地稳定了病情，有效地挽回视神经细胞的损害。本病西医可按诊疗规范用药。除此以外，如果疗效欠佳，可考虑针灸以提高疗效。

2. 风牵偏视（麻痹性斜视）

风牵偏视是以眼珠突然偏斜，转动受限，视一为二为临床特征的眼病。

病案

吴某，女，56岁。右眼突然眼珠偏斜，视一为二5天。患者5天前无明显诱因下出现右眼突然眼珠偏斜，视一为二，伴有头晕，步态不稳。未经诊治。既往糖尿病史5年。双眼视力0.8，右眼球外展完全受限，第二斜视角大于第一斜视角。红玻璃试验提示：右眼外直肌麻痹。舌淡红苔薄白，脉缓。头颅CT正常。诊断：右眼风牵偏视（麻痹性斜视），证属风邪中络。治法：疏风散邪，活血通络。方药：养血息风定惊汤加减，生地黄15g，当归10g，川芎10g，赤芍10g，僵蚕10g，全蝎3g，地龙10g，鸡血藤10g，伸筋草10g，木瓜15g。10剂。

针刺治疗：百合、合谷、风池、睛明、球后、瞳子髎、太阳、丝竹空等，每日一次，留针30分钟，10次1个疗程，间隔一周进行下一疗程。

二诊：眼珠偏斜，头晕，步态不稳等症状减轻。右眼球外展受限有好转。治拟加强益气健脾，前方加黄芪20g，党参10g。30剂。

针刺治疗继前。

三诊：症状消除，无复视。右眼球外展无受限。巩固疗效，前方去全蝎、地龙。10剂。针刺治疗继前。

[**按语**]

麻痹性斜视，隶属于"风牵偏视"范畴，是由于眼外肌或其支配神经的病变，导致一条或数条眼外肌完全或不完全麻痹引起的眼位偏斜。多为单眼发病，起病突然，除复视外多伴有头晕，步态不稳，恶心等症状。本例患者考虑糖尿病末梢小动脉循环障碍引起相关神经损害，从而表现为眼肌麻痹。方中僵蚕、地龙、全蝎祛风散邪，全蝎为虫类药，息风止痉力强者；木瓜、伸筋草舒筋活络，为筋脉拘挛要药；生地黄、当归、川芎、赤芍、鸡血藤养血祛风通络，取治风先治血，血行风自灭之义。病久气虚，加黄芪、党参以益气健脾，扶正祛邪。结合针刺可明显增强疗效，缩短疗程。同时，严格需控制血糖。

3. 瞳神紧小（葡萄膜炎）

瞳神紧小是黄仁受邪，以瞳神持续缩小、展缩不灵，多伴有抱轮红赤为主要临床症状的眼病。

病案

患者，男，48岁，因"左眼红痛视物模糊10天"就诊我院。查神志清，一般情况可，心肺听诊未及明显异常，腹部无压痛。右眼视力：1.0，左眼视力：0.3，无法矫正，左眼结膜中度混合充血，角膜混浊水肿，前房深度可，房水闪辉（+++），瞳孔圆，2mm大小、后粘连，对光反应钝，瞳孔区渗出膜，晶体窥不清，眼底窥不清。右眼结膜无充血，角膜透明，前房深度可，房水清，瞳孔圆3mm，直接对光反应可，晶体未见明显混浊，眼底视盘色可界清，黄斑中心反光未及。口苦咽干，大便秘结，舌红苔黄，脉弦数。双眼 B 超：双眼玻璃体混浊。本院眼压：右 20.0mmHg，左 21.0 mmHg。证属肝胆火炽，其病位在瞳神，为里实热证。中药予清肝泻火，龙胆泻肝汤加减口服，用药如下：龙胆草 10g，生栀子 10g，柴胡 10g，泽泻 10g，炒赤芍 10g，黄连 6g，黄芩 10g，车前子[包]15g，郁金 10g，姜半夏 10g，佩兰 10g，制军 6g，丹参 20g。3 剂。同时 1% 阿托品眼药水扩瞳。

二诊：患眼结膜充血减轻，角膜混浊水肿，前房深度可，房水闪辉（++），瞳孔 6m 大小、局部后粘连，瞳孔区渗出膜减少。口苦症状消失，大便质较前软，仍偶见秘结不通。舌红苔黄，脉弦数，继续予 5 剂煎服。

三诊：患眼结膜充血明显减轻，角膜透明，房水闪辉（+），瞳孔 6m 大小，局部后粘连，瞳孔区渗出膜消失，大便通畅，咽干仍在，舌红苔薄黄，脉弦数，于上方加天花粉、赤芍、牡丹皮、北沙参、紫花地丁。辅以退赤止痛、清热生津等功效后继续口服 1 周，诸症基本消退。

[按语]

患者疾病急，患眼红痛视物模糊，舌红苔黄，脉弦数，属中医"瞳神紧小"范畴，肝胆火炽之证。外感湿热之邪，入里熏蒸肝胆，肝开窍于目，湿热之邪上攻于目，热盛血壅，灼伤黄仁，司瞳神展缩之筋肉失灵，瞳神紧小，火邪煎熬，则神水不清，发为本病，舌红苔黄腻、脉弦数为肝胆火炽之象。其病位在瞳神，为里实热证。中医当标本兼治。中药予清肝泄胆，龙胆泻肝汤加减口服。方中龙胆草大苦大寒，既能泻肝胆实火，又能利肝经湿热，泻火除湿，两擅其功，切中病机，故为君药。黄芩、黄连、栀子苦寒泻火、燥湿清热，加强君药泻火除湿之力，用以为臣。湿热的主要出路，是利导下行，从膀胱渗泄，故又用渗湿泄热之泽泻、车前子，导湿热从水道而去；制军通便，引热下行。肝乃藏血之脏，若为实火所伤，阴血亦随之消耗；且方中诸药以苦燥渗利伤阴之品居多，故用赤芍、丹参养血滋阴，使邪去而阴血不伤，以上皆为佐药。肝体阴用阳，性喜疏泄条达而恶抑郁，火邪内郁，肝胆之气不疏，骤用大剂苦寒降泄之品，既恐肝胆之气被抑，又虑折伤肝胆生发之机，故又用柴胡、郁金疏畅肝胆之气，并能引诸药归于肝胆之经；半夏、佩兰祛湿化痰。上方共奏清肝泻胆之功。

本方的配伍特点是泻中有补，利中有滋，降中寓升，祛邪而不伤正，泻火而不伐胃，使火降热清，湿浊得利，循经所发诸症皆可相应而愈。

4. 漏睛（慢性泪囊炎）

漏睛是以内眦部常有黏液或者脓液自泪窍沁出为临床症状的眼病。

病案

患者，女，45岁，因"左眼流泪伴分泌物增多5年"就诊我院。查神志清，一般情况可，心肺听诊未及明显异常，腹部无压痛。右眼视力：1.0，左眼视力：1.0，左眼上、下泪小点位正伴轻度充血，内眦见脓性分泌物黏附，鼻侧结膜充血（＋），角膜透明，前房深度正常，瞳孔圆，3mm大小，对光反应灵敏，晶体密度增高，眼底视盘色淡红、边界清，视网膜平伏。小便黄赤，心烦，失眠多梦，舌红苔黄腻，脉弦数。冲洗右眼泪道通畅，左眼上洗下出、伴脓性分泌物溢出。证属心脾湿热。其病位在内眦，中药予清心利湿，竹叶泻经汤加减。药用如下：柴胡10g，山栀子10g，羌活10g，黄连6g，黄芩10g，大黄6g，升麻10g，炙甘草3g，泽泻 15g，茯苓 15g，赤芍 6g，草决明 15g，车前子 15g，青竹叶 20g。7 剂。

二诊：舌红苔黄，脉数，继续上方 7 剂后患者患眼流泪及脓性分泌物、结膜充血轻，内眦处潮红部分消退。小便黄赤。心烦等症状基本消退。

三诊：患眼脓减少，仍有流泪，舌红苔黄，脉弦数，于上方去羌活，加天花粉、漏芦、乳香、没药增强清热排脓、祛瘀消滞之功。继续口服 2 周，眼部流脓消失，流泪仍在。泪道冲洗，下洗上出。全身诸症基本消退。

［按语］

本病辨证要点为伏火湿热，脾蕴湿热，流注经络，上攻泪窍，泪窍阻塞，泪液受染，腐泪成脓。《诸病源候论·目病诸侯》中认为本病病因为"风热客于眼睑之间，热搏于血液，令眦内结聚，津液乘之不止，故成脓液不尽"所致。方中竹叶、黄连清心火；大黄、栀子、黄芩、升麻清脾泻热；泽泻、车前子助竹叶清热利湿；茯苓、甘草配升麻理脾渗湿；柴胡、草决明加强清火疏肝；羌活能除膀胱经之风湿；赤芍祛瘀凉血。上方共奏清心利湿之功。

5. 绿风内障

绿风内障是以眼珠变硬，瞳神散大，瞳色淡绿，视力严重减退为主要特征，并伴有头痛眼胀，恶心呕吐的眼病。相当于西医学之闭角型青光眼急性发作期。本病患者多在 40 岁以上，女性尤多。可一眼先患，亦可双眼同病。发作有急有缓。不过无论病势缓急，其危害相同，故应尽早诊治。若迁延失治，盲无所见，则属不治之症。

病案

患者，女，52岁。左眼胀痛，视力急剧下降2天。伴左侧头痛剧烈，耳鸣耳痛，口苦咽干，烦躁易怒，大便秘结，小便黄赤。右眼视力0.8，左眼视力0.1。左眼畏光，白睛混赤，黑睛水肿呈雾状，前房极浅，黄仁晦暗，瞳神竖椭圆形开大，展缩失灵，房角关闭，目珠胀硬。右眼眼压：18mmHg，左眼眼压：46mmHg。舌质红，苔黄，脉弦数。诊断：绿风内障（左眼）。辨证：肝胆火炽，风火攻目。治法：清热泻火，凉肝息风。方剂：绿风羚羊饮加减。药物组成：羚羊角粉^冲0.6g，黄芩10g，栀子10g，泽泻10g，木通10g，车前子^包10g，当归10g，柴胡10g，生地黄30g，羌活10g，防风10g，夏枯草10g，红花5g，赤芍10g，酒炒大黄^{后下}10g，甘草5g。3剂。外治法：外用1%毛果芸香碱滴眼剂滴左眼。西药：20%甘露醇250mL，静脉滴注；口服醋甲唑胺片，每次50mg，每日3次。

二诊：眼痛减轻，右眼视力0.8，左眼视力0.4。右眼眼压：16mmHg，左眼眼压：25mmHg。左眼畏光较前好转，眼痛减轻，白睛混赤减轻，黑睛水肿减轻，前房极浅，瞳神缩小至2mm。原方3剂。

三诊：眼痛好转，视物较明，左眼眼压降至20mmHg，视力恢复到0.5。局麻下左眼施行小梁切除术；2周后，右眼施行激光虹膜切开术。术后观察数年，眼压控制在正常范围之内。

[**按语**]

患者为邪热犯内，肝胆火热亢盛，热极生风，风火上攻头目，目中玄府闭塞，神水排出受阻，积于眼内所致的绿风内障。肝胆火热亢盛，热极生风，风火上攻头目，目中玄府闭塞，神水瘀阻则胀痛，视力突降，虹视；头痛，耳鸣耳痛，口苦咽干，烦躁易怒，均为肝胆火热亢盛，热极生风之故；大便秘结，小便黄赤，舌质红，苔黄，脉弦数，均为肝火上炎之征。治宜清热泻火，凉肝息风，绿风羚羊饮加减。方中羚羊角性寒，味咸，具有清泻肝火，平肝息风，定眩止痛之功，为治肝风之要药，有较强的平肝息风作用，又善清热，故为君药，黄芩、栀子清热降火；车前子、泽泻、木通清利湿热；当归、生地黄和血养阴，以防苦寒化燥伤阴；柴胡引药入肝；羌活、防风祛风止痛；大黄通便泻热；赤芍、红花活血化瘀；夏枯草清肝、散结、利水；甘草调和诸药。

本方的配伍特点是泻中有补，利中有滋，降中寓升，祛邪而不伤中，泻火而不伐胃，使火降热清，湿浊得利，循经所发之症皆可痊愈。

6. 青风内障

青风内障是指起病无明显不适，逐渐眼珠变硬，瞳色微混如青山笼淡烟之状，视野缩窄，终至失明的眼病。青风内障系指以瞳神微大，色如青烟的一种内障眼病，病因病机多系七情郁结及风、火、痰等导致气血失和，气机阻滞，目中玄府闭塞，神水滞积而致，亦可因气阴不足，目失濡养。由于进展缓慢，一般病状不明显，故早期常被忽视，待到晚期就诊，视力已难挽回，终于失明。因此，临床上必须注意对本病的早期诊断和早期治疗。

病案

患者，男，47岁。双眼胀痛，视力下降2月余。患者近2个月常因情绪波动后头目胀痛，视矇，曾在外院诊断为"原发性开角型青光眼"，曾用"马来酸噻吗洛尔滴眼剂"滴眼，伴情志不舒，胸胁满闷，食少神疲，心烦口苦。右眼视力0.6，左眼视力0.5。双眼外观无明显异常。右眼眼压：26mmHg，左眼眼压：

28mmHg。眼底可见双眼视盘上下方局限性盘沿变窄，杯／盘比等于 0.8，颞侧颜色淡白。双眼视野均有弓形暗点。房角开放。舌质红，苔黄，脉弦数。诊断：青风内障（双眼）。证属气郁化火。治法：疏肝清热。方剂：丹栀逍遥散加减。药物组成：柴胡 10g，当归 10g，白芍 10g，白术 10g，桑寄生 10g，桑椹 10g，女贞子 10g，茯苓 10g，决明子 10g，首乌藤 10g，夏枯草 10g，栀子 10g，牡丹皮 10g，车前子^包10g，菊花 10g，甘草 5g。7 剂。煎服法：水煎，每日 1 剂，分 2 次温服。外治法：0.5％马来酸噻吗洛尔滴眼剂，滴双眼，每日 2 次。

二诊： 自觉视物较明，眼胀减轻。右眼眼压：24mmHg，左眼眼压：22mmHg。舌质红，苔薄白，脉弦。原方去夏枯草，7 剂。

三诊～十一诊： 先后九次复诊，服药 63 剂。右眼视力 0.8，左眼视力 0.6。双眼眼压一直控制在 16 ～ 20mmHg 之间，全身症状消失，患者能坚持工作。0.5％马来酸噻吗洛尔滴眼剂，改为每日滴双眼 1 次，并嘱其定期复查。

［**按语**］

患者因肝郁气滞，气郁化火，致目中脉络不利，玄府郁闭，神水瘀滞则头目胀痛，视矇；情志不舒，胸胁满闷，食少神疲，心烦口苦，舌质红，苔黄，脉弦数均为气郁化火之征。治宜疏肝清热，予丹栀逍遥散加减，方中柴胡疏肝解郁，清热镇痛，牡丹皮、栀子辅助柴胡清肝热，配合当归、白芍养血柔肝，调和气血；柴胡升阳散热，配白芍以平肝，而使肝气条达；白术、甘草和中健脾；茯苓清热利湿，助甘草、白术健脾，配首乌藤令心气安宁；决明子清肝明目；桑椹、女贞子、桑寄生补益肝肾，滋养肾精；夏枯草、槟榔清肝、散结、利水；菊花清头风，且能明目。诸药合用，补而不滞，滋腻而不生湿。本方合疏肝、健脾、益肾为一炉，以疏肝解郁，舒畅气机为先，健脾渗湿，补益脾土为本，滋养肝脾，益精明目为根，共奏疏肝解郁明目，利湿健脾，补益肝肾之功。

7. 消渴目病（糖尿病性视网膜病变）

消渴目病，即因消渴病导致的视物不清、视力下降甚至失明等表现的眼部疾患，属于现代临床所言的糖尿病性视网膜病变，是糖尿病慢性并发症之一，也是糖尿病在眼部所表现的主要并发症。

病案

陈某，男，58 岁。于 2019 年 1 月 20 日初诊。因 10 天前无明显诱因下出现右眼视力突然下降，曾至当地医院就诊，诊断为双眼糖尿病性视网膜病变，予以云南白药胶囊等药物口服，无明显改善。遂来我院就诊。患者有糖尿病 10 年，自服药物控制。

检查视力：右眼指数 / 眼前，左眼 0.5。晶体轻度皮质混浊，眼底见右眼后极部视网膜可见片状出血，遮蔽黄斑，周边部视网膜可见片状出血及黄白色渗出，玻璃体内可见灰白色纤维增殖膜；左眼视盘界清色可，视网膜可见散在出血点，黄斑区可见白色棉绒斑。患者口渴多饮，心烦失眠，头晕目眩，肢体麻木；舌质暗红有瘀斑，脉细弦。眼底荧光造影见：右眼后极部荧光遮蔽，周边视网膜血管管壁荧光渗漏，伴见无灌注区；左眼后极部视网膜点状高荧光，周边部视网膜见无灌注区。

诊断为消渴目病，双眼糖尿病性视网膜病变。辨证为阴虚夹瘀，因久病伤阴，肾阴不足，阴虚血燥致瘀血内阻，则脉络不畅，治以滋阴补肾，化瘀通络。方以知柏地黄丸合四物汤加减：知母 10g，黄柏 10g，生地黄 10g，山茱萸 10g，山药 10g，茯苓 10g，泽泻 10g，牡丹皮 10g，当归 10g，川芎 10g，白芍 10g，熟地黄

10g，生蒲黄 10g，大蓟 10g，小蓟 10g，三七粉 3g。14 剂。同时予双眼视网膜无灌注区氩激光照射治疗，达到二级光斑以上。

二诊：时患者心烦失眠好转，口渴多饮减轻，右眼视物模糊好转，查视力右眼 0.1，左眼 0.6，眼底见周边部视网膜激光斑，右眼后极部视网膜出血变淡，周边部视网膜黄白色渗出，玻璃体增殖膜仍在。原方去生蒲黄，大蓟，小蓟，三七粉，加牛膝 10g，葛根 30g，鸡血藤 10g，生牡蛎 10g，僵蚕 10g，浙贝母 10g。14 剂。

三诊：时患者自觉右眼视物模糊稍好转，查视力右眼 0.1，左眼 0.6，眼底见周边部视网膜激光斑，右眼后极部视网膜出血变淡，黄斑区混浊水肿伴黄白色渗出。治疗予右眼玻璃体腔内注射雷珠单抗注射液 0.05mL 抗 VEGF 治疗。二诊时方药加用猪苓 10g，车前子 10g，益母草 10g。14 剂。

四诊：时患者自觉右眼视物模糊明显好转，查视力右眼 0.2，左眼 0.6，眼底见周边部视网膜激光斑，右眼后极部视网膜出血变淡，黄斑区混浊水肿好转。继予原方服用。

［按语］

本患者予视网膜激光治疗，眼底激光疗法是目前临床上常用的治疗糖尿病性视网膜病变的方法，能够有效地缓解患者视网膜缺氧情况，还对患者的血管内皮生长因子也有抑制作用，从而有效消退患者新生血管闭塞以及视网膜水肿症状，最终促使患者视网膜微血管瘤及新生血管消退，完成出血灶吸收以及有效改善视网膜无灌注区。联合采用雷珠单抗进行治疗，可对新生血管的生成起到抑制作用，使血管通透性下降，并调控血—视网膜屏障的通透性，进而促进黄斑水肿消退。

8. 暴盲（视网膜静脉阻塞）

视网膜静脉阻塞属于眼底出血性疾病之一，因其病因复杂，病程冗长，并发症较多。且发病较急，视力下降明显。甚至常常导致失明，故中医眼科称之为"暴盲""视瞻昏渺"。本病的预后也有很大的不可预测性。临床一定要采用现代检测手段定期做眼底荧光血管造影，充分估计无灌注区的大小。即时进行光凝封闭，虽然激光封闭了所有无灌注区，新生血管不能完全消退，仍能导致新的出血及并发症的发生。

病案

患者，男，49 岁。患者半月前突然左眼视力下降。视力：右眼 1.5，左眼 0.05 矫正不提高，眼压正常，双眼前节（-），眼底：右（-），左视乳头红，视网膜颞上象限静脉迂曲扩张，火焰状出血、硬性渗出，黄斑区水肿。光学相干断层扫描（OCT）示：左眼颞上分支视网膜静脉阻塞合并黄斑囊样水肿。纳可眠佳，大便干，小便调。舌红苔白，脉弦。诊断：左眼络损暴盲（血热妄行），左眼视网膜分支静脉阻塞。治法：清热凉血止血，方药以滋阴降火四物汤加减，方药组成：白茅根 20g，旱莲草 10g，槐花 10g，牛膝 15g，炒蒲黄 15g，生黄芪 30g，炒白术 30g，防风 10g，枳壳 10g，丹参 10g，当归 10g，川芎 6g，三七粉 6g^分冲。每日 1 剂。

二诊：1 个月后，眼底出血逐渐吸收，改用活血止血法，同时加强健脾化湿之力，以促进黄斑水肿的消退。方药组成：炒蒲黄 15g，生山楂 20g，槐花 10g，路路通 10g，车前子 15g，茯苓 15g，生白术 20g，生薏苡仁 15g，枳壳 10 g，三七粉^分冲 6g。每日 1 剂。

三诊：4 个月后，左眼视力恢复至 0.6。

［按语］

络损暴盲属于眼底血症。血不循经而溢出脉外是为出血,出血不能消散而瘀滞于眼底则成瘀血。故本病出血为先,瘀血在后。韦教授主张视网膜静脉阻塞早期以清热凉血止血法为主;至病变中期,积血不消,新血不生,血脉不通则会再度出血,治疗应以活血化瘀为主;病至后期,出血已止,瘀血未尽,阻滞脉络,气血俱损,气为血帅,气虚行血无力,且旧瘀耗伤阴血,脉道不润,治疗当以双补气阴、养血活血为法,扶正祛邪、通补兼施。

9. 时复目痒（过敏性结膜炎）

时复目痒是指发病时目痒难忍,白睛红赤,至期而发,呈周期性反复发作的眼病。

病案

季某,女,11 岁,双眼眼痒伴时有眨眼不适 1 个月,患儿于 1 月前,无明显诱因出现双眼眼痒、时眨,不能自制,裸眼视力:左眼:0.4,右眼:0.6,可矫正到 1.0。眼位正常,双眼眼睑充血+、睑结膜可见滤泡增生,伴少量丝状分泌物,角膜明,前房清,瞳孔圆,晶体明,眼底正常。舌偏红,苔黄,脉濡。证属气血虚弱,虚风上扰,治以益气养血,柔肝息风。药用炙黄芪 12g,焦白术 12g,炒白芍 12g,升麻 9g,软柴胡 9g,白茯苓 12g,炙甘草 6g,地龙 9g,僵蚕 9g,葛根 15g,蝉衣 9g,生栀子 10g,黄芩 10g。7 剂。

二诊:1 周后,患者复诊,自述症状稍有好转,眼痒好转,查体见结膜充血减轻,睑结膜滤泡增生好转,诉平素易伤风感冒,舌淡红,苔薄黄,脉濡数。上方减栀子、黄芩,药物如下:炙黄芪 15g,焦白术 12g,炒白芍 12g,升麻 9g,软柴胡 9g,白茯苓

12g，炙甘草 6g，地龙 9g，僵蚕 9g，葛根 15g，防风 9g。14 剂。

三诊：患者眨眼次数减少，上方再加蝉衣 6g，14 剂，坚持治疗 3 个月后，患者眼痒、眨眼基本好转。

[**按语**]

胞轮振跳是指眼睑不由自主地牵拽跳动的眼病。《证治准绳·杂病·七窍门》认为"气分之病，属肝脾两经络，牵振之患。人皆呼为风，殊不知血虚而气不顺，非纯风也"。方中黄芪、白术益气健脾，白芍柔肝敛肝，僵蚕养血平肝息风。升麻，葛根升阳益气，葛根还可缓解经气不利、解肌，地龙、蝉衣、全蝎通经止痉。软柴胡能升举脾胃清阳之气，条达肝气，茯苓健脾祛湿，生栀子、黄芩清热泻火。二诊患者感受风邪，故加防风、黄芪加量，白术共成玉屏风散祛风解表止痉，患者抱轮红赤好转，去除生栀子、黄芩、蝉衣。三诊患者病情稳定加蝉衣加强祛风的力量，共奏益气养血，息风止痉之效。

10. 白涩症（干眼）

白涩症乃气分隐伏之火，脾肺络湿热而致，表现为白睛不赤不肿，而以自觉眼内干涩不适，甚则视物昏朦为主的眼症。

病案

蒋某，女，48 岁。眼睛干涩胀痛不适伴眠差 1 个月。患者诉久视后出现眼睛干涩胀痛，有异物不适感，视物模糊，睡眠较差，二便可。曾到外院就诊，查 Schimer's 试验正常，诊为视疲劳。刻下：眼睛干涩胀痛，有异物不适感，视物模糊，睡眠较差，二便可。舌质淡，苔少，脉细。证属肝肾不足，治以滋养肝肾，益明睛目。处方如下：石斛 10g，玉竹 20g，南沙参 15g，北沙参 10g，黄芪 15g，麦冬 10g，芦根 15g，酸枣仁 10g，酒女贞子

10g，地骨皮 10g，白芍 10g，菊花 10g，知母 10g，熟地黄 10g。

二诊：患者诉近两天睡眠稍好，眼睛干涩胀痛仍有，情绪较前好，胃纳可，二便正常。舌质淡，苔少，脉细。既效，继续上述治疗，每周两次。

三诊：患者眼睛干涩好转，视物模糊好转，发作时间和频率减少，睡眠也较之前好转，情绪平稳。原方减南沙参、知母，继续口服 7 剂巩固疗效，嘱患者早点休息，避免眼部劳累，减少电脑和手机的使用。

[**按语**]

随着社会电子技术的发展，电脑使用率的增加，干眼的发生率在不断升高，已经成为当今上班族的易发病。干眼是由于泪液的量或质或流体动力学异常引起的泪膜不稳定和（或）眼表损害，导致眼部不适、视功能障碍的一类疾病。引起干眼的原因很多，包括环境因素，眼部因素，体质因素和精神因素。中医称之为白涩症，主要与肝肾精血亏损不足，筋失所养，调节失司有关。因此治疗上主要从肝肾论治。麦冬、醋五味子、酸枣仁、玉竹养心安神；石斛、北沙参、南沙参、芦根养阴明目；黄芪益气明目；知母、熟地黄、地骨皮、女贞子滋养肝肾、养阴；白芍、菊花养肝、柔肝明目。